Disfunción de la articulación sacroilíaca y síndrome piriforme

Manual completo para fisioterapeutas

Paula Clayton

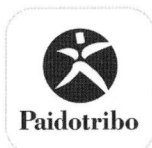

Paidotribo

Copyright © 2016 by Paula Clayton.

Título original: *Saroiliac joint Dysfunction and piriformis syndrome: the complete guide for physical therapists*
Primera publicación en 2016 por Lotus Publishing
Apple Tree Cottage, Inlands Road, Nutbourne, Chichester, PO18 8RJ, and North Atlantic Books
PO Box 12327 Berkeley, California 94712

Diseño de la cubierta: Rafael Soria
Traducción:Ute Fischbach
Corrección técnica: Antoni Cabot

© 2019, Paula Clayton
    Editorial Paidotribo
    http://www.paidotribo.com
    E-mail: paidotribo@paidotribo.com

Primera edición
ISBN: 978-84-9910-751-6
BIC: MQS; MFG, VHX
DL: Z 667-2019

Edición: ebc, serveis editorials (Eva Bargalló)
Diseño de maqueta y preimpresión: Editor Service, S.L.

Impreso en España por Sagrafic, S.L.

La obra *Disfunción de la articulación sacroilíaca y síndrome piriforme: Manual completo para fisioterapeutas* ha sido patrocinada y publicada por la *Society for the Study of Native Arts and Sciences* (dba North Atlantic Books), una institución formativa sin ánimo de lucro de Berkeley, California, que trabaja con colaboradores para el desarrollo de perspectivas transculturales y holísticas del arte, las ciencias, las humanidades y la curación; así como para el fomento de la transformación personal y global publicando trabajos sobre la relación entre cuerpo, espíritu y naturaleza. Las publicaciones de North Atlantic Books se pueden adquirir en la mayoría de las librerías. Para más información, visite nuestra página web: www.northatlanticbooks.com o contáctenos por teléfono: 800-733-3000.

Descargo de responsabilidades
En esta publicación, se han hecho todos los esfuerzos para incluir la información más precisa y actualizada. Sin embargo, los autores agradecerían que se les advirtiera de cualquier error. Ni los autores ni los editores pueden responsabilizarse del mal uso de esta información o de las lesiones causadas por un tratamiento no apropiado. Antes de aplicar los métodos comentados en este texto, consulte con un médico.
Los editores han hecho todos los esfuerzos para localizar los titulares del *copyright* del material original y solicitar el permiso para utilizarlo en la obra de *Disfunción de la articulación sacroilíaca y síndrome del piriforme*. En los casos en que no ha sido posible, se insta a los titulares del *copyright* a ponerse en contacto con los editores para que pueda acreditarse el reconocimiento idóneo en la primera oportunidad que se brinde.

Índice

1
Terminología anatómica

2
Fascia

3
Punción seca

4
Taping dinámico

5
Disfunción de la articulación sacroilíaca. Evaluación

6
Disfunción de la articulación sacroilíaca. Tratamiento

7
Síndrome piriforme

Apéndice
Movilización del tejido blando asistida con instrumentos (IASTM)

Prólogo del doctor Gerry Ramogida

Las aplicaciones de la terapia de los tejidos blandos han aumentado de forma significativa a lo largo de la última década. Posiblemente, el ámbito de mayor crecimiento se observa en el deporte y la atención a los atletas. Las múltiples técnicas de manipulación de los tejidos blandos (técnicas de liberación activa, liberación miofascial) y de punción (acupuntura, estimulación intramusuclar, punción seca) se han convertido en las herramientas principales del arsenal del terapeuta, ya sea para ayudar a la recuperación del atleta y mejorar el rendimiento o para prevenir las lesiones.

Esta intensificación de la terapia de los tejidos blandos no debe sorprender, dada la influencia que tiene en el éxito del atleta. Quizá esto se debe a que los tejidos blandos albergan muchos de los órganos y sistemas sensoriales (órganos tendinosos de Golgi, husos musculares y mecanorreceptores capsulares, para nombrar unos cuantos) de los que depende el sistema nervioso central para la coordinación de los movimientos y la generación de las fuerzas necesarias para las demandas específicas de cualquier habilidad o acción.

Si los tejidos blandos no se mueven, estiran, contraen o "sienten" óptimamente, no debemos esperar que el control, la coordinación y el resultado de la motricidad sean óptimos, como tampoco cabe pensar en un rendimiento ideal. El mejor programa de rehabilitación no puede compensar la falta de calidad de los tejidos blandos, dado que son imprescindibles para la activación óptima de la unidad motora y la producción de fuerza. A través del trabajo de personas como Carla y Antonio Stecco, Tom Meyers y H. van der Wall sabemos que las cadenas funcionales de los músculos agonistas, sinergistas y antagonistas y los grupos miofasciales se conectan directamente a través de retináculos, tabiques intermusculares, membranas interóseas y expansiones miofasciales. De hecho la investigación de Stecco ha mostrado que más del 40% del tejido musculotendinoso del músculo no finaliza en la inserción ósea, sino que se entremezcla con las estructuras de tejidos blandos previamente mencionadas. Teniendo en cuenta estas circunstancias, la evaluación y el diagnóstico precisos, y más adelante la elección del tratamiento apropiado del tejido blando, adquieren una importancia crucial para cumplir con las necesidades de nuestros atletas en el entorno deportivo.

Paula Clayton ha estado trabajando en el campo del rendimiento durante toda su carrera, primero como terapeuta de los tejidos blandos y más recientemente como fisioterapeuta. Dados sus logros como terapeuta de los tejidos blandos (un pilar del atletismo británico que ha ayudado a muchos atletas a subir a los podios en las Olimpiadas y en los campeonatos mundiales, además del tiempo que ha estado trabajando activamente en la primera división de fútbol y rugby), me sorprendió cuando volvió a estudiar para convertirse en una fisioterapeuta diplomada.

Si yo hubiera dedicado el tiempo y el esfuerzo como lo ha hecho Paula a adquirir sus habilidades incuestionables a lo largo de los años ayudando a muchos a llegar al pináculo de sus respectivos deportes, no me vería con el ánimo de volver a enfrentarme a un nuevo reto académico a tiempo completo. Sin embargo, Paula, como siempre, se atrevió y salió victoriosa. Gracias a sus extensos conocimientos académicos y a su experiencia sin par, ha sabido reunir en este libro todo lo que un terapeuta precisa cuando trabaja en el ámbito deportivo.

Este libro, *Disfunción de la articulación sacroilíaca y síndrome piriforme: guía completa para los fisioterapeutas*, ofrece el "cómo", pero sobre todo el "porqué", para diseñar el método o abordaje que podemos adoptar. Cuando imparto clases, a menudo digo: "Si no podemos contestar a la pregunta del *porqué* cuando iniciamos un tratamiento, realmente no debemos hacer nada hasta no tener la contestación.

He trabajado codo con codo con Paula en la Federación Británica de Atletismo (British Athletics) a lo largo de los tres años que colaboramos en los Juegos Olímpicos de verano en Londres en 2012. Durante este periodo, todo nuestro equipo pudo observar un descenso de la frecuencia de lesiones de un rango del 30% (proporción de atletas que, a causa de una lesión, no estaban disponibles para la competición en cualquier momento) a otro de un solo dígito. Este descenso fue tan impresionante como lo fue el constante aumento del total de medallas del equipo en las principales competiciones en aquellos tres años que nos llevaron hasta y a través de los juegos. Estos resultados no se obtuvieron por casualidad. Gran parte de ello se debió al trabajo duro y a la experiencia que aportaron personas como Paula a la British Athletics.

Invito al lector a utilizar este libro como guía para mejorar sus habilidades y convertirse en un mejor terapeuta. Cuantas más habilidades adquiramos, mejores serán nuestros resultados y mayor será la probabilidad de aprovechar el momento oportuno para que esas destrezas ayuden a los atletas a cumplir sus aspiraciones, ya sea en un equipo basado en la comunidad o como parte de una federación de los Juegos Olímpicos. Relajémonos para abrir nuestra mente y aprender de alguien que ha ayudado tantas y tantas veces a los atletas a cumplir grandes retos, dado que el verdadero éxito no ocurre una vez sino que ha de ser algo mantenido y repetido, este es el verdadero signo de maestría. Paula Clayton ha conseguido este tipo de maestría.

El doctor Gerry Ramogida goza de renombre internacional como quiropráctico y terapeuta de rendimiento. Ha trabajado en muchos equipos nacionales canadienses. Ha sido el terapeuta de rendimiento "principal" de la Federación Británica de Atletismo en los Juegos Olímpicos de 2012 en Londres. Actualmente está trabajando en Fortius Sport and Health en Vancouver, BC (Canadá), como director of Chiropractic Services, así como director médico del World Athletics Center (WAC) y WAC Canada.

Prólogo de Neil Black

He trabajado estrechamente con Paula durante un periodo de once años (desde 2003) en el EIS *(English Institute of Sport)* y la Federación Británica de Atletismo (British Athletics). No es frecuente encontrar una terapeuta con un conocimiento tan nítido y un respeto absoluto por todos los miembros del equipo multidisciplinario. Paula dispone de un conjunto de capacidades muy exclusivas que incluyen la rara habilidad de saber exactamente cuándo no hay que hacer nada. Ha demostrado tener una excelente capacidad de valoración y evaluación, lo que le permite contribuir eficazmente a los diagnósticos de trabajo y los planes de tratamiento. Dispone de un conocimiento fundamentado de los patrones de movimiento funcionales y técnicos específicos de un acontecimiento, con lo que puede contribuir ampliamente a la mejora del rendimiento. Como profesional modélica, Paula goza de un gran reconocimiento entre sus colegas del equipo multidisciplinario, así como entre los entrenadores y los atletas; se le valora sobre todo por sus cualidades personales y profesionales, su compromiso y su honestidad, así como por su capacidad de escuchar y dar apoyo en todo momento. Paula ha sido un miembro clave del equipo médico que ha asistido a la mayoría de los campamentos y las competiciones más importantes durante los últimos tres ciclos olímpicos (incluyendo las Olimpiadas y los campeonatos mundiales) y ha sabido hacer grandes contribuciones a todos los niveles tanto generales como individuales.

En la actualidad, se publican muchos libros que muestran técnicas específicas. Sin embargo, Paula ha querido compartir todas las "herramientas de su caja" que pueden utilizarse para tratar lesiones y disfunciones y fomentar la recuperación. Se ha servido cuidadosamente de la bibliografía actual y las descripciones detalladas de las técnicas de evaluación y tratamiento, con lo que este libro se hace necesario e imprescindible para los estudiantes y los recién titulados, al igual que para los terapeutas experimentados.

El lector puede estar seguro de que recibirá toda la información necesaria y que las técnicas aquí descritas no solo son clínicamente relevantes y eficaces, sino que sus principios fundamentales han quedado confirmados en la investigación actual. Cuánto antes profundicemos en este libro, más pronto nos pondremos en el camino de poder proporcionar técnicas terapéuticas físicas que optimizan el rendimiento tanto del público en general, como de los atletas.

Neil Black es el director de rendimiento de la Federación Británica de Atletismo (British Athletics). Con anterioridad fue el jefe de fisioterapeutas (desde noviembre de 2004) y el jefe de medicina deportiva y ciencia (desde diciembre de 2007) de la British Athletics. Neil ha trabajado con el órgano directivo nacional británico y con los atletas, asistiendo a la mayoría de los campeonatos desde los Juegos Paralímpicos de 1992.

Prefacio

En primer lugar quiero agradecer el privilegio de poder compartir este libro con los lectores. Mi intención clara ha sido incluir todo lo que creo que necesitamos para obtener un resultado satisfactorio, sin ser demasiado exhaustiva (¡espero!). Me apasiona ayudar a la gente y aplicar las técnicas de tejidos blandos para obtener los resultados que mis atletas, mis pacientes privados y yo misma pretendemos, así como alcanzar los objetivos que hemos acordado durante el proceso de evaluación.

Durante muchos años, he estado trabajando en el campo de la terapia de los tejidos blandos que impacta en el rendimiento, inclusive cuatro años en la primera división y los campeonatos de fútbol y casi doce años como terapeuta experta en rendimiento con el EIS y la British Athletics. Durante este tiempo, he tenido la increíble oportunidad de viajar por el mundo con la Federación Británica de Submarinismo (British Diving) a unos Juegos de la Commonwealth, y con la British Athletics a tres Juegos Olímpicos (Atenas, Pekín, Londres) e innumerables campeonatos del mundo y europeos, como parte del equipo médico de seguimiento y campo del Reino Unido.

Además de mi implicación en el deporte de élite, he estado llevando una consulta de lesiones deportivas de gran éxito en el corazón de Cleobury Mortimer, en Shropshire, con mi marido Rick. He dirigido otra consulta en la Universidad de Birmingham de 2013 a 2015 (ahora reubicada en Worcestershire), y recientemente he abierto una nueva consulta en Harrogate.

He impartido clases en dos programas de grado de terapia deportiva y a estudiantes MSc, así como escrito una serie de artículos en revistas.

Tengo numerosas titulaciones en terapia de tejidos blandos, además de un diploma de la FA (Football Association) en tratamiento y control de lesiones, un MSc en control de lesiones deportivas y un MSc en fisioterapia. Asimismo, imparto lecciones magistrales para fisioterapeutas y terapeutas de tejidos blandos expertos en los clubs y los órganos directivos de fútbol de primera división y de campeonatos, así como para terapeutas de tejidos blandos tanto a escala nacional como internacional a través de mi compañía www.stt4performance.com.

Soy miembro de nivel cinco (oro) en la SMA (Sports Massage Association de los terapeutas de tejidos blandos), de la que también soy directora y miembro del cuadro directivo. Además, pertenezco a la Chartered Society of Physiotherapy, el Health Care Professions Council y la Association of Chartered Physiotherapists in Sports and Exercise Medicine.

A lo largo de mi trabajo, se me han acercado repetidas veces para preguntarme si me siento preparada para enseñar las técnicas que utilizo. Por ello, he desarrollado una serie de cursos que ahora se imparten a través de mi compañía STT4Performance. Los cursos están destinados a terapeutas de los órganos deportivos directivos (NGB, National Governing Bodies) y de los clubs de fútbol (incluyendo la primera división del Reino Unido), así como a terapeutas nacionalmente cualificados. También se me interpeló sobre mi interés en escribir un libro con las instrucciones paso a paso de las técnicas que se han introducido. ¡Aquí está! Por diversos motivos, ha pasado mucho tiempo hasta poder llegar a este punto, pero me siento orgullosa de haber recopilado el material para este libro que pretende dar respuesta a cualquier consulta. Espero que el lector pueda empezar a ver resultados desde la primera hasta la última técnica.

En las siguientes páginas, me referiré regularmente al "atleta" cuando presente evaluaciones detalladas, técnicas terapéuticas y procesos; sin embargo, estas técnicas también son increíblemente eficaces cuando trabajamos con el público en general.

> *He decidido citar las investigaciones relevantes para aquellos terapeutas que buscan una práctica basada en la evidencia; sin embargo, quiero compartir la siguiente cita: "La evidencia clínica externa puede informar, pero nunca podrá sustituir la experiencia individual, ya que esta experiencia decide si la evidencia externa es aplicable al paciente y, en caso afirmativo, cómo debe integrarse en una decisión clínica"*
> *(Sackett et al., 1996).*

Si bien se han hecho grandes avances y se han podido salvar vidas con la recopilación, síntesis y aplicación sistemática de la evidencia empírica de alta calidad, recientemente se han visto signos de que el foco de atención clínica se ha desplazado insidiosamente del paciente al subgrupo poblacional y de que "los patos están tirando a las escopetas" (Greenhalgh *et al.*, 2014).

La prioridad máxima de la verdadera medicina basada en la evidencia es el cuidado del paciente individual. La pregunta es: "¿Cuál es la mejor intervención para este paciente, en estas circunstancias y en este momento de su enfermedad o patología?". (Huntley *et al.*, 2012; Greenhalgh *et al.*, 2014).

Los terapeutas personales con talento siempre tienen la posibilidad de trascender las limitaciones de un determinado tipo de tratamiento. La habilidad del terapeuta es la que obtiene los resultados, y no la técnica terapéutica en sí.

Espero que este libro contribuya a ayudar a otros y a encontrar las técnicas que mejor se adaptan a nuestra práctica clínica. Debemos recordar que estas técnicas han ido evolucionando a lo largo de años y años de pruebas y verificaciones, hasta que los resultados se han convertido en norma. Sin embargo, solo se trata de técnicas; es imprescindible que nuestros conocimientos anatómicos y funcionales nos permitan apoyar las técnicas que vamos a utilizar y que evaluemos continuamente, añadiendo intervenciones y volviendo a evaluar al paciente, para disponer de parámetros que nos permitan reproducir una técnica satisfactoria o readaptar una no tan satisfactoria.

Siento un enorme respeto por los investigadores fasciales actuales y el lector podrá comprobar que mi labor está fuertemente influenciada por los trabajos de Andry Vleeming, Robert Schleip, Carla Stecco y Tom Myers, entre otros.

Antes de pasar a las indicaciones terapéuticas contenidas en este libro, debemos tomarnos un momento para plantearnos realmente lo que ocurre en el organismo cuando una estructura sufre una disfuncionalidad tal que causa dolor y una alteración en el rango de movimiento o la marcha. Recordemos cómo se adapta el cuerpo a esta disfunción propagando la carga y provocando más disfunción/dolor. Nos debemos plantear las preguntas: ¿qué ha pasado para que la ASI o el piriforme se encuentren en este estado?

¿Se trata de una adaptación primaria o secundaria por una anomalía biomecánica, un aumento reciente del entrenamiento con una marcha alterada, un esguince de tobillo reciente, un dolor de pelvis o de la zona lumbar, una disfunción de hombro o tórax, etc.?

Las técnicas de los tejidos blandos varían de un terapeuta a otro. Las que voy a compartir con los lectores son las más eficaces, en mi opinión. No quiero menospreciar o descartar otras técnicas o animarles a modificar la práctica actual; introduzco estas técnicas simplemente como herramientas adicionales en nuestro creciente arsenal, por tanto, son ideas que el lector puede tener en cuenta si no obtiene los resultados que precisa.

Cómo utilizar este libro

1. Todos los recuadros coloreados contienen una información adicional, por ejemplo, detalles anatómicos o datos de investigaciones. Si bien no es necesario leer estos apartados, recomiendo que, en algún momento (por ejemplo, en el momento de tomar una taza de café), nos sentemos y los leamos, dado que contienen informaciones que pueden darnos respuesta a algunas de nuestras dudas más importantes.

2. Antes de iniciar cualquier tratamiento, debemos asegurarnos de que hemos realizado una evaluación completa:
   - Incluir las alarmas (banderas rojas y amarillas) en nuestra evaluación subjetiva.
     - Roja (indica una patología más grave).
       1. Dolor constante que no remite.
       2. Dolor nocturno.
       3. Pérdida de peso súbito, no explicable.
       4. THREADOC.[1]
     - Amarillo (psicosocial).
   - Aplicar un razonamiento clínico para decidir qué acción debemos emprender.
   - Según lo evaluado, elegir un parámetro.
   - Implementar el o los tratamientos.
   - Reevaluar.

3. Todos los tratamientos empiezan con técnicas fasciales para posibilitar un acceso más fácil a los tejidos más profundos, ayudar a reducir o eliminar los puntos gatillo superficiales y empezar a acceder a los tejidos globales que se ven influenciados por las zonas en las que estamos trabajando. Este tipo de trabajo reduce el tiempo necesario para que el tratamiento tenga un impacto.
   - Aplicar estas técnicas siempre con las manos secas y limpias.
   - Si el paciente ha utilizado una loción corporal, eliminarla antes de empezar. Yo utilizo a menudo Zoff.

4. Veremos que las técnicas descritas en este libro son una combinación de:
   - Liberación miofascial (LMF), que tiene muy diversos nombres.
   - Movilización de los tejidos blandos asistida con instrumentos (IASTM; Instrument-Assisted Soft-Tissue Mobilization).
   - Acupresión de los puntos gatillo (con lo que cabe esperar que el dolor en los puntos gatillo de *overachiever* descienda de una puntuación VAS[2] 6/10 a 2/10).
   - Liberación del tejido blando (LTB), sujetar y estirar bloqueando:
     - Transversal.
     - Proximal.
     - Distal.
   - Liberación tisular activa, sujetar y facilitar el movimiento.
   - Técnicas de energía muscular (MET, Muscle Energy Techniques).
     - Similar al estiramiento de facilitación neuromuscular propioceptiva (FNP), pero no a la FNP verdadera.
   - Punción seca (reservada a terapeutas cualificados).
   - Vendaje dinámico.

5. No precisaremos todas estas técnicas; solo deberemos recurrir a técnicas adicionales si no observamos cambios al efectuar la reevaluación. He incorporado muchas técnicas diferentes para que las podamos incluir en nuestra "caja de herramientas" creciente.

6. Debemos tener la tranquilidad de que, una vez hemos logrado un cambio, no es necesario volver continuamente a la misma zona; el sobretratamiento es algo que me disgusta mucho, ya que ha hecho que muchos atletas estuvieran mal preparados para el entrenamiento y la competición.

7. No tenemos que provocar dolor; evitar el dolor nos permite trabajar en profundidad sin que los tejidos nos impidan físicamente el acceso (véase Capítulo 2: Fascia) y sobre todo para que ¡el atleta no se agarre desesperadamente al borde de la camilla o intente salir corriendo!
   - Cuando hundimos las manos en el tejido, debemos instar al atleta a que nos informe cuando su nivel de molestia llega a 6/10 (VAS).
   - Mantener esta posición hasta que el atleta nos diga que la molestia ha disminuido o ha bajado el equivalente a 2/10 (VAS).
   - Añadir movimiento, si procede; aquí también mantener la posición si el nivel de molestia durante el movimiento asciende a 6/10 y continuar el movimiento cuando remita la molestia.
   - De este modo, trataremos los puntos gatillo superficiales y a veces los profundos antes de activar el estiramiento o la facilitación.
   - Una vez tratado este tejido, pasar a un punto en las inmediaciones del punto original y repetir hasta haber tratado todos los tejidos de la zona (o alrededor de la articulación).

8. Utilizo la IASTM después de aplicar mis técnicas fasciales "secas" y de tejido blando, sobre todo alrededor de las articulaciones y en los lugares de difícil acceso, pero también cuando intento conseguir una respuesta más global.
   - Recurro al instrumento Kinnective™ porque puedo utilizar la misma herramienta en muchas técnicas y en mi opinión es perfecto.

---

1. Abreviatura THREADOC: T, Tiroides H; Corazón (*Heart*); R, artritis reumatoide (*Rheumatoid arthritis*); E, Epilepsia; A, Asma (*Asthma*); D, Diabetes; O, Osteoartritis; C, Cáncer.
2. Escala analógica visual (VAS, *visual analogue scale*) para el dolor.

■ También aplico el emoliente Kinesiotech, porque he probado unos cuantos y creo que este es menos problemático, y además huele muy bien.

9. He añadido las técnicas de punción seca (PS) para los profesionales cualificados y convenientemente asegurados. Hay más técnicas, pero las descritas en este libro son las que aplico regularmente. Recurro a la PS cuando:

   ■ He realizado todo el trabajo en el tejido blando y la reevaluación me indica la necesidad de esta intervención.

   ■ El área es demasiado dolorosa (debido a los puntos gatillo) para poder aplicar técnicas manuales directas.

   ■ El área es especialmente resistente y quiero evitar un sobretratamiento y la lesión de los tejidos.

10. Cuando realizo una punción seca, cambio entre:

    ■ Un trabajo tipo pistón (buscando los puntos gatillo molestos).

    ■ Bobinado fascial (que afecta al entramado global).

    ■ Entrada-salida rápida (similar al método de Gunn).

    ■ Electroacupuntura (para facilitar la relajación en las estructuras hipertónicas).

11. Recurro a las técnicas de energía muscular después de haber realizado el trabajo específico en el tejido blando y la PS. Es un medio coadyuvante que contribuye a una extensibilidad tisular adicional e influye en el rango de movimiento de la articulación.

12. Aplico el Dynamic Tape® porque es simplemente el mejor en el mercado dada su versatilidad y su retroceso elástico, los resultados son palpables y visibles tanto para mí como para los atletas que trato.

    ■ Necesitaremos algo para eliminar el emoliente si hemos incluido una IASTM en nuestra sesión de tratamiento.

13. En el capítulo 6 hemos incluido consejos para la movilización, el estiramiento y el fortalecimiento que podemos incorporar en un programa de ejercicios en casa (PEC) para nuestros pacientes. Esta sección no es exhaustiva, dado que se han publicado muchos libros y en *youtube* se pueden encontrar muchos vídeos que cubren esta temática con muchos más detalles.

    ■ Yo utilizo regularmente el programa denominado Rehabmypatient porque me permite enviar dibujos y vídeos de los ejercicios por email para indicar a mis pacientes lo que quiero que hagan para facilitar el trabajo que hacemos juntos.

Agradecimientos

Quiero expresar mi agradecimiento a Jon Hutchings, por haberse acercado a mí en la primera TherapyExpo (2013) y preguntarme si me sentía preparada para escribir este libro, y a John Gibbons, por haber estado a mi lado y animarme a aventurarme a ello.

Gracias a Rick, mi marido, por estar siempre a mi lado y tener la capacidad de "gestionar" a una mujer que es el epítomo de un *overachiever*. Nunca me ha preguntado por qué hago lo que hago. Siempre, y digo siempre, me ha contestado: "Bien, ¿cómo piensas hacerlo?". Yo me emociono con la vida y con ideas nuevas, y él siempre está ahí para ayudarme a conseguirlo. Gracias, Rick, te quiero más de lo que podría expresar con palabras.

Definición de *overachiever*

Alguien que es ambicioso, que está empeñado y motivado a hacer lo mejor (y ser el mejor) con la única actitud de mantener el cerebro a toda marcha y una ética de trabajo que siempre le mantiene un paso por delante. Tiene expectativas elevadas y una intensidad enfocada.

Las aspiraciones de los *overachievers* son tan altas como si de un "gran sueño" se tratara. Siempre tienen mucho que hacer; sus largas listas de "lo que hay que hacer" están llenas, repletas de ideas para futuros libros, negocios, proyectos y mejoras. Consideran que cada momento es una valiosa oportunidad que ha de invertirse en una empresa que merece la pena.

Gracias a mis tres hijos —Scott, Adam y Britt— por haberme apoyado siempre a pesar de que regularmente os ha dejado en casa para viajar por el mundo con uno u otro equipo. Pese a que me haya perdido sus cumpleaños y algunas ocasiones especiales, nunca me han hecho sentir culpable, sino que me han dado su apoyo incondicional. Ha habido momentos en los que he dudado y me he sentido culpable, sobre todo cuando tenía que viajar tanto y Britt solo tenía cinco o seis años; sin embargo, en esos momentos siempre me acompañaban sus abrazos de ánimo y sus palabras: "Estaremos bien, solo son unas pocas semanas". Gracias por ser como sois, me siento muy orgullosa de vosotros.

Gracias a mis padres, Heather y Ray Stott, por permitirme ser yo y animarme a alcanzar mis sueños. A los 19 años me permitieron ir a las islas Canarias para conocer al hombre de mis sueños.

Gracias a mi maravilloso hermano mayor, Steve Stott, por haber sido un verdadero hermano mayor para mí. Me ha enseñado tantas y tantas cosas, incluso a pesar de mis rabietas cuando me frustraba y no comprendía nada. Me salvó cuando me quedé atrapada en el pecio Thistlegonn en nuestra inmersión submarina. Y gracias por tomar esa maravillosa foto de nuestro encuentro con el tiburón azotador.

Gracias a Ryan Kendrick por redactar el capítulo de Dynamic Tape®; a Donna Strachan por ayudarme a recopilar el apéndice: "Movilización del tejido blando asistida por instrumento" (IASTM); a Sophie Cook, por haber accedido a ser modelo para las fotografías, y Liz Vanegas de Quiekenden por tomar dichas fotografías. Por último, mi agradecimiento a todas aquellas personas que me han inspirado o apoyado a lo largo de los años; son demasiadas como para poder mencionarlas todas, aunque no debo dejar de nombrar (sin un orden en particular) a: Alison Rose, Rone Thompson, Pierre McCourt, Angela McNaughton, Neil Black, Dr. Brace Hamilton, Dr. Paul Dykstra, Dr. Robin Chakraverty, Dr. Gerry Ramogida, Denise Pliimner y Amanda Stott.

Bibliografía

Greenhalgh, T., Howick, J., y Maskrey, N. (2014), "Evidence-based medicine: a movement in crisis?", *British Medical Journal*, 348(4): 3725-3725.

Huntley, A. L., Johnson, R., Purdy, S., Valderas, J. M., y Salisbury, C. (2012), "Measures of mulitmorbidity and morbidity burden for use in primary care and community settings: a systematic review and guide", *Annals of Family Medicine*, 10(2): 134-141.

Sackett, D. L., Rosenberg, W. M. C., Gray, J. A. M., Haynes, R. B., y Richardson, W. S. (1996), "Evidence-based medicine: what it is and what it isn't", *British Medical Journal*, 312: 71-72.

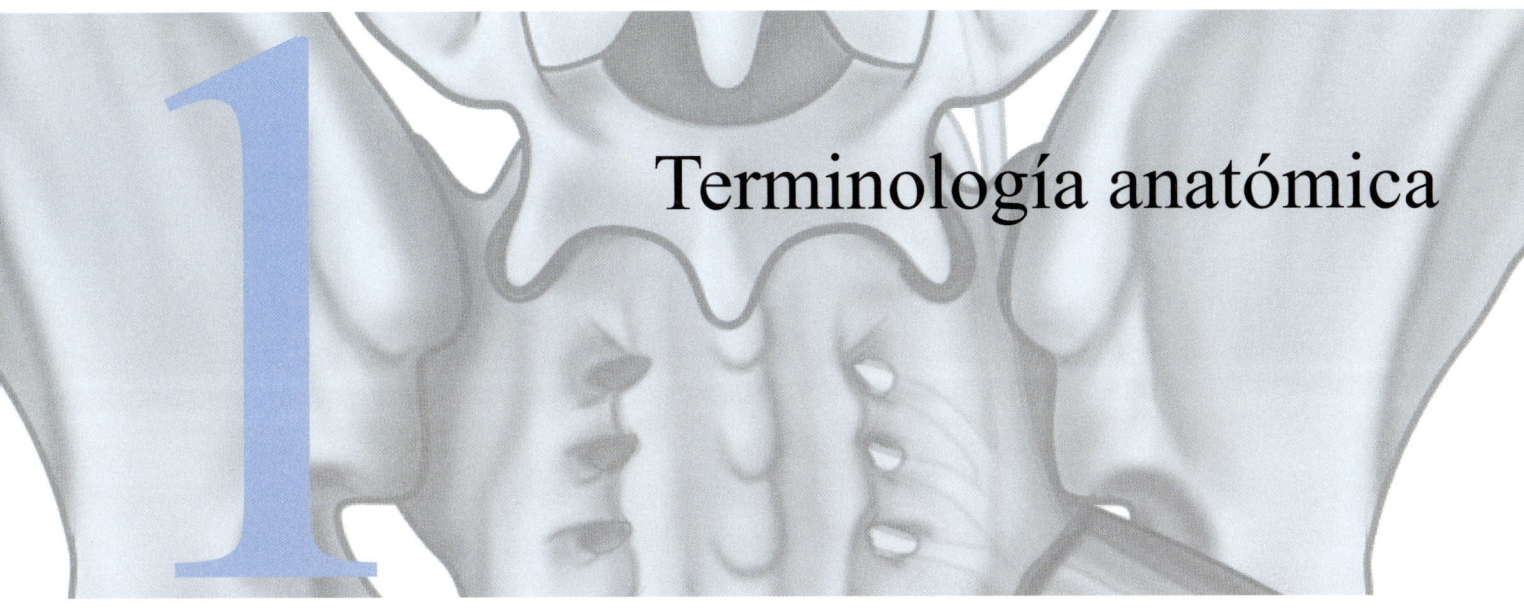

Terminología anatómica

Términos utilizados para describir la posición y la dirección

Anterior/ventral	Hacia la parte frontal del cuerpo
Posterior/dorsal	Hacia la parte de detrás del cuerpo
Proximal/superior	Más cerca de la masa principal del cuerpo
Distal/inferior	Alejado de la masa principal del cuerpo
Caudal	Hacia abajo; similar a distal/inferior
Craneal	Hacia la cabeza; similar a proximal/ superior
Profundo	Debajo de otras estructuras
Superficial	Encima de otras estructuras
Lateral/externo	Alejado de la línea media del cuerpo
Medial/interno	Hacia la línea media del cuerpo
Palmar	Relativo a la palma de la mano
Plantar	Relativo a la planta del pie
Decúbito prono	Acostado cara abajo
Decúbito supino	Acostado boca arriba
Flexión	Reducción del ángulo entre dos partes del cuerpo
Extensión	Incremento del ángulo entre dos partes del cuerpo
Aducción	Movimiento de un segmento corporal hacia la línea media
Abducción	Alejamiento de un segmento de la línea media
Abducción horizontal	Flexión en 90 grados de los hombros, alejándose de la parte del cuerpo en un plano transversal
Aducción horizontal	Aducción en 90 grados de los hombros, acercándose a la línea media del cuerpo en un plano transversal

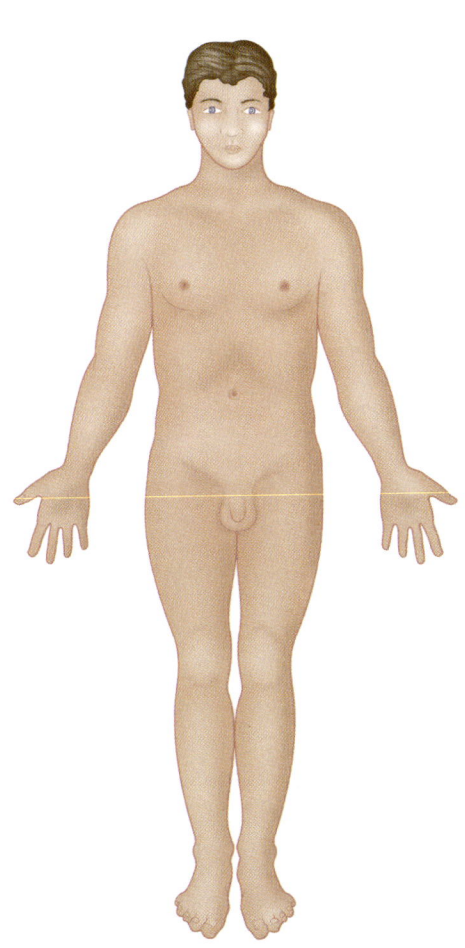

Figura 1.1: Posición de referencia inicial, universalmente aceptada, para describir las posiciones relativas de las partes del cuerpo y sus movimientos. Se conoce como "posición anatómica".

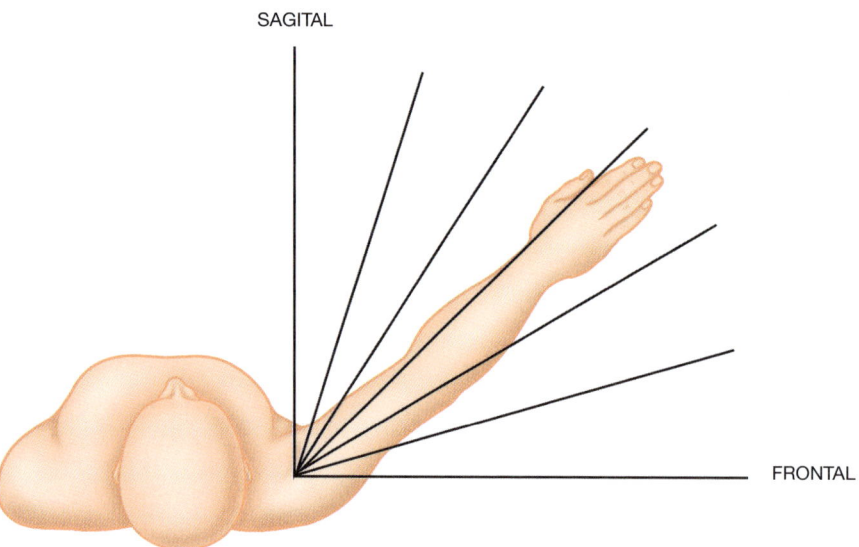

SAGITAL

FRONTAL

Figura 1.2: Plano sagital.

Plano escapular	Aproximadamente 30 grados de la línea media entre sagital y frontal (véase Figura 1.2)
Rotación interna/medial	Rotación hacia el centro del cuerpo
Rotación externa/lateral	Rotación alejada del centro del cuerpo
Circunducción	Combinación de flexión, extensión, aducción y abducción
Traslación anterior	Movimiento de un segmento del cuerpo hacia el frente en relación con los segmentos a su alrededor
Traslación posterior	Movimiento de un segmento del cuerpo hacia el dorso en relación con los segmentos a su alrededor

Glosario

Agonistas	Músculos que se contraen para mover un segmento del cuerpo
Antagonistas	Músculos que se oponen a un movimiento específico
Sinergistas	Músculos que realizan o que ayudan al agonista a realizar el movimiento necesario, neutralizando el movimiento excesivo para asegurar que la fuerza generada se sitúa dentro del plano deseado del movimiento
Ipsolateral	En el mismo lado del cuerpo
Contralateral	En el lado opuesto del cuerpo
EIAS	Espina ilíaca anterosuperior
EIAI	Espina ilíaca anteroinferior
EIPS	Espina ilíaca posterosuperior
Tx	Tratamiento
CC	Columna cervical
CT	Columna torácica
CL	Columna lumbar
ADM	Amplitud de movimiento
Sobrepresión	Estiramiento pasivo en el fin de la amplitud sin dolor como barrera
Crook lying	Acostado con las rodillas flexionadas y los pies en la camilla
Bipedestación	Posición de pie
Sedestación	Posición sentada
ASI	Articulación sacroilíaca
Squat	Flexión de rodilla o sentadilla
Thrust	Empuje
Stork, prueba de	Prueba de pie con apoyo unipodal
ASLR	Elevación activa de la pierna recta (ASLR, active straight-leg raise)
SLR	Elevación de la pierna recta (SLR, straight-leg raise)
Lunge	Zancada

Escala VAS del dolor

La escala visual analógica (VAS, *visual analogue scale*) está relacionada con la cantidad de dolor que un paciente siente, y se presenta con un continuo que va desde la ausencia de dolor hasta una medida extrema de dolor. Los pacientes deben hacer un círculo alrededor de aquella imagen o marcar aquel punto de la línea que consideren que representa la percepción de su actual estado (véase Figura 1.3).

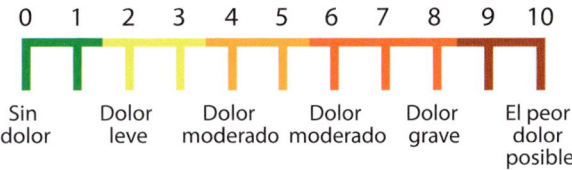

Figura 1.3: Escala de dolor VAS (visual analogue scale).

Planos de movimiento

El término *plano* se refiere a una sección bidimensional a través del cuerpo. El plano ofrece una visión del cuerpo o de parte del mismo, como si se hubiese cortado con una línea imaginaria (véase Figura 1.4).

- Los planos sagitales cortan verticalmente el cuerpo de anterior a posterior, dividiéndolo en una mitad derecha y una mitad izquierda.
- Los planos frontales (coronales) pasan verticalmente a través del cuerpo, dividiéndolo en sección anterior y sección posterior; el plano frontal se encuentra en ángulo recto respecto al plano sagital.
- Los planos transversos son secciones cruzadas horizontales que dividen el cuerpo en una parte superior y una parte inferior, y se sitúan en ángulo recto en relación con los otros dos planos.

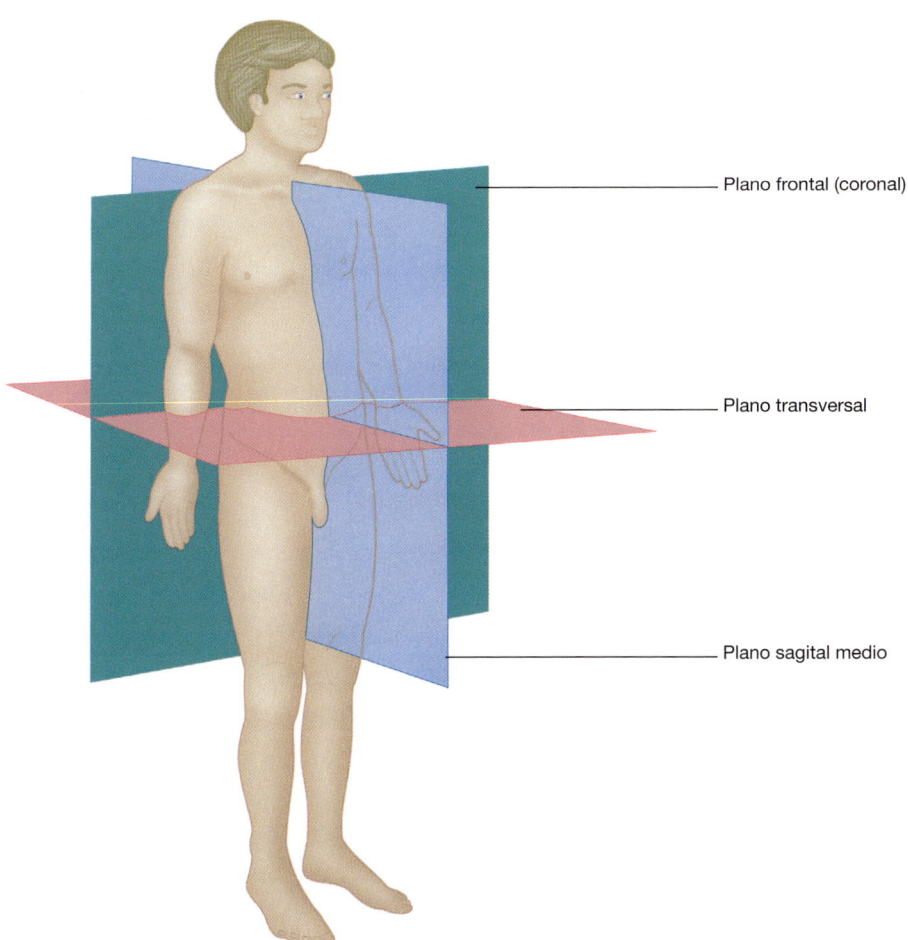

Figura 1.4: Planos más frecuentemente utilizados.

Estructura y función del músculo esquelético

Los músculos esqueléticos (somáticos o voluntarios) suponen alrededor del 40% del peso total del cuerpo humano y consisten en fibras no ramificadas de músculo estriado rodeadas y unidas por el tejido areolar laxo. El grado en que un músculo puede acortarse cuando se contrae depende de la disposición de las fibras dentro del músculo, pese a que todo movimiento se genera por el acortamiento muscular independientemente de la disposición de la fibra muscular. La función primaria de los músculos esqueléticos es producir el movimiento a través de la capacidad de contracción, acortamiento y, en consecuencia, la tracción de las articulaciones para modificar las posiciones relativas de los huesos implicados. Los tendones musculares se mezclan con el periostio de un hueso a través de las extensiones fasciales (inserciones).

Revisión de la estructura del músculo esquelético

La unidad funcional del músculo esquelético se conoce como fibra muscular (véase Figura 1.5 a) Un musculo consiste en muchas fibras individuales que son células cilíndricas alargadas con múltiples núcleos, extendiéndose de 10 a 100 micrometros de anchura, y de unos pocos milímetros a más de 30 centímetros de longitud. El citoplasma de la fibra se llama *sarcoplasma*, y se encuentra encapsulado en una membrana de la célula llamada *sarcolema*. Una membrana delicada conocida como *endomisio* rodea cada fibra individual.

Estas fibras se agrupan en haces (véase Figura 1.5 b) o *fascículos* cubiertos por el *perimisio*. Estos fascículos de fibras musculares se agrupan entre ellos, y el músculo entero se engloba dentro de una envoltura o vaina fascial denominada el *epimisio*. Estas membranas se extienden a lo largo de todo el músculo, de una inserción a otra. La estructura completa se denomina a veces *unidad musculotendinosa*.

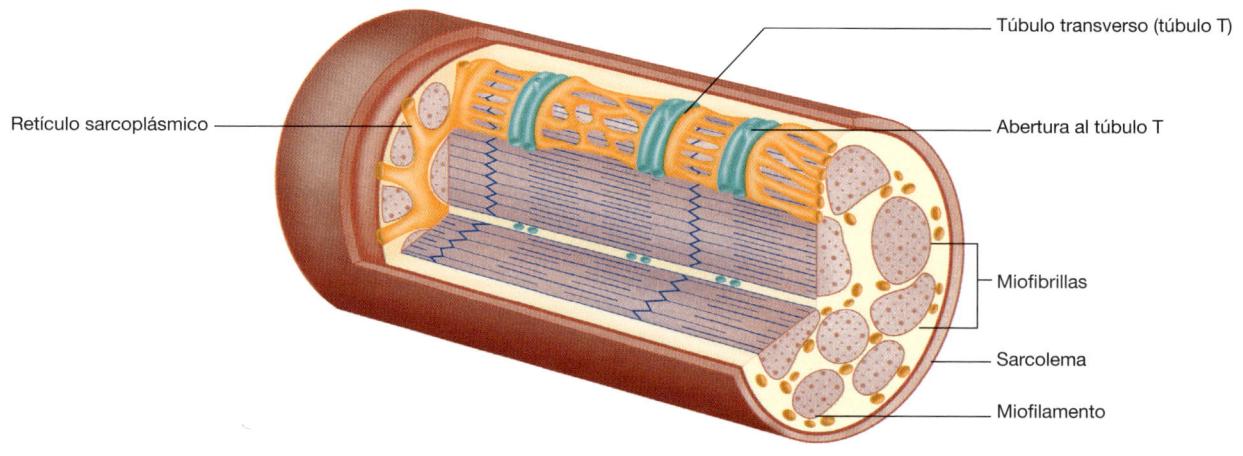

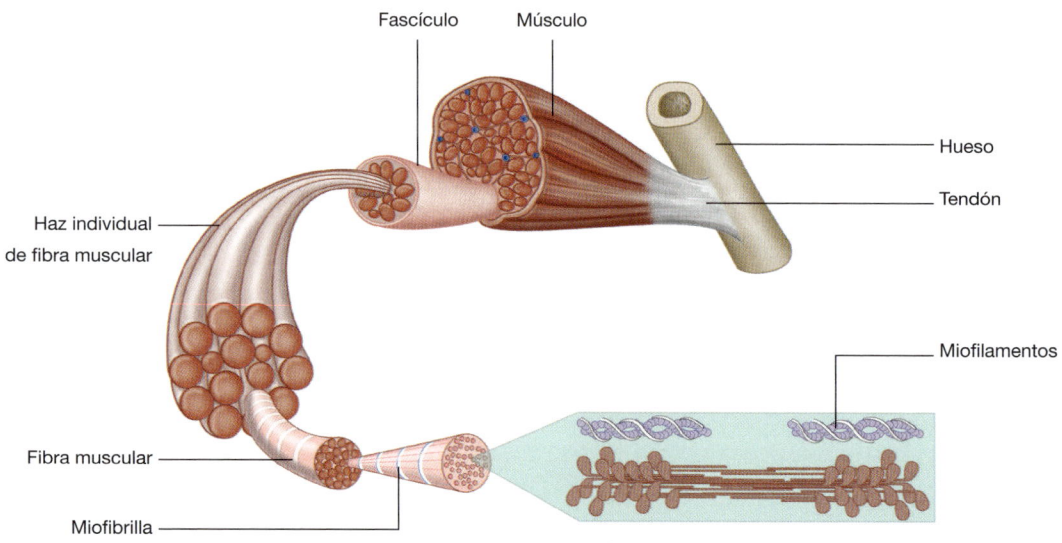

Figura 1.5: (a) Cada fibra muscular esquelética es una célula muscular cilíndrica única, (b) sección transversal del tejido muscular.

Miofibrillas

Con un microscopio electrónico, se pueden distinguir los elementos contráctiles de una fibra muscular, conocidos como *miofibrillas*, que recorren toda la longitud de la fibra. Las miofibrillas están compuestas por proteínas largas que incluyen la actina, la miosina, la titina y otras proteínas que las mantienen juntas. Estas proteínas se organizan en filamentos gruesos y finos denominados miofilamentos, que se repiten a lo largo de la miofibrilla en secciones denominadas sarcómeros. El músculo se contrae por el deslizamiento de los filamentos grueso *(miosina)* y fino *(actina)* entre sí. Cada miofibrilla muestra bandas alternadas claras y oscuras, que se producen por el solapamiento de los dos diferentes tipos de miofilamentos y dan lugar a la característica estriación cruzada de la fibra muscular. Las bandas claras se denominan bandas isotrópicas[1] y consisten en los miofilamentos finos de actina. Las bandas oscuras se denominan bandas anisotropas (A) y consisten en los miofilamentos más gruesos de miosina. Un tercer filamento de conexión está formado por la proteína *titina* pegajosa que es la tercera proteína más abundante en el tejido humano.

Los filamentos de miosina tienen extensiones en forma de pala que emanan de los filamentos como los remos de un barco. Estas extensiones se cogen a los filamentos de actina, formando lo que se describe como "puentes cruzados" entre los dos tipos de filamentos. Los puentes cruzados utilizan energía del ATP y traccionan los filamentos de actina para acercarlos más entre sí.[1] Así, las series claras y oscuras de los filamentos se solapan cada vez más, entrelazándose como los dedos, dando lugar a la contracción del músculo. Un conjunto de filamentos actina-miosina se denomina *sarcómero*.

---

1. En la teoría del filamento deslizante de Hanson y Huxley, se describe en parte la hipótesis generalmente aceptada para explicar la función muscular (Huxley y Hanson, 1954). Las fibras musculares reciben un impulso nervioso que provoca la liberación de los iones de calcio almacenados en el músculo. En presencia del combustible muscular, el ATP, los iones de calcio se suman a los filamentos de actina y miosina para formar una unión electrostática (magnética). Esta unión genera el acortamiento de las fibras, dando lugar a su contracción o al aumento del tono. Cuando cesa el impulso nervioso, las fibras musculares se relajan. Debido a sus elementos elásticos, los filamentos retroceden a su longitud de no contracción, es decir, al nivel de reposo de su tono.

Pennación/Orientación de las fibras

Los músculos se presentan en una variedad de formas en función de la disposición de sus fascículos. El motivo de esta variación es proporcionar una eficiencia mecánica óptima para un músculo en relación con su posición y acción. Las disposiciones más comunes de los fascículos dan lugar a formas que se pueden describir como paralela, pennada, convergente y circular; cada una de estas formas tiene subcategorías. En la Figura 1.6, se muestran las diferentes formas.

Disposición en paralelo
Esta disposición posee fibras que tienen un recorrido paralelo a lo largo del eje del músculo. Si los fascículos se extienden a lo largo de la longitud del músculo, se conoce como banda muscular, por ejemplo, el *sartorio*. Si el músculo también posee un vientre extenso y tendones en ambos extremos, se denomina músculo fusiforme, por ejemplo, el *bíceps braquial*. Una modificación de este tipo de músculo posee un cuerpo carnoso en los extremos, con un tendón en medio. Este tipo de músculo se denomina digástrico.

Disposición pennada
Los músculos pennados reciben su nombre porque sus fascículos cortos se insertan oblicuamente al tendón, al modo de la estructura de una pluma (latín *penna* = pluma). Si el tendón se desarrolla en un lado del músculo, se habla de unipennado, por ejemplo, *el flexor largo de los dedos* en la pierna. Si el tendón se encuentra en el centro y las fibras se insertan oblicuamente a ambos lados, se conoce como bipennado. Un buen ejemplo de ello es el *recto femoral*. Si existen numerosas intrusiones tendinosas en el músculo con fibras insertándose oblicuamente en varias direcciones (con lo que se asemejan a muchas plumas una al lado de otra), el músculo se llama multipennado; el mejor ejemplo es la parte media del músculo *deltoides*.

Disposición convergente
Los músculos que tienen un origen amplio con fascículos que convergen hacia un único tendón, dando al músculo una forma triangular, se denominan músculos convergentes. El mejor ejemplo es el *pectoral mayor.*

Circular
Cuando los fascículos de un músculo se sitúan en anillos concéntricos, el músculo se denomina circular. Todos los esfínteres del músculo esquelético en el cuerpo son de este tipo; es decir, rodean aberturas que cierran por contracción. Un ejemplo es el *orbicular del ojo.*

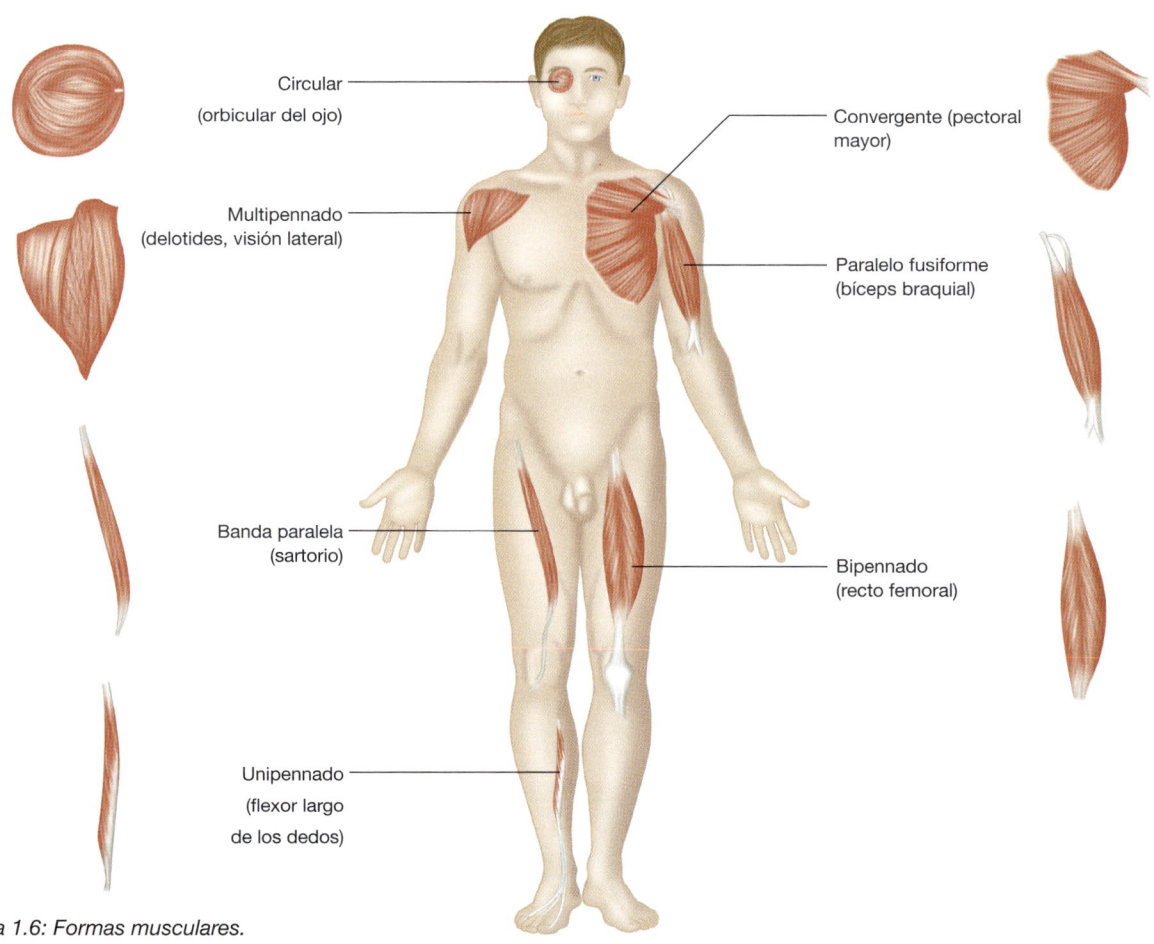

Circular
(orbicular del ojo)

Convergente (pectoral mayor)

Multipennado
(delotides, visión lateral)

Paralelo fusiforme
(bíceps braquial)

Banda paralela
(sartorio)

Bipennado
(recto femoral)

Unipennado
(flexor largo de los dedos)

Figura 1.6: Formas musculares.

Tejido nervioso

El tejido nervioso está compuesto por neuronas. Las neuronas transmiten los impulsos nerviosos. Una neurona está formada por un cuerpo celular, un axón y una dendrita. El axón se parece a un alambre largo y fino que sale del cuerpo celular. Las dendritas son fibras cortas protruyentes que transportan los impulsos hacia el cuerpo celular.

El axón puede tener una cubierta exterior denominada vaina de mielina. El diámetro de esta cubierta grasa se constriñe a determinados intervalos a lo largo de su extensión. Estas interrupciones en la mielina se denominan nódulos de Ranvier. Los axones que poseen esta cubierta externa son fibras mielínicas, mientras que las que no la poseen se denominan amielínicas. Estas fibras se encuentran sobre todo en el sistema nervioso autónomo. Todos los axones tienen una cubierta externa denominada neurolema, aunque este solo se observa en los nervios fuera de la médula espinal.

El sistema nervioso envía señales a todas las células del cuerpo las 24 horas del día. Las neuronas que conectan la médula espinal (que suele terminar entre la primera y la segunda vértebra lumbar) con los dedos de los pies pueden tener medio metro o más. Los nervios pueden tener el grosor del dedo meñique o ser tan finos como un hilo fino; de hecho, llegan a ser microscópicos.

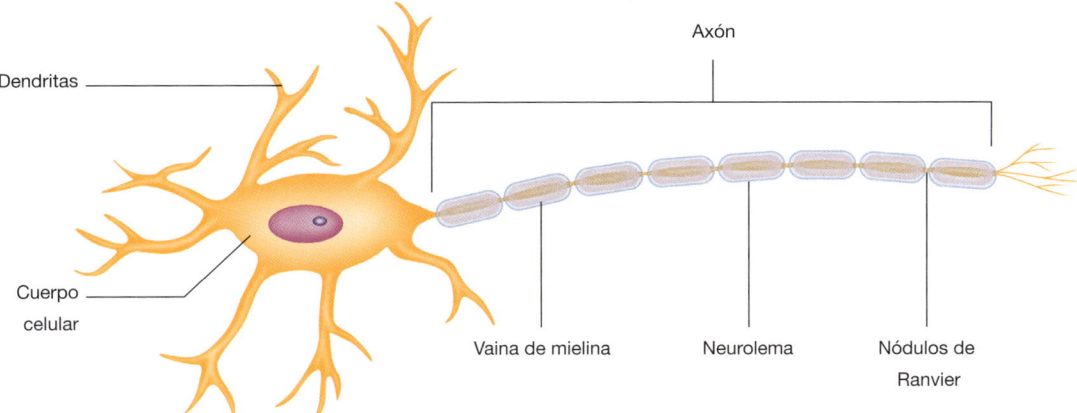

Figura 1.7: Tejido nervioso y células nerviosas.

Nervio ciático

El nervio ciático es el nervio más largo y ancho del cuerpo humano. Se origina en la zona lumbar de los nervios espinales L4 a S3, discurre profundamente por músculo piriforme y baja hacia la extremidad inferior. El nervio ciático inerva el bíceps femoral, el semimembranoso y el semitendinoso. Las lesiones ciáticas verdaderas incluyen cambios en la sensibilidad, adormecimiento, debilidad e incluso la sensación de agua bajando por la extremidad. En función del origen y del nivel de la irritación, el dolor puede ser de leve a grave. La irritación del nervio ciático suele producirse a nivel de L5 o S1 de la columna y solo en un lado. El dolor puede extenderse hasta el pie y puede retardar el movimiento normal, aunque en una curación normal, el dolor referido debe disiparse y volverse más central. En caso de dolor crónico no resuelto, sobre todo de origen desconocido, es necesario informar al médico o al equipo de asistencia primaria.

A mitad camino entre la pelvis y la fosa poplítea, el nervio ciático se divide en nervio tibial y nervio peroneo común.

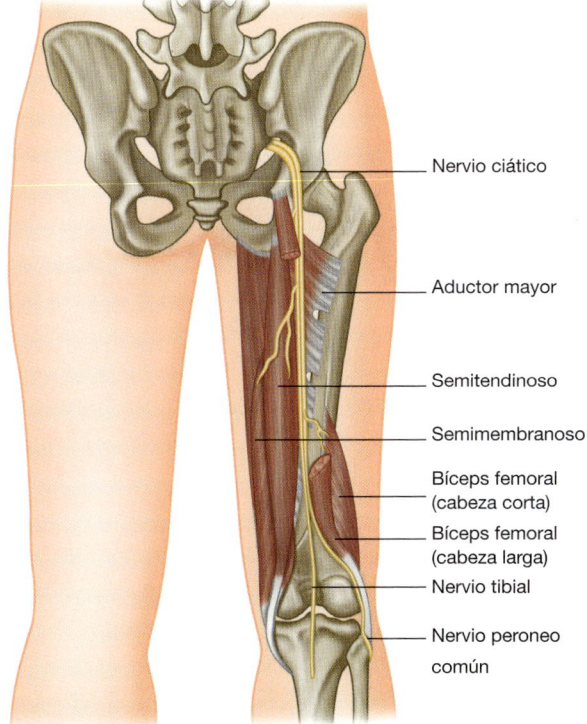

Figura 1.8: Nervio ciático.

Fascia

Para más información, véase Capítulo 2: Fascia.

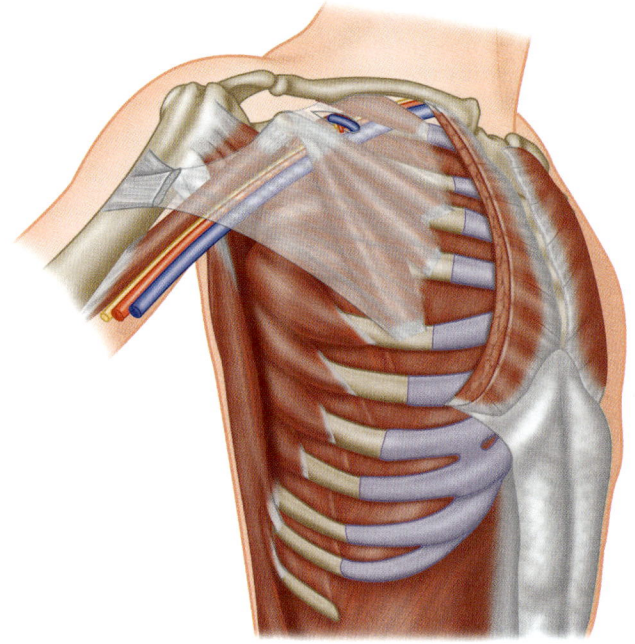

Figura 1.9: Vaina fascial.

Postura

La postura es la manera en la que el cuerpo mantiene el equilibrio y el control con leves contracciones musculares activas que se controlan mediante numerosos mecanismos (la propiedad elástica de los músculos, la musculatura central [CORE], el control superior del sistema nervioso) y es fundamental para un movimiento eficiente.

Cuando el cuerpo está equilibrado, estos pequeños ajustes pasan desapercibidos, y suponen un esfuerzo mínimo. En bipedestación, en sedestación o al efectuar un *squat*, el cuerpo fluctúa para mantenerse en contra de la gravedad, con lo que toda la estructura de tensegridad se mueve e interactúa eficazmente para mantener el equilibrio.

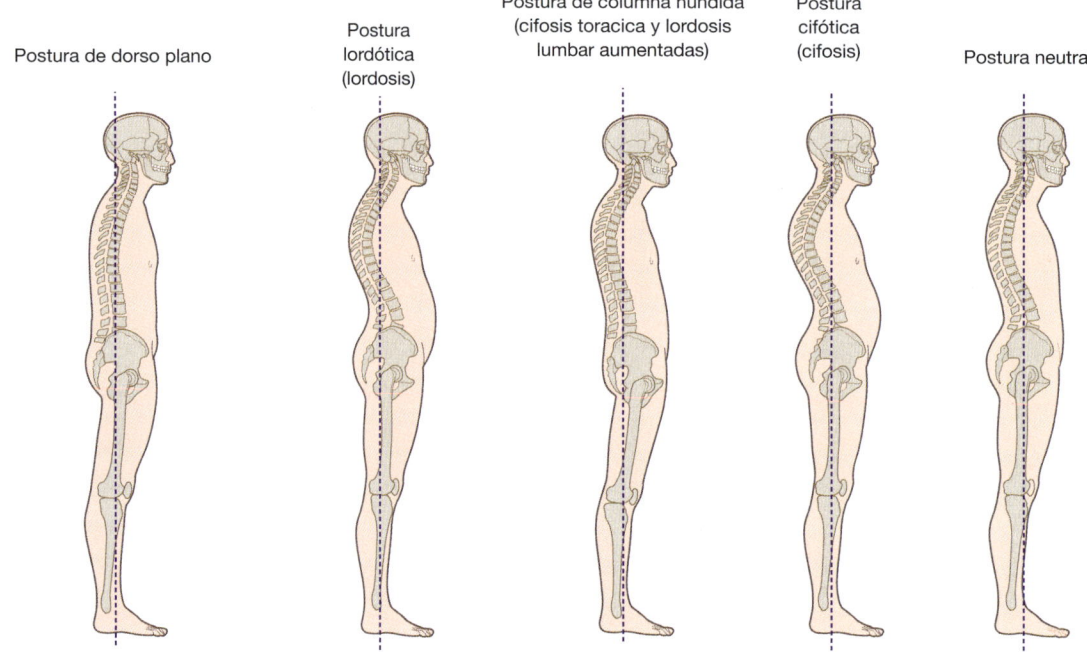

Postura de dorso plano

Postura lordótica (lordosis)

Postura de columna hundida (cifosis toracica y lordosis lumbar aumentadas)

Postura cifótica (cifosis)

Postura neutra

Figura 1.10: Postura.

Marcha

La marcha es una forma de locomoción bipodal que combina una acción alternada entre las extremidades inferiores y una serie de movimientos alternantes rítmicos de los brazos y el tronco para crear una propulsión hacia delante. Una pierna permanece en el suelo para controlar, apoyar y facilitar la propulsión, mientras que la otra genera la fase de balanceo (para dar un paso adelante).

1. *Fase de apoyo* (pie en el suelo; contribuye a un 60% del ciclo de la marcha)
   - Golpe de talón a pie plano.
   - Pie plano a la fase de apoyo medio.
   - Apoyo medio a la separación del talón.
   - Separación del talón a la separación de los dedos.

2. *Fase de balanceo* (el pie no está en contacto con el suelo; contribuye a un 40% del ciclo de la marcha)
   - Aceleración al balanceo medio.
   - Balanceo medio a la desaceleración.

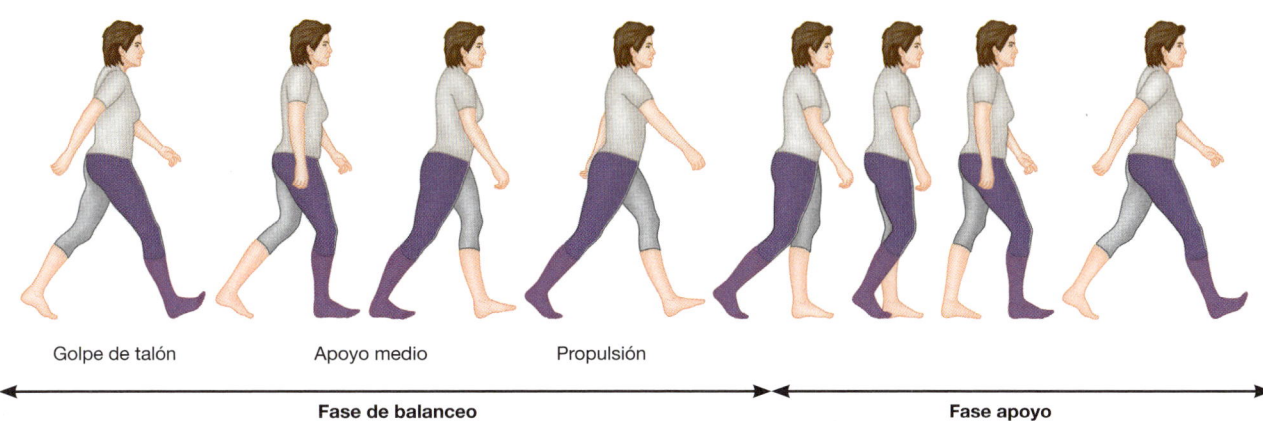

Golpe de talón   Apoyo medio   Propulsión

Fase de balanceo   **Fase apoyo**

Figura 1.11: Fases de apoyo y balanceo del ciclo de la marcha.

Marcha de Trendelenburg

La marcha de Trendelenburg se debe a una debilidad de los abductores de la cadera (glúteo medio y menor) y la posterior pérdida de su efecto estabilizador. Durante la fase de apoyo de la marcha, esta debilidad se evidencia (en el plano coronal), cuando la pelvis en el lado contralateral bascula hacia abajo (pérdida de la estabilidad de la pelvis) o el tronco compensa desviándose hacia el lado más débil, en el intento de mantener una pelvis nivelada a lo largo del ciclo de la marcha (por ejemplo, al ponerse de pie sobre la pierna izquierda, cae la cadera derecha = Trendelenburg positivo).

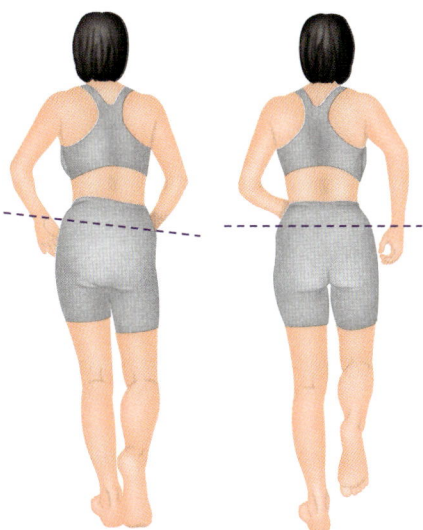

Figura 1.12: Marcha de Trendelenburg.

Nutación y contranutación

Se ha documentado claramente que la ASI presenta un movimiento muy limitado. Los dos movimientos principales se dan cuando el sacro se mueve en relación con los huesos ilíacos en el plano sagital. La *nutación* se describe cuando el sacro se rota hacia ventral en relación con los huesos ilíacos (posición de bloqueo) y se da para preparar la carga de la articulación (véase Figura 1.13 a). La *contranutación* es cuando el sacro rota hacia dorsal en relación con los huesos ilíacos (véase Figura 1.13 b).

Basculación de la pelvis

La basculación anterior de la pelvis se da cuando la espina ilíaca anterosuperior (EIAS) de la pelvis se posiciona más baja que en la posición anatómica, y la espina ilíaca posterosuperior (EIPS) se sitúa más alta (habitualmente a causa de un acortamiento de los flexores de la cadera y un alargamiento de los extensores de la cadera, con lo que aumenta la lordosis lumbar [curvatura anterior de la columna]) (véase Figura 1.14 a).

La basculación posterior de la pelvis se da cuando la EIAS de la pelvis se posiciona más alta que en la posición anatómica y la EIPS se posiciona más baja (habitualmente por un acortamiento de los extensores de la cadera, en especial el glúteo mayor, y una elongación de los flexores de la cadera, con lo que se reduce la lordosis lumbar y se produce un aplanamiento de la espalda) (véase Figura 1.14 b).

La basculación lateral de la pelvis se da cuando un lado de la pelvis es más alto que el otro (habitual en la escoliosis [desviación lateral de la columna] o hay una discrepancia en la longitud de la pierna).

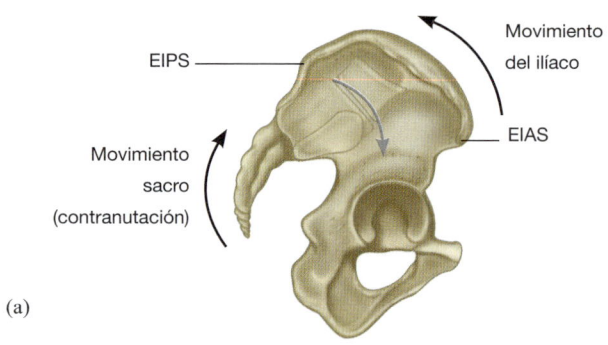

(a)

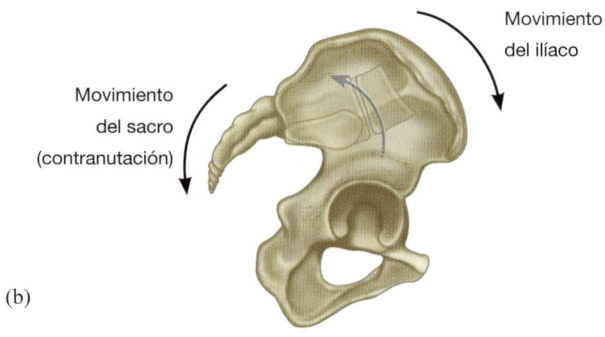

(b)

Figura 1.13: (a) Rotación pélvica posterior y nutación sacra; (b) rotación pélvica anterior y contranutacion sacra.

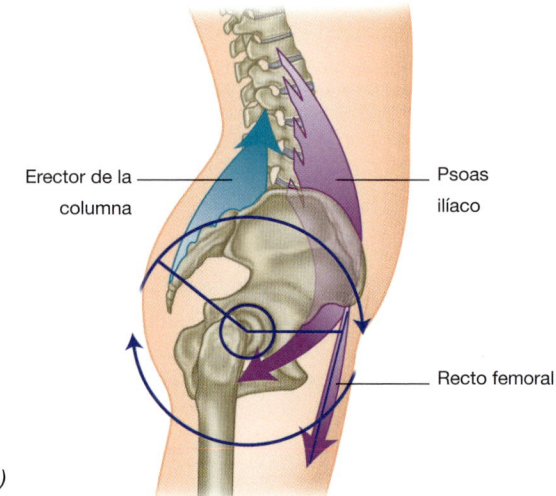

(a)

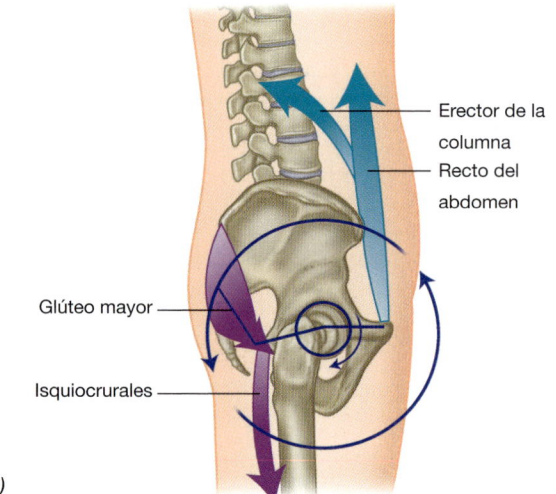

(b)

Figura 1.14: Basculación de la pelvis. (a) Dirección de la basculación anterior; (b) dirección de la basculación posterior.

Bibliografía

Huxley, H., y Hanson, J. (1954), "Changes in the cross-striations of muscle during contraction and stretch and their structural interpretation", *Nature*, 173(4412): 973-976.

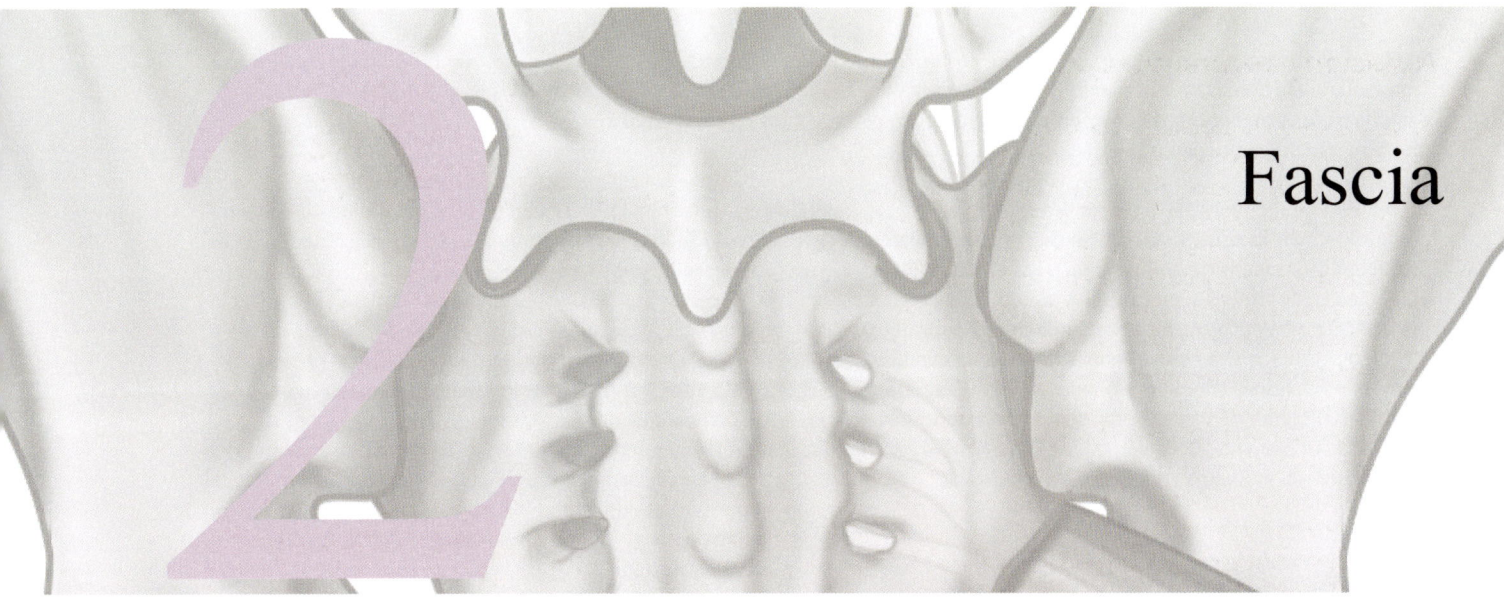

Fascia

Aunque la información proporcionada en este capítulo puede resultar algo árida, pienso que es importante saber por qué las técnicas que aplicamos tienen los efectos que tienen.

La fascia se ha definido como:

> *Componente del sistema de tejidos conectivos blandos que permea el cuerpo humano ... de hecho, es un entramado que se considera como parte de un sistema de transmisión de fuerzas tensionales de todo el organismo. (Schleip* et al., *2012)*

> *... integración sin solución de continuidad que se encuentra en un organismo vivo. Si una parte se mueve, el cuerpo responde en su totalidad. A escala funcional, el único tejido que puede mediar este tipo de respuestas es el tejido conectivo. (Schultz y Feitis, 1996)*

No es frecuente que los músculos transmitan toda su fuerza directamente a través de los tendones a los huesos del esqueleto: de hecho, distribuyen una amplia porción de sus fuerzas contráctiles a las vainas fasciales (Findley, 2011). El 85% de las fibras de músculos como el glúteo mayor entran en la fascia lata (en lugar de la inserción muscular). Los músculos también transmiten las fuerzas lateralmente a los músculos vecinos; en algunos casos, casi el 50% de la fuerza muscular generada pasa lateralmente y no al tendón (Maas y Sandercock, 2010; Findley, 2011). Estas fuerzas van a los socios sinergistas, y pasan por la extremidad a los músculos antagonistas. De este modo, no solo tensionan la correspondiente articulación, sino que también afectan a las regiones de varias articulaciones más allá (Findley, 2011).

Componentes de la fascia

En términos generales, la fascia se presenta de dos formas: tejido conectivo denso profundo que proporciona mucho colágeno, fuerza de tensión y rigidez, así como tejido conectivo laxo o areolar.

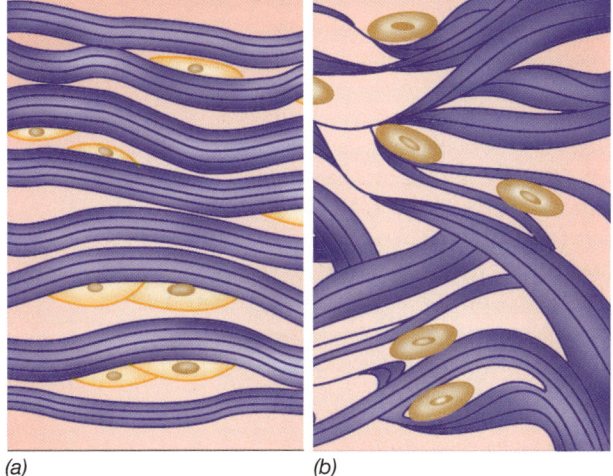

(a)   (b)

Figura 2.1: (a) Estructura de tejido conectivo denso regular; (b) estructura de tejido conectivo denso irregular.

El tejido conectivo denso profundo presenta dos tipos: tejido conectivo denso regular (véase Figura 2.1 a), en el que las fibras discurren en una disposición paralela a lo largo de las líneas de fuerza predominante que actúan en los tejidos (tendones, ligamentos, aponeurosis, tabiques intermusculares), y tejido conectivo denso irregular (véase Figura 2.1 b), que es como una malla y posibilita la resistencia a tensiones en direcciones muy diversas, con lo que el tejido es capaz de resistir tensiones impredecibles.

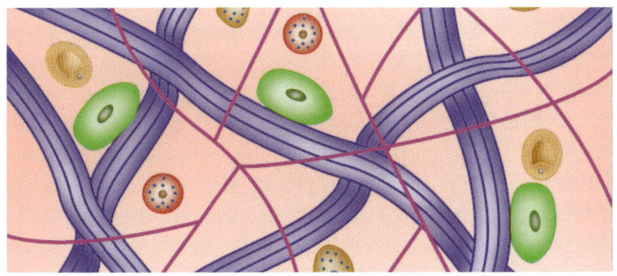

Figura 2.2: Tejido conectivo laxo, por ejemplo, tejido areolar.

El tejido conectivo laxo o areolar (con fibras y tiras laxamente distribuidas, véase Figura 2.2) proporciona una capa flexible entre las capas del tejido conectivo denso para que las estructuras puedan moverse entre sí.

La matriz extracelular (MEC) se ha descrito como un complejo dinámico que va modificando constantemente sus propiedades viscoelásticas; se adapta a los cambios en las exigencias fisiológicas y mecánicas y está compuesta por una sustancia básica gelatinosa formada por glicoproteínas y proteoglicanos que están entremezclados con proteínas fibrosas más rígidas (Schleip y Baker, 2015) (véase Figura 2.3). La MEC también sirve como sistema de amortiguación mecánica, ya que su hidratación puede influir en las propiedades de la misma (Schleip y Baker, 2015).

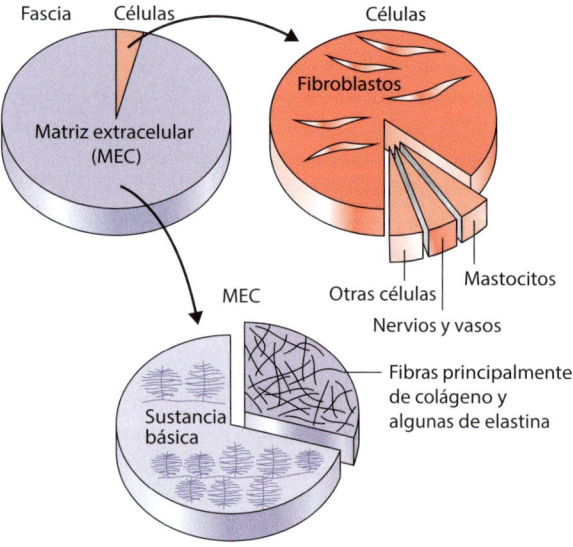

Figura 2.3: Componentes de la fascia. Los constituyentes básicos son células (sobre todo fibroblastos) y matriz extracelular. Esta última consiste en fibras más la sustancia básica acuosa (imagen por cortesía de fascialnet.com).

En general, se acepta que los proteoglicanos (proteínas extracelulares unidas a polisacáridos denominados glucosaminglicanos [GAG]) presentes en la MEC (sustancia básica) facilitan la fuerza mecánica y la resistencia a la compresión. Estos GAG llevan carga negativa, lo que les procura propiedades hidrofílicas (de atracción del agua). Para nosotros como médicos es importante asegurar una regulación correcta del agua y el equilibrio electrolítico de los tejidos. Se ha indicado que la función de movimiento y deslizamiento de la fascia se basa en dos aspectos: la disposición anatómica de sus fibras colágenas y elásticas, y la presencia de ácido hialurónico (AH) (Stecco *et al.*, 2011). Según Stecco *et al.* (2011), los *fasciacitos* realizan la biosíntesis y la secreción del AH. La polimerización con la que se forman grandes moléculas de AH y la despolimerización, con la que se desdobla el AH en moléculas más pequeñas permiten a la fascia fluctuar entre

un estado de gel y un estado tipo fluido (sol) cuando se calienta (Schleip, 2003), como en las técnicas terapéuticas directas o en el ejercicio.

Es imprescindible saber que la hidratación y, en consecuencia, la lubricación (vital para el deslizamiento de los tejidos) previenen que las fibras de colágeno formen adherencias y, por tanto, reducen la pérdida de movimiento y las consiguientes lesiones. Básicamente, si la sustancia básica carece de un contenido adecuado de agua en el momento de una lesión o un traumatismo, el cuerpo no puede absorber ni dispersar eficientemente el impacto de las fuerzas que actúan sobre él. Schleip y Baker (2015) también han indicado que los efectos profundos referidos tras el *taping* terapéutico de la piel (aplicado en medicina deportiva) puede explicarse en parte por su amplificación de los respectivos movimientos cutáneos en el funcionamiento articular normal.

Del mismo modo que el movimiento y la carga influyen en los tejidos fasciales, también lo hace la inmovilización. La inmovilidad reduce la elasticidad y la capacidad de deslizamiento de los tejidos (la disposición de las fibras pasa a ser desorganizada y se forman uniones cruzadas multidireccionales), lo que a su vez lleva a adherencias tisulares (Järvinen *et al.*, 2002) (véase Figura 2.4). De forma similar, si hay trastornos funcionales o estructurales, la continuidad fascial se ve interrumpida, lo que provoca una alteración de la tensión en el entramado miofascial.

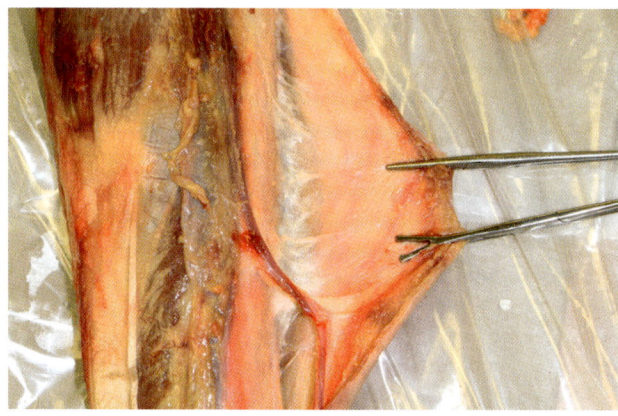

Figura 2.4: La inmovilidad reduce la elasticidad y la capacidad de deslizamiento de los tejidos, lo que da lugar a adherencias (Imágenes por cortesía de John Sharkey, 2008).

Es esencial saber que alrededor de dos tercios del volumen de los tejidos fasciales están constituidos por agua. El tejido conectivo laxo alberga la amplia mayoría de los quince litros de agua del líquido intersticial, por lo que regula el transporte de nutrientes a las células con actividad metabólica (Reed y Rubin, 2010). Durante la carga mecánica —ya sea por un estiramiento o por una compresión local—, se empuja una cantidad significativa del agua fuera de las zonas sometidas a mayor estrés, igual que si se estrujase una esponja (Schleip *et al.*, 2012). Cuando cede la presión, esta zona vuelve a llenarse con nuevo líquido que procede del tejido circundante, así como del entramado vascular local. El tejido conectivo tipo esponja puede carecer de una hidratación adecuada en las zonas olvidadas, no utilizadas.

La aplicación de una carga externa en los tejidos fasciales puede dar lugar a una hidratación renovada de esas zonas en el cuerpo (Chaitow, 2009). En las fascias sanas, un amplio porcentaje del agua extracelular se encuentra en un estado de agua unida, y no de agua libre (Pollack, 2013), en donde su comportamiento puede caracterizarse como el de un cristal líquido. Muchas patologías (como las inflamaciones, el edema o el aumento de la acumulación de radicales libres u otros productos de desecho) tienden a acompañarse de un desplazamiento hacia un mayor porcentaje de agua libre en la sustancia básica. Cuando el tejido conectivo local se estruja como una esponja (quizá por intervenciones como estiramientos o el uso de un rodillo de espuma) y posteriormente se rehidrata, parte de las zonas previamente repletas de agua libre, se rellenan con moléculas de agua unida, lo que da lugar a una constitución de agua más sana en la sustancia básica (Schleip *et al.*, 2012; Pollack, 2013).

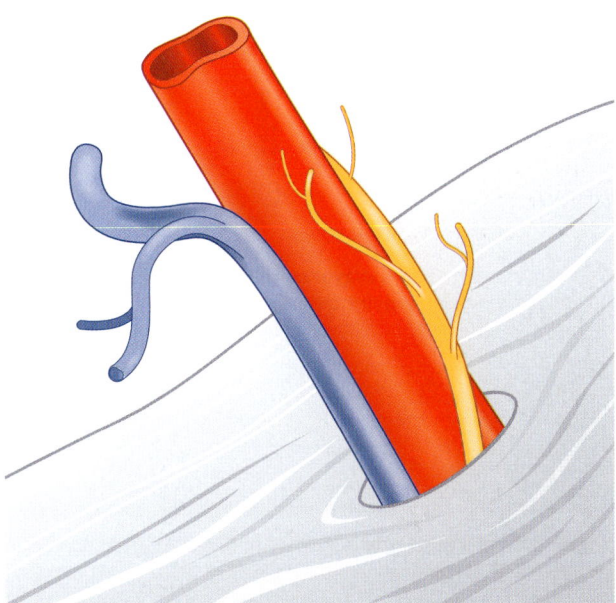

Figura 2.5: La fascia superficial se verá perforada por estructuras como arterias, venas y nervios (imagen reproducida de Massage Fusion, Fairweather y Mari, 2015, con autorización de Handspring Publishing).

La capacidad de las fascias y las estructuras asociadas de adaptarse a los cambios en las fuerzas de cizalla minimiza las lesiones y posibilita que se puedan transmitir diferentes grados de fuerzas de forma suave y eficiente (Schleip *et al.*, 2006). La fascia también crea compartimentos, disipa la concentración de tensiones en las *entesis* (lugares en donde los alrededores fasciales de los tendones y los ligamentos insertan en el periostio que rodea los huesos) y coordina la actividad muscular y la *propiocepción* (percepción inconsciente del movimiento y la orientación espacial que surge de los estímulos en el propio organismo) (van der Wal, 2009).

Se ha demostrado que los terminales nerviosos tanto libres como encapsulados, se encuentran dentro de la fascia profunda y que la fascia posee abundante inervación (van der Wal, 2009; Bhattacharya *et al.*, 2010). Sabemos que cada músculo está envuelto por el epimisio, que consiste o bien en dos conjuntos paralelos de colágeno ondulado incrustado en una matriz proteocolágena en una disposición cruzada-plegada (en algunos músculos largos tipo banda), o bien en una disposición paralela a lo largo del eje longitudinal del músculo, formando una capa superficial densa que funciona como un tendón superficial (en músculos pennados) (Purslow, 2010). También sabemos que el perimisio (que divide los músculos en fascículos o haces) se mezcla sin solución de continuidad con el epimisio y que están mecánicamente conectados. Las uniones miotendinosas (MT) se forman por la interdigitación de los extremos de estas estructuras fasciales. Por consiguiente, es lógico que la fascia superficial se vea perforada por estructuras como las arterias, las venas y los nervios (véase Figura 2.5) (Bhattacharya *et al.*, 2010).

Por lo tanto, como terapeutas podemos entender que cualquier compresión o restricción dentro del entramado fascial pueda contribuir a hipertonía, dolor y debilidad. Debemos saber cómo funciona este sistema de forma que cuando apliquemos nuestras manos en el paciente seamos conscientes de lo que pretendemos conseguir al intentar devolver la función a un organismo disfuncional.

Los tejidos fasciales reaccionan de forma lenta y constante a las cargas cotidianas, así como al entrenamiento de carga específico. Reciben la ayuda de los fibroblastos (Kjaer *et al.*, 2009). A causa de los ataques a la integridad mecánica de la MEC, en particular con ataques repetidos y regulares (fuerza tisular, capacidad de cizalla y extensibilidad), se estimulan los fibroblastos a reestructurarse y provocar una nueva disposición de la red fascial (mecanotransducción). Es importante que los terapeutas manuales sepan la gran influencia que la siguiente afirmación tiene en su práctica: se ha demostrado que, por la aplicación de una carga de compresión manual (técnicas de tejidos blandos / rodillo de espuma) o por el movimiento o estiramiento, se producen cambios estructurales como resultado de la conversión de una carga mecánica a una respuesta celular (Khan y Scott, 2009; Chaitow, 2013).

Se acepta ampliamente que, tras la contracción, los músculos trasmiten hasta un 40% de su fuerza a través de la entrada fascial en los músculos posicionada al lado de ellos (incluyendo la transmisión de fuerzas a los músculos antagonistas) y no a sus tendones como inicialmente se creía (Huijing, 2007; Klinger y Schleip, 2015). Los ejemplos de esta transmisión de fuerzas pueden verse cuando se observa la relación entre el dorsal ancho, la fascia lumbodorsal y el glúteo mayor contralateral (Figura 2.6 a) (Barker *et al.*, 2004); el glúteo mayor, la fascia lata y los músculos inferiores de la pierna (Figura 2.6 b) (Stecco *et al.*, 2013), o el bíceps femoral, el ligamento sacrotuberoso y el erector de la columna (Figura 2.6 c) (Vleeming *et al.*, 1995).

Pese a la evidencia clara que indica que el tejido conectivo en nuestro cuerpo es capaz de resistir a una carga considerable, se sabe que, en muchas situaciones clínicas, el tejido conectivo está sujeto a cargas mecánicas que son demasiado bajas (Schleip y Baker, 2015). Asimismo, es evidente que la carga mecánica proporciona uno de los estímulos más fuertes, sino el más fuerte, hacia una adaptación del tejido de la matriz que se hace más robusto y, en una situación de recuperación de una lesión, se cura más rápidamente y mejor que si no hubiera carga (Schleip y Baker, 2015).

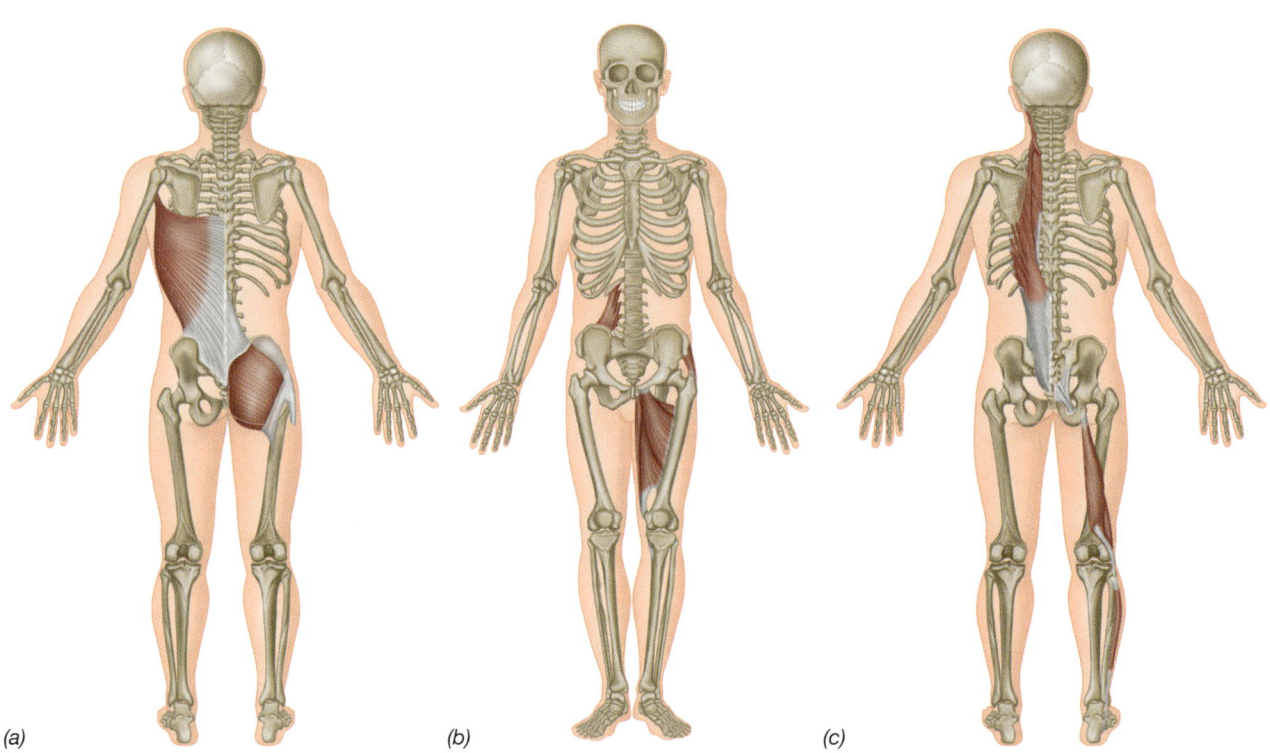

(a)　　　　　　　　　　　　(b)　　　　　　　　　　　　(c)

Figura 2.6: Ejemplos de transmisión de fuerzas. (a) Dorsal ancho, fascia lumbodorsal y glúteo mayor contralateral; (b) glúteo mayor, fascia lata y músculos de la pierna inferior; (c) bíceps femoral, ligamento sacrotuberoso y erector de la espina.

Tensegridad

Ingber (1993) estableció que:

Únicamente la tensegridad puede explicar cómo cada vez que movemos nuestro brazo, se estira la piel, se extiende nuestra MEC y se distorsionan las células; asimismo, las moléculas interconectadas que constituyen el marco interno de las células sienten la tracción, todo ello sin romperse o generar una discontinuidad.

A ello añadió:

Un aumento de la tensión de uno de los miembros da lugar a un incremento de la tensión en los miembros a lo largo de la estructura, incluso en el lado opuesto.

.

En este caso, Ingber está identificando la distribución mecánica de la tensión a través del cuerpo. Por ello, cualquier interrupción en este entramado (lesión en los tejidos blandos, independientemente de su localización en el cuerpo, que incluye el sobreuso y la adaptación postural) se transmitirá a todo el cuerpo (véase Figura 2.7).

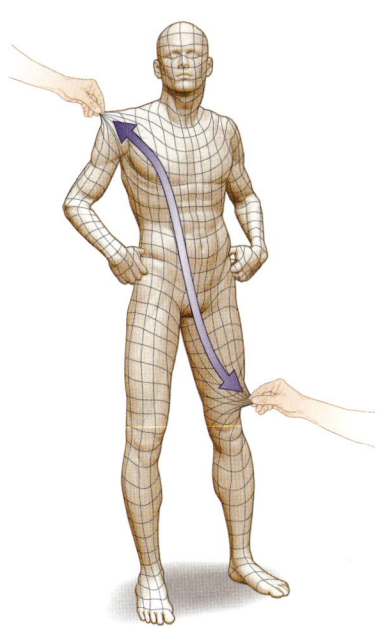

Figura 2.7: La tensión en un área del entramado fascial puede transmitirse a cualquier parte del cuerpo.
(Imagen reproducida de Massage Fusion, Fairweather y Mari, 2015, con autorización de Handspring Publishing).

Evidencia que apoya los principios de la tensegridad

Kassolik *et al*. (2009) realizaron recientemente un estudio para investigar la transmisión de la tensión a través del cuerpo, basándose en el principio de la tensegridad. Repitieron tres veces un masaje corto en los músculos braquiorradial y peroneo de 33 participantes.

Pese a no estar conectado directamente con los músculos que se estaban masajeando, el deltoides y el tensor de la fascia lata respondieron al masaje (el primero al masaje del braquiorradial y el último al del peroneo), con lo que se confirma el principio de tensegridad.

Vías anatómicas

Myers (1997, 2001, 2009) observó que todo el entramado fascial se divide en líneas funcionales o cadenas cinéticas de miofascias. Clasificó cada línea conforme a sus funciones de movimiento. Constató que las lesiones localizadas en una determinada línea transmiten la tensión a lo largo de esa línea (dando lugar a la consiguiente disfunción en toda la línea y, de hecho, en muchas de las otras líneas). Myers recomendaba equilibrar a través de la terapia manual miofascial (que influye en el cuerpo como una unidad funcional y minimiza los efectos previos de las lesiones), con lo que se reduce el riesgo de lesiones futuras y mejora la función de movimiento global del cuerpo.

La preparación para el rendimiento en deportes supone un entrenamiento repetitivo específico. Gracias a su naturaleza repetitiva, el entrenamiento técnico dará lugar a una respuesta de carga en los tejidos fasciales (engrosamiento); si no se produce una adaptación a esta carga y no se trata, el movimiento se verá afectado. Cuando se ve afectada la eficiencia, se producirán desequilibrios en la fuerza y la resistencia de los tejidos (Chaitow, 2007; De Witt y Venter, 2009). De Witt y Venter (2009) evaluaron las longitudes musculares de los atletas de élite y observaron que, con el uso repetitivo, los músculos de estabilización se convertían en "fijos largos", mientras que los músculos más poderosos pasaban a ser "fijos cortos".

Prueba de Bunkie

Después de haber observado que los movimientos repetitivos pueden provocar que la fascia responda con un acortamiento y engrosamiento o con una elongación en tejidos opuestos (lo que da lugar a una disfunción y lesión), De Witt y Venter (2009) propusieron la prueba de Bunkie como un parámetro para identificar las restricciones fasciales en las cinco líneas fasciales. Esta prueba isométrica, que se ha desarrollado a lo largo de doce años en el trabajo con atletas de élite, se ha utilizado para identificar en dónde se evidencian restricciones fasciales y en qué cadenas cinéticas y a lo largo de qué líneas fasciales se producen (Myers, 2009). Si la fascia tiene plena funcionalidad en una línea específica, debe permitir que todos los músculos de esa línea se activen y apoyen al cuerpo en la posición de prueba (40 segundos) de esta línea. En caso contrario y si el ardor, el escozor o cualquier malestar limita el tiempo en la posición específica, es índice de una zona restringida o "fija larga". Las recomendaciones son que la prueba se repita regularmente tras la intervención hasta que todas las posiciones puedan mantenerse durante cuarenta segundos.

Cabe destacar el reciente interés en la prueba de Bunkie por parte de las poblaciones atléticas, los terapeutas físicos (Brumitt, 2009) y los entrenadores de fuerza y acondicionamiento (Ronai, 2015), pese a que (todavía) no se haya evaluado la fiabilidad y validez de la prueba.

Prueba de Bunkie. Aplicación práctica

- *Cinco posiciones / líneas funcionales.*
- Repetir en el lado izquierdo y el derecho del cuerpo.
- Equipo necesario:
  - Banco, 25 a 30 cm de altura.
  - Alfombrilla antideslizante.
  - Cronómetro.
- Cada posición se mantiene durante 40 segundos (atletas).
- Los atletas que tienen una fascia neutral equilibrada podrán mantener las cinco posiciones durante 40 segundos en ambas piernas sin sentir ningún estrés.
- Interrumpir la prueba si se producen calambres, ardor o dolor (no se trata de una prueba de fuerza).
- Registrar el tiempo.
- No debe efectuarse esta prueba si el paciente ha sido sometido a una intervención articular en los últimos tres meses.
- Deben apreciarse mejoras en las tres primeras sesiones; se precisa un terapeuta fascial con experiencia.
- Con la prueba de Bunkie, puede examinarse la eficacia de todas las técnicas de tratamiento (Tx).
- Determina qué zonas pasan a fijas largas, por lo que son más débiles.
- Dolor inmediato = fascia fija larga/músculos inhibidos.
- Ardor/calambres/dolor/tensión = disminución de la movilidad de la fascia en esa línea:
  - Tx: de promedio, cuatro veces, dos veces a la semana.

Ejemplo:
Lunes – Tx antes del entrenamiento y Tx después del entrenamiento
Jueves – lo mismo
- Líneas débiles /¿No puede mantener la posición debido a la debilidad y no por dolor o molestias?
  - Activar antes del entrenamiento.
  - Mantener las líneas débiles dos veces, dos segundos; aumentar a seis veces, seis segundos, etc.

Línea de potencia posterior

- Mantener los hombros y las caderas en línea.
- Colocar los codos perpendiculares a los hombros.
- Mantener las rodillas en 90 grados de flexión.
- No se permite rotación.
- Las manos no deben situarse debajo de las caderas ofreciendo apoyo.
- Mantener el tobillo en posición plantígrada.
- Mantener durante 40 segundos/registrar la puntuación cuando se manifiesta alguna molestia.

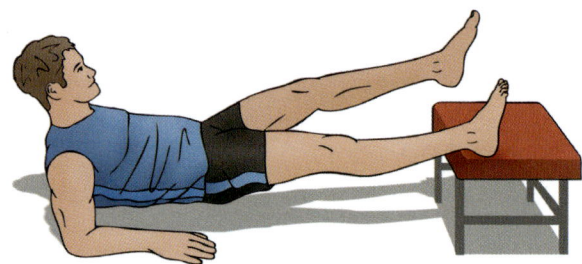

Figura 2.8: Línea de potencia posterior.

Línea de estabilización posterior

- Mantener los hombros y las caderas en línea.
- Colocar los codos perpendiculares a los hombros.
- Mantener las rodillas en 90 grados de flexión.
- No se permite rotación.
- Las manos no deben situarse debajo de las caderas ofreciendo apoyo.
- Mantener el tobillo en posición plantígrada.
- Mantener durante 40 segundos/registrar la puntuación.

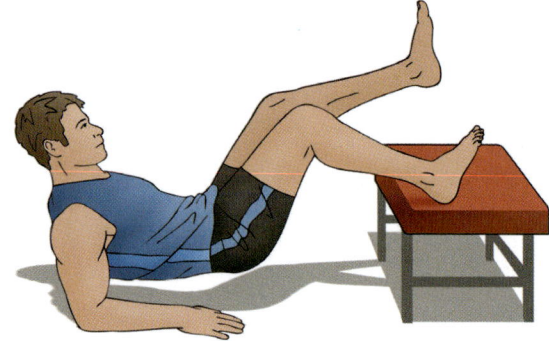

Figura 2.9: Línea de estabilización posterior.

Línea de potencia anterior

- Mantener los hombros y las caderas en línea.
- Colocar los codos perpendiculares a los hombros.
- Situar los antebrazos dirigidos hacia ventral y paralelos entre sí.
- Las manos no deben situarse debajo de las caderas ofreciendo apoyo.
- Mantener durante 40 segundos (atletas).

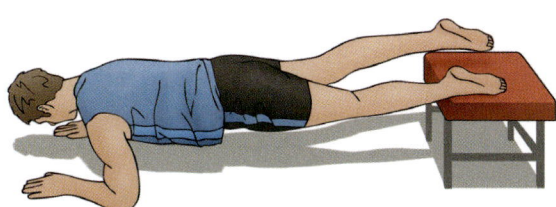

Figura 2.10: Línea de potencia anterior.

Línea de potencia lateral

- Mantener los hombros y las caderas en línea.
- Colocar los codos perpendiculares a los hombros.
- Colocar el brazo contralateral a lo largo del lado contralateral con la mano descansando en la cadera.
- No se permite rotación ni inclinación.
- Extender completamente las piernas.
- Mantener los tobillos en posición plantígrada.
- Mantener durante 40 segundos/registrar la puntuación cuando se manifiesta alguna molestia.

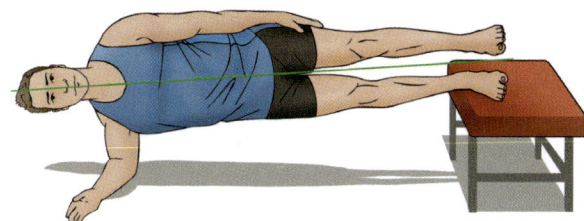

Figura 2.11: Línea de potencia lateral.

Línea de estabilización medial

- Mantener los hombros y las caderas en línea.
- Colocar los codos perpendiculares a los hombros.
- Colocar el brazo contralateral a lo largo del lado contralateral con la mano descansando en la cadera.
- No se permite rotación ni inclinación.
- Extender completamente las piernas.
- Mantener el pie de abajo contra el banco.
- Mantener el tobillo en posición plantígrada.
- Mantener durante 40 segundos/registrar la puntuación cuando se manifiesta alguna molestia.

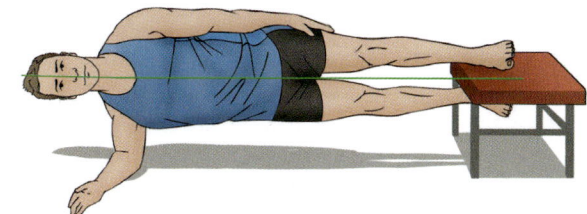

Figura 2.12: Línea de estabilización medial.

Se requiere una función muscular óptima en los patrones de movimiento complejos y repetitivos en el deporte. Por ello, es importante que los entrenadores y los terapeutas sepan examinar todos los factores que impactan e influyen en esa función muscular, incluyendo las restricciones fasciales. La prueba de Bunkie se diseñó para examinar las restricciones fasciales a lo largo de las cadenas cinéticas y puede ser la herramienta ideal para que los entrenadores y los terapeutas confirmen que un atleta puede volver a su deporte. Si bien yo me centro en la población deportiva, también he aplicado esta prueba regularmente cuando trato al público en general.

La pelvis

Examinar las características fasciales en los problemas locales y de estabilidad que afectan a la "estabilidad lumbopélvica" y la cintura pélvica o el dolor en la zona lumbar resulta beneficioso, ya que nos informa sobre la interacción del sistema nervioso central para el control motor óptimo (Schleip y Baker, 2015). Debe reconocerse el papel clave que la pelvis desempeña como vínculo entre el tronco y las extremidades inferiores (Cusi, 2010), junto con el hecho de que la cintura pélvica o la incompetencia sacroilíaca pueden tener una correlación con el dolor lumbar, las lesiones, la incontinencia y los problemas respiratorios (Schleip y Baker, 2015).

La estabilización de la articulación sacroilíaca (ASI) se favorece con las contribuciones miofasciales extensas específicas al cierre de fuerza y el tensionado ligamentoso; por ejemplo, el ligamento sacrotuberoso (Van Wingerden *et al*., 2004). El cierre de fuerza se ha definido como:

> *El efecto de modificar las fuerzas de reacción articular, generadas por tensión en los ligamentos, fascias y músculos, y las fuerzas de reacción básicas para superar la fuerza de la gravedad mediante la provisión de una compresión fuerte (Cusi, 2010).*

Las conexiones extensas del glúteo mayor, el bíceps femoral, el dorsal ancho, los músculos paraespinales, la aponeurosis de transverso del abdomen /oblicuo interno y la fascia toracolumbar procuran una transmisión de fuerzas beneficiosa (Carvalhais *et al*., 2013). La fascia toracolumbar es crucial para la integridad de la columna lumbar inferior y la ASI (Willard *et al*., 2012). La ASI es crucial para el movimiento suave y esencial para la transferencia eficaz de la carga entre la columna y las extremidades, las interacciones funcionales y las cadenas musculares mencionadas arriba (Cusi, 2010; Vleeming *et al*., 2012).

Consideraciones terapéuticas

Antes de efectuar cualquier intervención en los tejidos conectivos o de tratamiento fascial, recomiendo encarecidamente evaluar el estado de hidratación de nuestro atleta. Tal y como se ha discutido previamente, el estrés crónico por deshidratación e inmovilidad causa una adhesión excesiva, dando lugar a la formación de cicatrices y adherencias, y limita el movimiento de estos tejidos habitualmente resilientes.

Como médicos, deberemos completar todas las evaluaciones subjetivas y objetivas antes de efectuar cualquier intervención de tratamiento. No queremos enfocar toda nuestra atención en la zona de molestia; queremos intentar implementar un programa de tratamiento global de reducción del dolor. El proceso de evaluación objetivo debe incluir exámenes observacionales y de palpación (a velocidades que coincidan con las propiedades tixotrópicas del tejido) de las articulaciones y los músculos, así como los parámetros, por ejemplo, de la prueba de Bunkie.

La aplicación cuidadosa de las fuerzas manuales en el sistema fascial condiciona y revierte los procesos de sobreproducción de colágeno, con lo que mejora la funcionalidad tisular y se optimizan los mecanismos de rehabilitación de las lesiones musculoesqueléticas (Martínez Rodríguez y Galán del Rio, 2015).

Sin embargo, cuando el atleta experimenta un estado de gran pretensión fascial local y general que se observa frecuentemente en un contexto deportivo, será necesario incluir técnicas de prevención y tratamiento destinadas específicamente a aumentar la elasticidad y la capacidad de deformación de las zonas fasciales rígidas (Schleip y Baker, 2015). Los programas de rehabilitación clásicos comprenden prácticas de estiramiento sin dolor y otras técnicas específicamente dirigidas al área restringida, como el masaje de fricción profundo, la técnica de Graston y el tratamiento de ondas de choque (Hammer, 2008; Sussmich-Leitch et al., 2012). Sin embargo, estas medidas pueden ser insuficientes. En este contexto, es evidente que es necesario aplicar fuerzas manuales idóneas en las áreas restringidas para restaurar y mejorar la capacidad del sistema fascial, así como absorber y disipar las cargas mecánicas repetitivas (Martínez Rodríguez y Galán del Rio, 2015).

En las lesiones miofasciales se forman muchas cicatrices (uniones cruzadas patológicas del colágeno) con un elevado riesgo de nuevas lesiones (Baoge et al., 2012). Esta zona cicatricial se forma debido a la adaptación del tejido lesionado a una carga multidireccional precoz. En medicina deportiva, es habitual tratar los tejidos cicatriciales con PRP (plasma rico en plaquetas) para acelerar el proceso de curación (Creaney y Hamilton, 2008). Sin embargo, la proliferación excesiva del tejido conectivo asociada a la liberación de diferentes factores de crecimiento puede alterar decisivamente el equilibrio adecuado de regeneración-fibrosis y la formación de cicatrices retráctiles, con lo que se producen deficiencias funcionales (Martínez Rodríguez y Galán del Rio, 2015). En este contexto (matriz con tensión elevada), se recomienda una terapia manual que se basa en la necesidad de conseguir la restauración del estado prelesivo del tejido lesionado, evitando la proliferación colágena excesiva (Martínez Rodríguez y Galán del Rio, 2015). Nuestro objetivo es facilitar que los tejidos pasen de un estado de tensión alta a otro de tensión menor. Se recomienda que los diferentes estímulos mecánicos se realicen manualmente de forma controlada (mecanotransducción manual dirigida), dado que esto provoca una normalización tensional a escala microscópica (rearmonización tensional entre el citoesqueleto y la MEC a través de integrinas receptoras) (Martínez Rodríguez y Galán del Rio, 2013).

Esta rearmonización debe posibilitar la normalización de la función celular y proporcionar la remodelación de la MEC a medio plazo (Martínez Rodríguez y Galán del Rio, 2013). Tozzie (2012) contribuyó a esta discusión afirmando que la terapia manual reduce las uniones cruzadas entre las fibras colágenas con la posibilidad de influir en los cambios estructurales de los tejidos fibróticos. Schleip (2003) confirmó los beneficios de las técnicas fasciales en los efectos neurofisiológicos (modulaciones a diferentes niveles del sistema nervioso) a través de la estimulación de los mecanorreceptores que responden a la presión y deformación manual. Se trata de un hallazgo importante, porque este método terapéutico directo puede facilitar el deslizamiento de los tejidos gracias al aumento de la hidratación (reacción vasomotora).

Las técnicas fasciales, con su enfoque de rehabilitación global, aumentan la capacidad de restructuración del colágeno antes de la ejecución de los ejercicios de fuerza y estiramiento. Este aumento está destinado a fomentar la disposición longitudinal de los ejes de tensión del colágeno y los fibroblastos; la aplicación de cargas excéntricas en las matrices deformables que presentan un número menor de uniones patológicas mejora la hidratación dentro de las interfaces fasciales. Esto tiene más sentido que efectuar una terapia de carga en las matrices rígidas con una escasa capacidad de deslizamiento entre las capas fasciales (Martínez Rodríguez y Galán del Rio, 2015).

Las lesiones miofasciales y la consiguiente pérdida de amplitud de movimiento (ADM) habitualmente se rehabilitan utilizando técnicas de estiramiento y movilización articular. Estas técnicas no tienen completamente en cuenta que la inmovilización tras una lesión y por dolor provoca la desorganización, deshidratación y pérdida de su capacidad de los tejidos conectivos que entran en la articulación (ligamentos, cápsula, periostio).

Además, el deslizamiento (entre las capas de las fascias), la traslación y la capacidad rotacional (de las superficies articulares) se ven significativamente reducidos. Por ello, podría ser beneficiosa la aplicación de técnicas de tejidos blandos que influyen en el sistema periarticular (técnica para tejidos cicatriciales, masaje tisular profundo, fricciones profundas, técnicas neuromusculares) para inducir la rehidratación de la sustancia básica (reacción tixotrópica) y romper las uniones patológicas antes de cualquier movilización articular directa y la posterior carga progresiva.

La rigidez en los tejidos miofasciales periarticulares puede alterar la regulación del tono muscular, influir negativamente en los protocolos para el fortalecimiento muscular y modificar la reeducación propioceptiva (el tejido fascial es un sustrato de la propiocepción) y el entrenamiento para la restauración de los movimientos basados en deportes (Stecco *et al.*, 2007; van der Wal, 2009; Martínez Rodríguez y Galán del Rio, 2015). Los mecanorreceptores son muy sensibles a mínimas variaciones de la tensión que se reflejan a lo largo de todo el entramado fascial. Si este detector sensible a la deformación se rompe por una lesión y la posterior desorganización y rigidez del tejido lesionado, también se ve amenazada su capacidad de responder a la tracción, torsión o compresión con una adaptación. Martínez Rodríguez y Galán del Rio (2015) hacen hincapié en la importancia de las técnicas estructurales manuales para normalizar el mecanismo de estimulación de los mecanorreceptores (lo que permite una respuesta matriz eficaz) y fomentar la redistribución y la remodelación de la arquitectura, antes y durante el fortalecimiento, la carga y las sesiones de entrenamiento propioceptivo. Estas técnicas son no invasivas y eficaces, incluso en zonas fasciales remotas al dolor con la capacidad de modificar la MEC y restaurar el deslizamiento (Stecco y Day, 2010).

McGlone *et al.* (2014) han encontrado una correlación interesante entre el ser humano y otros primates en las denominadas "fibras C táctiles" que se encuentran en la fascia superficial (neuronas intersticiales presentes en donde habría piel peluda, que en la evolución se asocia con el comportamiento de aseo). Cuando se estimulan, estas neuronas interfasciales no señalizan ninguna información propioceptiva (y el cerebro no puede localizar el origen regional de la estimulación); sin embargo, desencadenan una activación en la corteza insular que se expresa como sensación de bienestar tranquilo y pertenencia social (McGlone *et al.*, 2014). Una vez más, esto apoya el uso de las técnicas de terapia manual y el masaje terapéutico.

Estiramientos

Lederman (2013) afirma que para influir en la adaptación de la ADM, la intensidad y la duración de la actividad física han de llevar a una sobrecarga (más allá del nivel actual). A menudo, estos umbrales se sitúan muy por encima de los niveles experimentados durante las actividades diarias funcionales (Muijka y Padilla, 2001; Arampatizis *et al.*, 2010). Katalinic *et al.* (2010) llegaron a la conclusión de que el estiramiento clínico (incluyendo el pasivo y el activo) no estimulaba la adaptación de la ADM, debido al hecho de que muchos métodos de estiramiento clínico no proporcionan la fuerza necesaria o se realizan demasiado rápido. Lederman (2013) recomienda pasar a métodos más funcionales que integren la ADM en las tareas diarias normales.

Bibliografía

Arampatizis, A., Peper, A., Bierbaum, S., y Albracht, K. (2010), "Plasticity of human Achilles tendon mechanical and morphological properties in response to cyclic strain", *Journal of Biomechanics*, 43(6): 3073-3079.

Baoge, L., Van den Steen, E., Rimbaut, S., Philips, N., Witvrouw, E., Almqvist, K., Vandersraeten, G., y Vanden Bossche, L. (2012), "Treatment of skeletal muscle injury: a review", *ISRN Orthopaedics 2012*: 1-7.

Barker, P. J., Briggs, C. A., y Bogeski, G. (2004), "Tensile transmission across the lumbar fasciae in unembalmed cadavers: effects of tension to various muscular insertions", *Spine*, 29(2): 129-138.

Bhattacharya, V., Barooah, P., Nag,T., Chaudhuri, G., y Bhattacharya, S. (2010), "Detail microscopic analysis of deep fascia of lower limb and its surgical implication". *Indian Journal of Plastic Surgery*, 43(2): 135.

Brumitt, J. (2009) "A new functional test promoted to measure core strength", *NCSA's Performance Training Journal*, 8(3): 15-16.

Carvalhais, V. O. D., Ocarino, J. M., Araujo, V. L., Souza, T. R., Silva, P. L., y Fonseca, S. T. (2013): "Myofascial force transmission between the latissimus dorsi and gluteus major muscles: an in vivo experiment", *Journal of Biomechanics*, 46: 1003-1007.

Chaitow, L. (2007), *Positional Release Techniques*, Edimburgo: Churchill Livingstone.

Chaitow, L. (2013) "Understanding mechanotransduction and biotensegrity from an adaptation perspective", *Journal of Bodywork and Movement Therapies*, 17: 141-142.

Creaney, L., y Hamilton, B. (2008), "Growth factor delivery methods in the management of sports injuries: the state of play", *British Journal of Sports Medicine*, 42(5): 314-320.

Cusi, M. F. (2010), "Paradigm for assessment and treatment of SIJ mechanical dysfunction". *Journal of Bodywork and Movement Therapies*, 14: 152-161.

De Witt, B., y Venter, R. (2009), "The 'Bunkie' test: assessing functional strength to restore function through fascia manipulation", *Journal of Bodywork and Movement Therapies*, 13: 81-88.

Fairweather, R. y Mari, M. (2015), *Massage Fusion*, Edimburgo: Handspring.

Findley, T. W. (2011). "Fascia research from a clinician/ scientist's perspective", *International Journal of Therapeutic Massage and Bodywork*, 4(4): 1-6.

Hammer, W. I. (2008), "The effect of mechanical load on degenerated soft tissue", *Journal of Bodywork and Movement Therapies*, 12(3): 245-256.

Huijing, P. A. (2007), "Epimuscular myofascial force transmission between antagonistic and synergistic muscles can explain movement limitation in spastic paresis", *Journal of Electromiographical Kinesiology*, 17(6): 708-724.

Ingber, D. E. (1993), "Cellular tensegrity: defining new rules of biological design that govern the cytoskeleton", *Journal of Cellular Science*, 104(3): 613-627.

Järvinen, T. A. H., Józsa, L., Kannus, P., Järvinen, T. L. N., y Järvinen, M. (2002), "Organization and distribution of intramuscular connective tissue in normal and immobilized skeletal muscles", *Journal of Muscle Research and Cell Motility*, 23: 245-254.

Kassolik, K., Jaskólska, A., Kisiel-Sajewicz, K., Marusiak, J., Kawczyn´ski, A., y Jaskólski, A. (2009), "Tensegridad principle in massage demonstrated by electro- and mechanomiography", *Journal of Bodywork and Movement Therapies*, 13: 164-170.

Katalinic, O. M., Harvey, L. A., Herbert, R. D. (2010), "Stretch for the treatment and prevention of contractures", *Cochrane Database Systematic Review* 8(9): CD007455.

Khan, K. M., y Scott, A. (2009), "Mechanotherapy: how physical therapists' prescription of exercise promotes tissue repair", *British Journal of Sports Medicine*, 43: 247-252.

Kjaer, M., Langberg, H., Heinemeier, K., Bayer, M. L., Hanse, M., Holm, L., Doessing, S., Kongsgaard, M., Krogsgaard, M. R., y Magnusson, S. P. (2009), "From mechanical loading to collagen synthesis, structural changes and function in human tendon", *Scandinavian Journal of Medical Sports Science*, 19(4): 500-510.

Klinger, W., y Schliep, R. (2015), "Fascia as a bodywide tensional network: anatomy, biomechanics and physiology", en Schleip, R., y Baker, A., *Fascia in Sport and Movement*, Edimburgo: Handspring.

Lederman, E. (2013), *Therapeutic Stretch: Towards a Functional Approach*, Londres: Elsevier.

Maas, H., y Sandercock, T. G. (2010), "Force transmission between synergistic skeletal muscles through connective tissue linkages", *Journal of Biomedicine and Biotechnology*, 2010: 1-9.

Martínez Rodríguez, R., y Galán del Río, F. (2013), "Mechanistic basis of manual therapy in myofascial injuries: sonoelastographic evolution control", *Journal of Bodywork and Movement Therapies*, 17(2): 221-234.

Martínez Rodríguez, R., y Galán del Río, F. (2015). "Understanding mechano-adaptation of fascial tissues: application to sports medicine", en Schleip, R. y Baker, A., *Fascia in Sport and Movement*, Edimburgo: Handspring.

McGlone, F., Wessberg, J., y Olausson, H. (2014), "Discriminative and affective touch: sensing and feeling", *Neuron*, 82(4): 737-755.

Muijka, M., y Padilla, S. (2001), "Muscular characteristics of detraining in humans", *Medical Science in Sports and Exercise*, 333: 1297-1303.

Myers, T. W. (1997). "The 'anatomical trains': part 2", *Journal of Bodywork and Movement Therapies*, 1(3): 134-145.

Myers, T. W. (2001), *Anatomical trains*, Edimburgo: Churchill Livingstone.

Myers, T. W. (2009), *Anatomical trains: Myofascial Meridians for Manual and Movement Therapists*, Edimburgo: Churchill Livingstone.

Pollack, G. H. (2013), *The Fourth Phase of Water: Beyond Solid, Liquid and Vapor*, Seattle, Washington: Ebner and Sons.

Purslow, P. (2010), "Muscle fascia and force transmission". *Journal of Bodywork and Movement Therapies*, 14: 411-417.

Reed, R. K., y Rubin, K. (2010), "Transcapillary exchange: role and importance of the interstitial fluid pressure and the extracellular matrix", *Cardiovascular Research*, 87(2): 211-217.

Ronai, S. (2015), "Bunkie Test", *Strength and Conditioning Journal*, 37(3): 89-92.

Schleip, R. (2003), "Fascial plasticity—a new neurobiological explanation: parts I and II", *Journal of Bodywork and Movement Therapies*, 7(1): 11-19.

Schleip, R., y Baker, A. (2015), *Fascia in Sport and Movement*, Edimburgo: Handspring.

Schleip, R., Duerselen, L., Vleeming, A., Naylor, I. L., Lehmann-Horn, F., Zorn, A., Jaeger, H., y Klingler, W. (2012), "Strain hardening of fascia: static stretch of dense fibrous connective tissues can induce a temporary stiffness increase accompanied by enhanced matrix hydration", *Journal of Bodywork and Movement Therapies*, 16(1): 94-100.

Schleip, R., Naylor, I. L., Ursu, D., Melzer, W., Zorn, A., Wilke H. J., Lehmann-Horn, F., y Klingler, W. (2006). "Passive muscle stiffness may be influenced by active contractility of intramuscular connective tissue", *Medical Hypotheses*, 66(1): 66-71.

Schultz, R., y Feitis, R. (1996), *The Endless Web*, Berkeley, California: North Atlantic Books.

Stecco, A, Gilliar, W., Hill, R., Fullerton, B., y Stecco, C. (2013), "The anatomical and functional relation between gluteus major and fascia latae". *Journal of Bodywork and Movement Therapies*, 17(4): 512-517.

Stecco, C., Cagey, O., Belloni, A., Pozzuoli, A., Porzionato, A., Macchi, V., Aldergheri, R., DeCaro, R., y Delmas, V. (2007) "Anatomy of the deep fascia of the upper limb—second part: study of innervations", *Morphologie*, 91(292): 38-43.

Stecco, C., y Day, J. A. (2010), "The fascial manipulation technique and its biomechanical model: a guide to the human fascial system", *International Journal of Therapeutic Massage and Bodywork*, 3(1): 38-40.

Stecco, C., Stern, R., Porzionato, A., Macchi, V., Masiero, S., Stecco, A., y De Caro, R. (2011), "Hyaluronan within fascia in the etiology of myofascial pain". *Surgery of Radiological Anatomy*, 33(10): 891-896.

Sussmich-Leitch, S. P., Collins, N. J., Bialocerkowski, A. E., Warden, S. J., y Crossley, K. M. (2012), "Physical therapies for Achilles tendinopathy: systematic review and meta-analysis". *Journal of Foot and Ankle Research*, 5(15): 1146-1162.

Tozzie, P. (2012), "Selected fascial aspects of osteopathic practice". *Journal of Bodywork Movement Therapies*, 16(4): 503-519.

van der Wal, J. (2009), "The architecture of the connective tissue in the musculoskeletal system: an often overlooked functional parameter as to proprioception in the locomotor apparatus", *International Journal of Therapeutic Massage and Bodywork*, 2(4): 9-23.

van Wingerden, J. P., Vleeming, A., Buyruk, H. M., y Raissadat, K. (2004), "Stabilisation of the sacroiliac joint in vivo: verification of muscular contribution to force closure of the pelvis". *European Spine Journal*, 13:199-205.

Vleeming. A., Pool-Goudzwaard, A. L., Stoeckart, R., van Wingerden, J. P., y Snijders, C. J. (1995), "The posterior layer of the thoracolumbar fascia: its function in load transfer from spine to legs", *Spine*, 20(7): 753-758.

Vleeming, A., Schuenke, M. D., Masi, A.T., Carreiro, J.E., Danneels, L., y Willard, F. H. (2012), "The sacroiliac joint: an overview of its anatomy, function and potential clinical implications", *Journal of Anatomy*, 221(6): 537-567.

Willard, F. H., Vleeming, A., Schuenke, M. D., Danneels, L., y Schleip, R. (2012), "Thoracolumbar fascia: anatomy, function and clinical considerations", *Journal of Anatomy*, 22(6): 507-536.

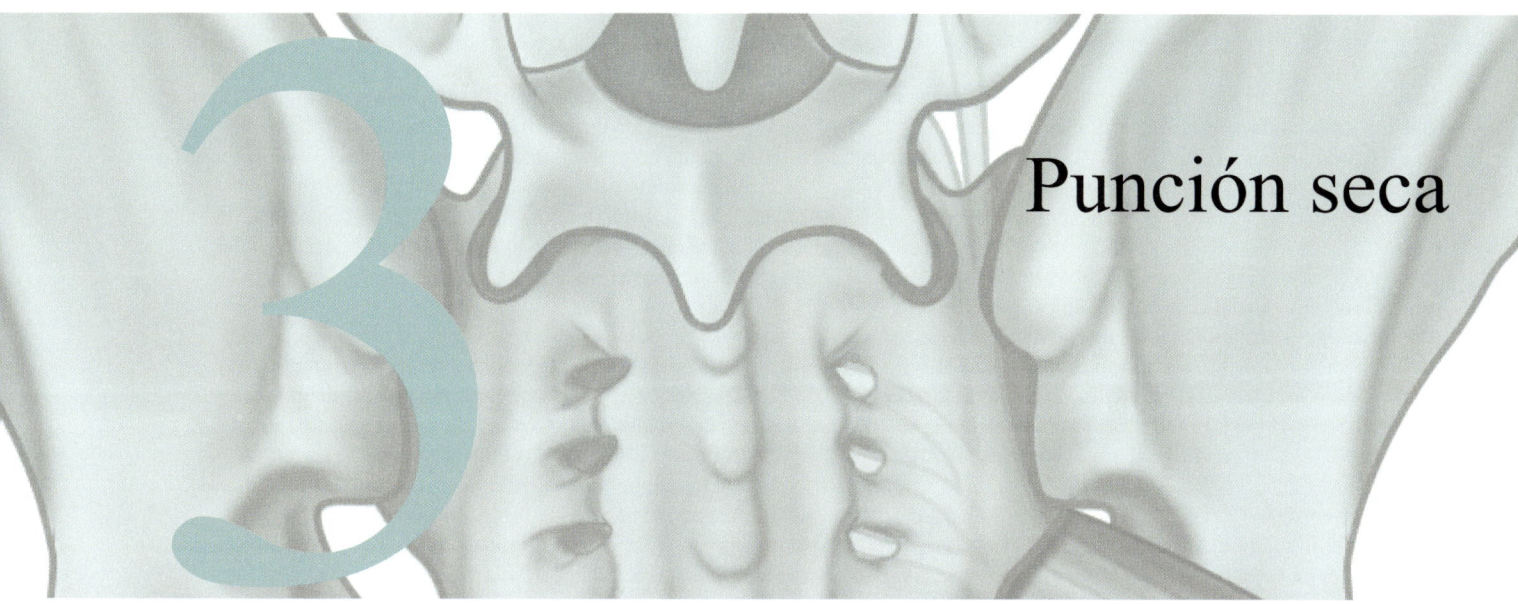

Punción seca

He querido añadir unos comentarios breves sobre la punción seca (PS), porque actualmente muchos terapeutas la aplican como medio coadyuvante de sus técnicas manuales (siempre y cuando caiga dentro del ámbito de su competencia en la práctica clínica). La punción de los puntos gatillo (PSPG) es un procedimiento invasivo en el que se introduce una aguja de acupuntura (aguja fina filiforme de diámetro reducido) en la piel y se dirige hacia un punto gatillo (PG) miofascial, con lo que se genera una interacción única entre la aguja y el tejido conectivo (Langevin *et al.*, 2001).

La PS es una técnica de tratamiento habitual en la fisioterapia manual ortopédica (Dommerholt, 2011). Pese a que existen diversos métodos de PS, desde el punto de vista de la ciencia del dolor, la técnica más común y mejor sustentada es la dirigida a los PG miofasciales: los puntos gatillo son fuente constante de entradas nociceptivas periféricas[1] que dan lugar a una sensibilización periférica y central. La PS no solo revierte algunos aspectos de la sensibilización central, sino que también reduce el dolor local y el referido, mejora el rango de movimiento y los patrones de activación muscular y modifica el entorno químico de los puntos gatillo (Dommerholt, 2011).

Simons *et al.* (1999) definen el PG del siguiente modo:

> *Es un punto hiperirritable en una banda tensa de un músculo esquelético que duele con la compresión, el estiramiento, la sobrecarga o la contracción del tejido que habitualmente responde con un dolor referido percibido a distancia del punto en cuestión.*

Los PG constituyen una de las patologías álgicas musculoesqueléticas más frecuentes (Hidalgo-Lozano *et al.*, 2010; Bron *et al.*, 2011), así como una fuente regular de entradas (*inputs*) nociceptivas (Ge y Arendt-Nielsen, 2011),

que influyen en los patrones de activación muscular, dando lugar a una falta de coordinación y equilibrio muscular (Lucas *et al.*, 2010). Es necesario eliminar esta entrada periférica para restaurar la coordinación y el equilibrio que se han perdido.

Una de las características más distintivas de los PG es que se localizan en las bandas tensas (contractura dentro de algunas fibras musculares, independiente de la actividad electrogénica) y no implican a todo el músculo (Simons y Mense, 1998: Chen *et al.*, 2007: Rha *et al.*, 2011). Se considera que estas bandas tensas son el producto de una sobrecarga muscular local, a causa de un exceso de carga excéntrica o concéntrica, cuando el músculo es incapaz de responder adecuadamente a esta carga, lo que puede llevar a una crisis energética local (Gerwin, 2008: Mense y Gerwin, 2010). Asimismo, se ha visto que las contracciones submáximas en cuello y hombros (músculos trapecios superiores) en trabajadores de oficina generan PG (Treaster *et al.*, 2006; Hoyle *et al.*, 2011).

El pH justo alrededor del PG es lo suficientemente bajo (por debajo de cinco) para estimular los nociceptores (Gautam *et al.*, 2010). Por ello, el músculo responde a estímulos como una presión leve y un movimiento muscular, lo que desencadena un dolor referido (Dommerholt y Fernández-de-las-Peñas, 2013).

Los PG miofasciales son una molestia musculoesquelética común (Hidalgo-Lozano *et al.*, 2010; Bron *et al.*, 2011), que se puede manifestar con o sin una patología subyacente (Freeman *et al.*, 2009). Los PG activos proyectan el dolor localmente o a cualquier otra localización en el cuerpo a lo largo de las vías nerviosas. A menudo se detecta una respuesta de espasmo local (Rha *et al.*, 2011).

---

1. Capacidad del organismo de sentir o percibir un daño potencial.

En principio, los PG latentes no proyectan activamente el dolor, pero lo pueden hacer cuando se aplica presión o tensión en la estructura miofascial que contiene el PG. Estos PG latentes causan alodinia[2] en el PG e hiperalgesia[3] alejada del PG tras aplicar la presión (Ge *et al.*, 2008; Ge and Arendt-Nielsen, 2011).

Muchos fisioterapeutas y otros clínicos han adoptado un método moderno de control del dolor. Por ello, en la exploración, la evaluación y las intervenciones terapéuticas de los pacientes que presentan molestias álgicas han incorporado los ejercicios graduales, la restauración del movimiento y la postura (Nijs *et al.*, 2010; Hodges y Tucker, 2011; Dommerholt y Fernández de las Peñas, 2013).

Dommerholt y Fernández de las Peñas (2013) plantearon la pregunta en cuanto a si los métodos de movimiento por sí solos son suficientes para tratar los estados de dolor persistente sin que se hayan eliminado las entradas nociceptivas periféricas. Mosely (2003, 2012) afirma que el dolor se produce en el cerebro cuando el cuerpo percibe un peligro, y que el cerebro necesita una acción para eliminar ese dolor. Por ello, no puede plantearse el efecto deseado de la PS para reducir el dolor si no se tiene en cuenta el modelo biopsicosocial (Gerwin y Dommerholt, 2006), sobre todo en el caso de patologías de dolor persistente (Melzack, 2001; Ge y Arendt-Nielsen, 2011) y de patrones de movimiento anormal (Lucas *et al.*, 2004, 2010).

En los últimos años, se han realizado numerosas investigaciones científicas sobre el mecanismo a través del cual la acupuntura puede reducir el dolor. Estas investigaciones han mostrado posibles efectos analgésicos debido a respuestas corticales en las regiones somatosensoriales, límbicas, de los ganglios basales, del tronco encefálico y del cerebelo, lo que indica que la acupuntura puede modificar el dolor a través de mecanismos neuromoduladores (Huang *et al.*, 2012; McGrath y White, 2015). Napadow *et al.* (2007) mostraron que el escaneo durante la punción evidenció una activación del hipotálamo y una desactivación de la amígdala (ambos implicados en el procesamiento del dolor). Cuando tratamos a pacientes o atletas, es imprescindible saber explicar correctamente lo que estamos haciendo; hay que evitar responsabilizar exclusivamente la patología muscular local del dolor persistente (Nijs *et al.*, 2010; Puentedura y Louw, 2012).

Durante la PSPG, la aguja penetra en la piel y pasa a través de la fascia superficial y profunda (Langevin y Huijing, 2009; Findley, 2012). Si se gira o rota la aguja una vez insertada, se traccionan los haces colágenos que se juntan desde la periferia, provocando que este tejido conectivo envuelva la varilla de la aguja (Langevin *et al.*, 2002) (véase Figura 3.1). Esto se sigue de un tipo de estiramiento tisular interno localizado sostenido y considerable cuando se dejan las agujas *in situ* para fomentar dicho estiramiento, y se

puede provocar un movimiento en las capas fasciales varios centímetros alejadas de la aguja (Langevin *et al.*, 2004). Si aumentamos los giros o rotaciones también fomentamos un incremento de la medida de desplazamiento tisular durante la subsiguiente rotación axial de la aguja (Langevin *et al.*, 2004), dando lugar a una relajación viscoelástica, un aplanamiento de los fibroblastos y una remodelación del citoesqueleto (Langevin *et al.*, 2011).

Asimismo, en este contexto es importante destacar que debemos asegurarnos que conocemos exactamente las directrices actuales de seguridad en el trabajo (por ejemplo, cuándo y cómo efectuar una punción en el tórax), las contraindicaciones, las consideraciones anatómicas (situación de pulmones, arterias y nervios), las medidas higiénicas, el uso de guantes y las normas de desechado de agujas. También es imprescindible tener una noción fundamentada de la anatomía antes de empezar una formación para la PS.

Para más información, recomiendo encarecidamente la obra *Trigger Point Dry Needling: An Evidence and Clinical-Based Approach* (Dommerholt y Fernández de las Peñas, 2013).

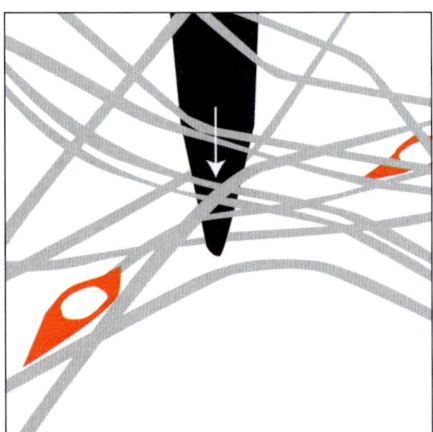

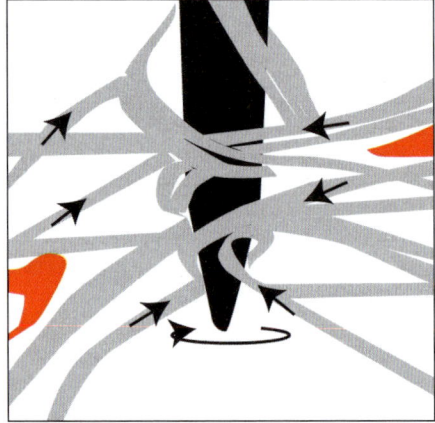

Figura 3.1: Efecto de winding-up al hacer girar una aguja.

---

2. Alodinia es un dolor debido a un estímulo que normalmente no causa dolor.

3. La hiperalgesia es un aumento de la sensibilidad al dolor que puede deberse a una lesión de los nociceptores o nervios periféricos.

Bibliografía

Bron, C., Dommerholtz, J., y Stegenga, B. (2011), "High prevalence of shoulder girdle muscles with myofascial trigger points in patients with shoulder pain", *BMC Medicine*, 9: 8.

Chen, Q., Bensamoun, S., Basford, J. R., Thompson, J. N., y An, K. N. (2007), "Identification and quantification of myofascial taut bands with magnetic resonance elastography", *Archives of Physical Medicine and Rehabilitation*, 88(12): 1658-1661.

Dommerholt, J. (2011) Dry "Needling: peripheral and central considerations", *Journal of Manipulative Therapy*, 19(4): 223-227.

Dommerholt, J. y Fernández de las Peñas, C. (2013), *Trigger Point Dry Needling: An Evidence and Clinical Based Approach*, Oxford: Churchill Livingstone.

Findley, T. W. (2012), "Fascia science and clinical applications: a clinician/researcher's perspectives", *Journal of Bodywork and Movement Therapies*, 16(4): 67-75.

Freeman, M. D., Nystrom, A., y Centeno, C. (2009), "Chronic whiplash and central sensitisation; an evaluation of the role of a myofascial trigger point in pain modulation", *Journal of Brachial Plexus and Peripheral Nerve Injury*, 4(1): 2.

Gautam, M., Benson, C. J., y Sluka, K.A. (2010), "Increased response of muscle sensory neurons to decreases in pH after muscle inflammation", *Neuroscience*, 170: 893-900.

Ge, H. Y., y Arendt-Nielsen, L. (2011), "Latent myofascial trigger points. Current Pain and Headache Reports", 15(5): 386-392.

Ge, H.Y., Zhang, Y., Boudreau, S., Yue, S. W., Arendt Nielsen, L. (2008), "Induction of muscle cramps by nociceptive stimulation of latent myofascial trigger points", *Experimental Brain Research*, 187(4): 623-629.

Gerwin, R. D. (2008), "The taut band and other mysteries of the trigger point: an examination of the mechanisms relevant to the development and maintenance of the trigger point", *Journal of Musculoskeletal Pain*, 16: 115-121.

Gerwin, R. D., y Dommerholt, J. (2006), "Treatment of myofascial pain syndromes", en Boswell, M. V., y Cole, B. E. (eds.) *Weiner's Pain Management, a Practical Guide for Clinicians*, Boca Raton, Florida: CRC Press.

Hidalgo-Lozano, A., Fernández de las Peñas, C., Alonso Blanco, C., Ge, H. Y., Arendt Nielsen, L., y Arroyo Morales, M. (2010), "Muscle trigger points and pressure pain hyperalgesia in the shoulder muscles in patients with unilateral shoulder impingement: a blinded, controlled study". *Experimental Brain Research*, 202: 915-925.

Hodges, P. W., y Tucker, K. (2011), "Moving differently in pain: a new theory to explain the adaptation of pain", *Pain*, 152(3): S90-S98.

Hoyle, J. A., Marras, W. S., Sheedy, J. E., y Hart, D. E. (2011) "Effects of postural and visual stressors on myofascial trigger point development and motor unit rotation during computer work", *Journal of Electromiography and Kinesiology*, 21(1): 41-48.

Huang, W., Pach, D., Napadow, V., Park, K., Long, X., Neurmann, J., Maeda, Y., Nierhaus, T., Liang, F., y Witt, C. M. (2012), "Characterising acupuncture stimuli using brain imaging with FMR: a systematic review and meta-analysis of the literature", *Deutsche Zeitschrift für Akupunktur*, 55(3): 26-28.

Langevin, H. M., Bouffard, N. A., y Fox, J. R. (2011), "Fibroblast cytoskeletal remodeling contributes to connective tissue tension", *Journal of Cellular Physiology*, 226: 1166-1175.

Langevin, H. M., Churchill, D. L., y Cipolla, M. J. (2001), "Mechanical signaling through connective tissue: a mechanism for the therapeutic effect of acupuncture", *FASEB Journal*, 15(12): 2275-2282.

Langevin, H. M., Churchill, D. L., y Wu, J. (2002), "Evidence of connective tissue involvement in acupuncture", *FASEB Journal*, 16: 872-874.

Langevin, H. M., y Huijing, P. A. (2009), "Communicating about fascia: history, pitfalls, and recommendations", *International Journal of Therapeutic Massage and Bodywork*, 2: 3-8.

Langevin, H. M., Konofagou, E. E., y Badger, G. J. (2004) "Tissue displacements during acupuncture using ultrasound elastography techniques", *Ultrasound Medical Biology*, 30: 1173-1183.

Lucas, K. R., Polus, B. I., y Rich, P. S. (2004), "Latent myofascial trigger points: their effects on muscle activation and movement efficiency", *Journal of Bodywork and Movement Therapies*, 8(3): 160-166.

Lucas, K. R., Rich, P. A. y Polus, B. I. (2010), "Muscle activation patterns in the scapular positioning muscles during loaded scapular plane elevation: the effects of latent myofascial trigger points". *Clinical Biomechanics*, 25: 765-770.

McGrath, S., y White, P. (2015), *The Role of Acupuncture in Neuropathic Pain Management: An Extended Literature Review*, Unpublished MSc Literature Review, University of Southampton.

Melzack, R. (2001), "Pain and the neuromatrix in the brain", *Journal of Dental Education*, 65(12): 1378-1382.

Mense, S., y Gerwin, R. D. (2010), *Muscle Pain: Understanding the Mechanisms*, Berlín: SpringerVerlag.

Moseley, G. L. (2003), "A pain neuromatrix approach to patients with chronic pain", *Manual Therapy* 8(3): 130-140.

Moseley, G. L. (2012), "Teaching people about pain: why do we keep beating around the bush?", *Pain Management*, 2(1): 1-3.

Napadow, V., Kettner, N., Lui, J., Li, M., Kwong, K.K., Vangel, M., Makris, N., Audette, J., y Hui, K. K. (2007), "Hypothalamus and amygdala response to acupuncture stimuli in carpal tunnel syndrome", *Pain*, 130(3): 254-266.

Nijs, J., van Houdenhove, B., y Oostendorp, R. A. (2010), "Recognition of central sensitisation in patients with musculoskeletal pain: application of pain neurophysiology in manual therapy practice", *Manual Therapy*, 15(2): 135-141.

Puentedura, E. L., y Louw, A. (2012), "A neuroscience approach to managing athletes with low back pain". *Physical Therapy in Sport*, 13(3): 123-133.

Rha, D. W., Shin, J. C., Kim, Y. K., Jung, J. H., Kim, Y. U., y Lee, S. C. (2011). "Detecting local twitch responses of myofascial trigger points in the lower back muscles using ultrasonography". *Archives of Physical Medicine and Rehabilitation*, 92(10): 1576-1580.

Simons, D. G., y Mense, S. (1998), *Understanding and measurement of muscle tone as related to clinical muscle pain*, Pain, 75(1): 1-17.

Simons, D. G., Travell, J. G., y Simons, L. S., (1999), *Myofascial Pain and Dysfunction: The Trigger Point Manual*, Baltimore: Williams and Wilkins.

Treaster, D., Marras, W. S., Burr, D., Sheedy, J., y Hart, D. (2006). "Myofascial trigger point development form visual and postural stressors during computer work", *Journal of Electromiography and Kinesiology*, 16(2):115-124.

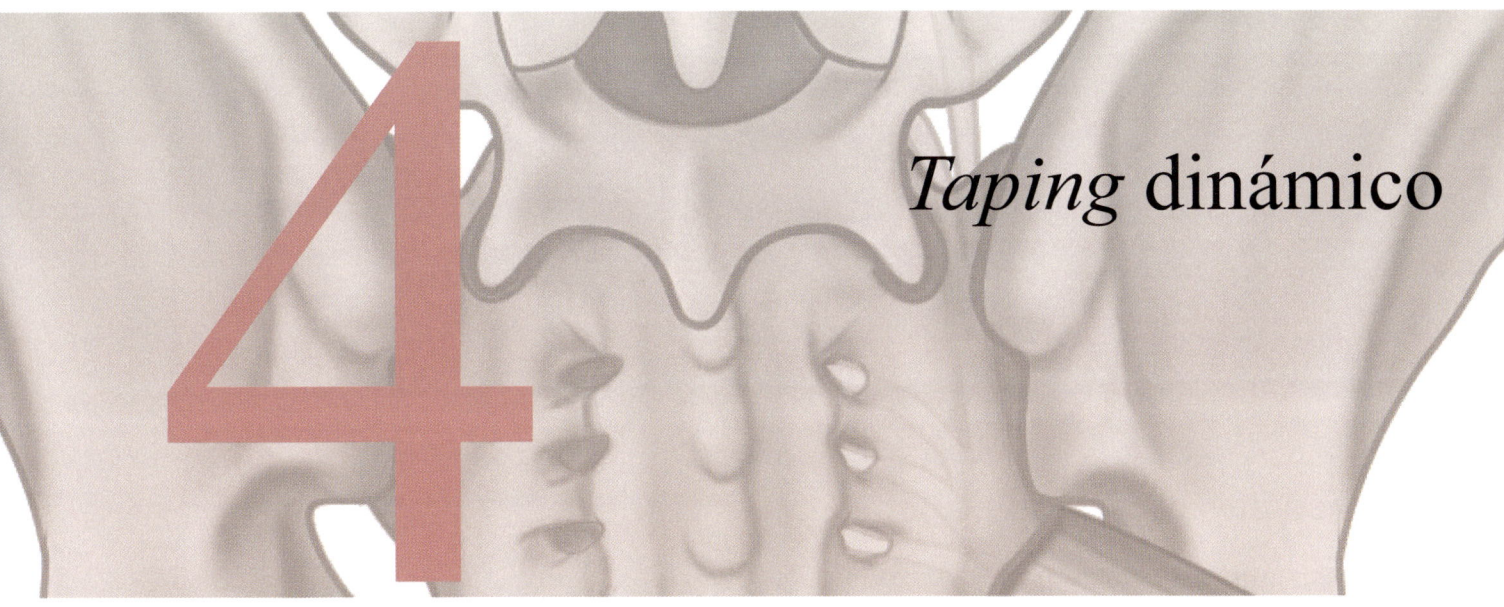

Taping dinámico

Este texto ha sido redactado y cedido amablemente por Ryan Kendrick, Dynamic Tape®.

Tradicionalmente, los métodos de *taping* tenían por objetivo modificar los patrones del movimiento (artrocinemática) o generar movimientos accesorios (a través de la realización de un movimiento fisiológico), por ejemplo:

- Restricción de la flexión e inversión plantar para controlar o prevenir un esguince lateral del tobillo (Tregouet *et al*., 2013).
- Resistencia a la traslación lateral de la rótula para el control del síndrome de dolor femororrotuliano (McConnell, 1996; Lee y Cho, 2013).
- Método de Mulligan (Mau y Baker, 2014; Yoon *et al*., 2014).

La corroboración en la bibliografía depende de numerosos factores (región corporal, técnica, patología clínica, estado patológico, parámetros). Se dispone de una evidencia moderada (O'Sullivan *et al*., 2008; Franettovich *et al*., 2010; Maguire *et al*., 2010; Lee y Cho, 2013; Tregouet *et al*., 2013; Shaheen *et al*., 2014) que corrobora la función de los *tapes* (vendajes) rígidos cuando se trata de una modificación electromiográfica (EMG) y de la restricción de la amplitud de movimiento (ADM). En esta última época, han surgido datos que corroboran el uso de vendas elásticas y *tapes* kinesiológicos (Cornwall *et al*., 2013; Song *et al*., 2014).

En una serie de estudios (Vicenzino *et al*., 1997; Harradine *et al*., 2001; Noland y Kennedy, 2009), se ha investigado la integridad del *taping* rígido (fatiga del *tape*) después del ejercicio. Se ha constatado que las mejoras inmediatas obtenidas tras el *taping* se reducían significativamente después del ejercicio. Más recientemente, se ha observado que el *tape* elástico da resultados ligeramente más favorables; sin embargo, esta evidencia es relativamente débil (Abian-Vicen *et al*., 2009).

Objetivos del *taping* dinámico

El objetivo del *taping* dinámico es reducir la demanda excéntrica en la unidad musculotendinosa (unidad MT). Efectuar el *taping* de una manera específica genera una desaceleración de la fuerza y almacena potencial elástico una vez completada la desaceleración. El inicio del acortamiento de la fibra devuelve la energía a la cadena cinética ayudando a la transición en el ciclo concéntrico.

El objetivo de las técnicas es proporcionar:

- Un efecto mecánico potente sin limitar la ADM.
- Una desaceleración y, por ello, la absorción de la carga a lo largo del rango.
- Una modificación en el trabajo del músculo (asistencia activa, resistencia frente a la gravedad) sin afectar la ADM.
- Una modificación de los patrones de movimiento, la introducción de movimientos accesorios (similar a las técnicas de Mulligan o de McConnell), utilizando la fuerza de retroceso potente del *tape* sin limitar la ADM.
- Un mantenimiento de estos efectos (durante varios días) después de ejercicios significativos (reducción de la fatiga del *tape*).
- Una potencial reducción en el dolor.
- Un efecto potencial en el control motor y los sistemas propioceptivos y linfáticos.

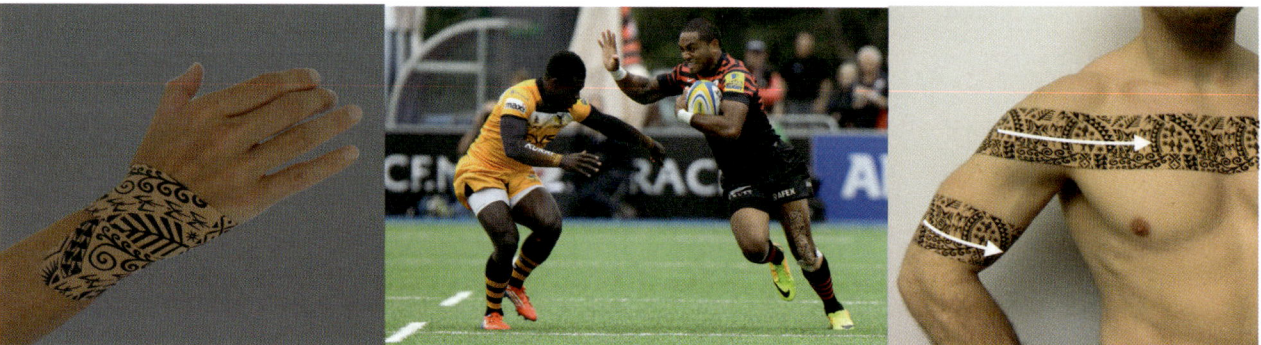

Figura 4.1: Ejemplos de los diferentes beneficios del taping *dinámico.*

Propiedades del Dynamic Tape®

- *Four-way stretching* (*tape* de máxima elasticidad): evita la limitación del movimiento durante tareas complejas, especialmente al colocar el *tape* en espiral alrededor de las extremidades, cruzar múltiples articulaciones o con el *taping* a lo largo de la línea media; la aplicación de *tapes* que se cruzan entre sí no reducirá el efecto de retroceso ni limitará la ADM; reduce la tracción cutánea (y, por tanto, la formación de ampollas); tiene en cuenta la pennación de los músculos y permite imitar la acción muscular o proporciona simultáneamente una fuerza multidireccional.
- *Resistencia potente y retroceso:* desaceleración significativa y asistencia activa; el Powerband™ puede configurarse laminando dos o más capas entre sí antes de la aplicación.
- *Elevado grado de estiramiento sin punto final rígido:* aplicado con cierta resistencia cuando el músculo está acortado, creando tensión conforme se produce la elongación; debe ser capaz de estirarse dos veces su longitud original sin un punto final rígido.
- *Reduce la carga:* cuando el *tape* se estira rápidamente, se proporciona más resistencia; la aplicación correcta redunda en la ausencia de fatiga del *tape*, menos efectos adversos y un tiempo más prolongado de uso.

Principios biomecánicos

Palancas

Existen tres clases de palancas: primera, segunda y tercera clase. La clase de palanca viene determinada por la orientación de la resistencia y el esfuerzo en relación con el fulcro (véanse Figuras 4.2-4.4).

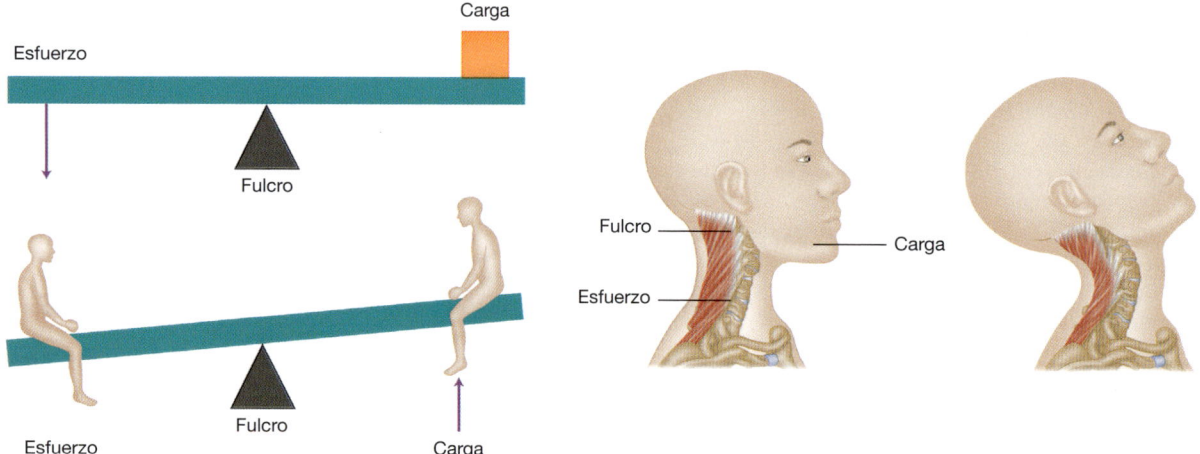

Figura 4.2: Palanca de primera clase. La posición relativa de los componentes es carga-fulcro-esfuerzo. Los ejemplos son un balancín o una tijera. En el cuerpo, un ejemplo es la capacidad para extender la cabeza y el cuello, es decir, las estructuras fasciales son la carga; la articulación atlantooccipital, el fulcro, y los músculos posteriores de la nuca aportan el esfuerzo.

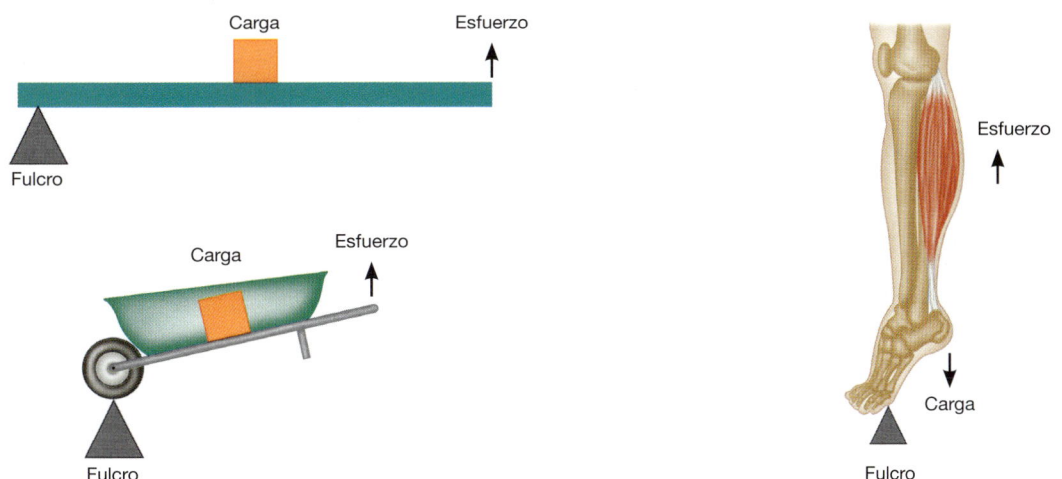

Figura 4.3: Palanca de segunda clase. La posición relativa de los componentes es fulcro-carga-esfuerzo. El mejor ejemplo es una carretilla. En el cuerpo, un ejemplo es la capacidad para levantar los talones del suelo en bipedestación; es decir, el metatarso o la bola del pie es el fulcro; el peso corporal, la carga, y los músculos de la pantorrilla aportan el esfuerzo. En las palancas de segunda clase, se sacrifican la velocidad y el rango del movimiento en pro de la potencia.

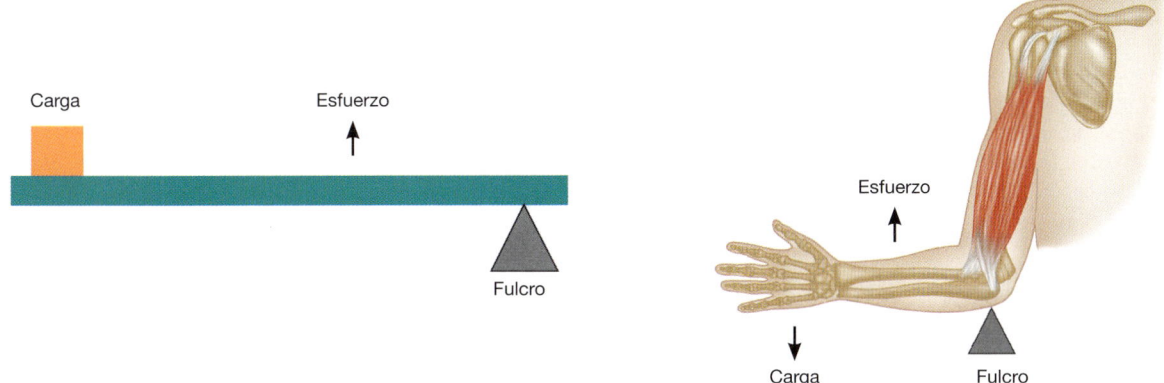

Figura 4.4: Palanca de tercera clase. La posición relativa de los componentes es carga-esfuerzo-fulcro. El ejemplo sería un par de pinzas. En el cuerpo, la mayor parte de los músculos esqueléticos actúan así. Un ejemplo es la flexión del antebrazo; es decir, un objeto sostenido en la mano es la carga, el bíceps braquial aporta el esfuerzo y la articulación del codo es el fulcro. En las palancas de tercera clase, se sacrifica la potencia en pro de la velocidad y el rango del movimiento.

Influencia de la longitud muscular

Todos los músculos tienen la capacidad de acortarse de forma concéntrica, de mantener isométricamente una posición y de elongarse de manera excéntrica. Al hacerlo, todos proporcionan la propiocepción al sistema nervioso central. Los músculos son más eficientes y generan una fuerza óptima cuando trabajan en su recorrido medio. Son ineficientes y pueden ser funcionalmente débiles cuando han de trabajar en un rango acortado o elongado, es decir en el recorrido interno o externo, respectivamente, en relación con su longitud normal o habitual. La estructura de un músculo también influye en su capacidad de generar fuerza. Los músculos con palancas largas son muy eficientes a escala biomecánica a la hora de producir la ADM. No son especialmente eficientes a la hora de prevenir un movimiento excesivo en el eje de la articulación o los movimientos excéntricos. En cambio, los músculos con palancas cortas son eficaces en el control del eje para limitar el movimiento excesivo y, por tanto, protegen frente a sobreesfuerzos.

Aspectos fundamentales del *taping* dinámico

Para obtener un efecto mecánico genuino, los *tapes* han de cumplir tres condiciones. La técnica de *taping* debe:

- Cruzar una o varias articulaciones: si el *tape* ha de tener un efecto mecánico directo en el movimiento de una articulación, debe cruzar esa articulación e insertar en las palancas a ambos lados.
- Aplicarse en una posición corta: el *tape* debe colocarse en una posición corta y estirarse al inicio de la resistencia, de forma que ejerce una fuerza de desaceleración tan pronto empieza la elongación.
- Obtener un buen agarre en las palancas: el *tape* debe poderse adherir bien y agarrarse perfectamente a las palancas, en las que pretende influir. Hay mucho tejido blando presente y algunas partes del cuerpo se vendan más fácilmente que otras.

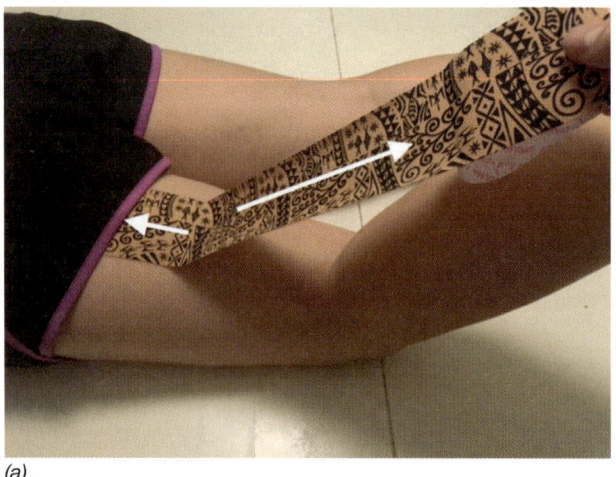

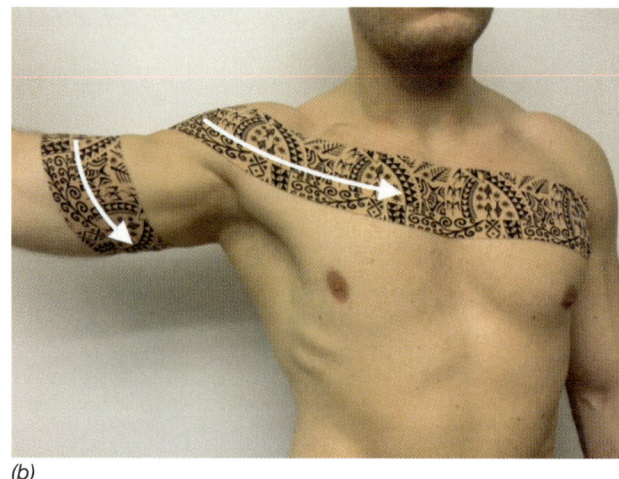

(a)   (b)

Figura 4.5: Fundamentos del taping *dinámico: (a) aplicado en una posición corta a través de una o varias articulaciones, (b) obtener un buen agarre en las palancas y utilizar las técnicas de* spiraling *(en espiral) o* split.

Las técnicas de *spiraling* o *split* a menudo se emplean para absorber primero la tensión del tejido blando y obtener un buen agarre en la palanca. Si no se consigue esto, hay una gran medida de movimiento en el tejido blando, pero un efecto mecánico muy escaso en la palanca. Cabe recordar que se precisa un elevado grado de estiramiento para poder absorber primero la tensión del tejido blando, aunque también debe haber suficiente estiramiento y retroceso para proporcionar el efecto tipo cuerda elástica.

Mecanismos mecánicos

El Profesor David Sackett, un reconocido profesional en el campo de la "medicina basada en evidencia", explica que la evidencia disponible en la bibliografía debe integrarse e incorporarse teniendo en cuenta los factores específicos del paciente y el médico. Han de considerarse los deseos y las expectativas de los pacientes, mientras que, por su parte, el médico exige evaluaciones y diagnósticos inteligentes. La experiencia clínica y el razonamiento clínico sólido han de cubrir la laguna entre lo que se ha demostrado en la investigación y lo que tiene el paciente presente, dado que nunca habrá una investigación que sea fiable, sensible y específica para cada uno de los casos. Únicamente se pueden plantear y aplicar intervenciones relevantes, si se considera que los riesgos son aceptables ante el potencial beneficio. "Si no se ha realizado ningún ensayo aleatorizado sobre el problema de nuestro paciente, debemos buscar la siguiente mejor evidencia externa y trabajar sobre esta base" (Sackett *et al.*, 1996).

Generación de fuerza y absorción, almacenamiento y liberación de energía

El *tape* aplicado se extiende mucho más allá de la inserción del músculo, con lo que procura un beneficio mecánico. La posición del *tape* en la piel lo sitúa más allá del eje de rotación. Como resultado, el *tape* estira más y más rápido que la propia unidad musculotendinosa (MT), con lo que

se absorbe y disipa la carga y se reducen los requisitos de trabajo y absorción de energía en la unidad MT. Además, la energía elástica que contribuye en el rango externo cuando el *tape* se estira al máximo, ayuda a compensar la insuficiencia mecánica del músculo según lo determinado por la relación de longitud-tensión. El retroceso elástico reducirá la fuerza muscular interna en las primeras fases de la lesión para permitir el movimiento sin una carga excesiva en la unidad MT (procurando una respuesta de cicatrización más funcional, una reducción de las estrategias de compensación y la inhibición del dolor) a través de una carga controlada.

El objetivo del *taping* dinámico es reducir las exigencias de absorción de carga en la articulación afectada, ya que aporta parte de la fuerza necesaria desde el exterior. El dolor asociado a una tendinopatía depende de la carga (a mayor carga, mayor dolor). Se considera que la carga es el motor que hace avanzar la tendinopatía (reactividad precoz, falta de reparación, degeneración), aunque es esencial para la recuperación; es crucial aplicar una carga específica (Cook y Purdham, 2009).

Aumento del cierre de fuerza

Panjabi (1992) describe la estabilidad en términos de la integración de tres subsistemas, la acción coordinada que permite una transferencia de carga efectiva u óptima a lo largo de la articulación. Los tres subsistemas son el subsistema pasivo, el activo y el neural (control neuromotor). El subsistema pasivo está relacionado en gran medida con la arquitectura de las articulaciones y las estructuras de control pasivo, como los discos y los ligamentos. A menudo, se denomina "cierre de forma". El subsistema activo se refiere a las unidades MT, que tienen la capacidad de aplicar fuerza a la articulación; de forma análoga, esta función se denomina "cierre de fuerza".

El subsistema neural implica el sistema nervioso central y periférico. Es responsable de la activación a tiempo y coordinada de los músculos para mantener la estabilidad y la eficiencia en el sistema.

Panjabi también indica que la alteración en uno de los sistemas puede compensarse en cierta medida por la intervención de uno de los otros dos sistemas.

Vleeming *et al*. (1992) demostraron que una articulación sacroilíaca (ASI) sometida a 50 Newtons de fuerza (con un cinturón alrededor de la pelvis) es suficiente para reducir significativamente el movimiento sagital del sacro. Equipararon esta fuerza con la fuerza con la que atamos los cordones de un zapato. Cholewicki *et al*. (1999) demostraron que el aumento de la presión intraabdominal y/o el llevar un cinturón alrededor del vientre incrementa significativamente la estabilidad de la columna. Cabe plantear aplicaciones de *taping* que pueden administrar directamente una fuerza en la ASI o proporcionar un apoyo firme en la pared abdominal anterior para contribuir al desarrollo de la presión intraabdominal.

Reducción de la tensión tisular

En la práctica clínica, habitualmente se utilizan *tapes* de descarga que sitúan el músculo diana y el tejido blando circundante en una posición acortada y relajada (juntándolo manualmente, pellizcándolo) y después lo mantienen en su sitio con el uso de diferentes técnicas de *taping* (McConnell, 2000). Hug *et al*. (2014) demostraron que el *taping* realizado de este modo da lugar a una reducción en la tensión tisular (disminuyendo la rigidez en los tejidos). Esto puede tener un impacto en la carga compresiva (que se ha visto como factor de contribución en la tendinopatía) y también puede ser beneficioso cuando se coloca el *tape* en el tejido neural mecanosensitivo. El *taping* dinámico y las propiedades de retroceso elástico (elasticidad) del *tape* crean una descarga muy eficaz y posibilitan al mismo tiempo un rango de movimiento completo.

Modificación de la cinemática

En muchas lesiones puede haber implicada una alteración de la cinemática (Cornwall, 2000; Raissi *et al*., 2009; Ryan *et al*., 2009; Rathleff *et al*., 2012). Esto puede verse exacerbado por una serie de factores que incluyen errores en la técnica o el equipo, una debilidad, una inhibición, el dolor, un error en el entrenamiento, así como periodos inadecuados de recuperación y adaptación. El *taping* dinámico puede ayudar a modificar la alteración cinemática mencionada (aumentando la rigidez de los elementos no contráctiles, contribuyendo a la generación de fuerza y mejorando la relación de longitud-tensión del músculo).

Puntos que deben considerarse en la ASI

- Las ASI son esenciales para la transferencia eficaz de la carga entre la columna y las piernas (Vleeming *et al*., 2012).
- La disfunción de la ASI, el dolor de la cintura pélvica y la transferencia ineficaz de la carga se han definido como incompetencia de la ASI (Cusi *et al*., 2013).
- La nutación sacra se asocia a posiciones cargadas y la contranutación a posiciones sin carga.
- En general, la bipedestación erguida se asocia a un aumento de la nutación (posición articular de bloqueo), al igual que la sedestación y la posición en decúbito prono en comparación con la posición de decúbito supino.
- La nutación sacra es esencial para el cierre de fuerza de la pelvis, y tensiona la mayoría de los ligamentos de la ASI, exceptuando el ligamento dorsal largo, que se tensiona por contranutación.
- En el dolor de la cintura, se han demostrado asimetrías con una contranutación que se produce en el lado afectado (Mens *et al*., 1999; Hungerford *et al*., 2003).
- La actividad muscular puede contribuir al cierre de fuerza, en especial del glúteo mayor, erector de la columna, bíceps femoral, transverso del abdomen y oblicuo interno (Richardson *et al*., 2002; van Wingerden *et al*., 2004).
- Se han demostrado alteraciones de la actividad muscular en poblaciones con dolor de la cintura pélvica que incluyen (Hungerford *et al*., 2003):

  - *Glúteo mayor: retardo, debilidad y aumento de la actividad ipsolateral.*
  - *Oblicuo interno: retardo ipsolateral.*
  - *Bíceps femoral: se activa antes y aumenta la actividad.*
  - *Multífido: retardo ipsolateral.*

- En las imágenes TC SPECT[1] se han constatado trastornos metabólicos con aumento de la absorción en los ligamentos dorsales de la ASI, el bíceps femoral y los aductores (Cusi *et al*., 2013). Esto indica una carga anormal. En combinación con los estudios de EMG pueden indicar un intento de generar una tensión suficiente para restaurar la competencia a través de las conexiones musculotendinosas/ligamentosas y en respuesta a la contranutación.
- La compresión externa de la pelvis reduce la laxitud de la ASI, cambia la cinemática lumbopélvica, altera el reclutamiento selectivo de la musculatura de estabilización (incluyendo la reducción del tiempo de reacción en el glúteo mayor, aumentando el tiempo de reacción del bíceps femoral y reduciendo su hiperactividad) (Jung *et al*., 2012), y disminuye el dolor (Arumugam *et al*., 2012).

---

[1] Modalidad de diagnóstico por imágenes en la que una imagen de tomografía computarizada por emisión de fotón único se funde o mezcla con una imagen de tomografía computarizada.

Mecanismos fisiológicos

Fisiología del dolor

Las investigaciones y la observación clínica establecen que el nivel de dolor que una persona puede sentir no está en proporción directa con la medida de la lesión tisular. Lesiones menores pueden desembocar en un dolor crónico debilitante, mientras que las lesiones graves pueden recuperarse completamente y los niveles de dolor pueden ser muy inferiores (Beecher, 1946, 1955, 1960). En la bibliografía, se habla de contribuciones bioquímicas y neurogénicas, y se está obteniendo evidencia clara que indica que después de aplicar técnicas de terapia manual se produce una hipoalgesia no mediada por opiáceos (Abbott *et al.*, 2001; Paungmali *et al.*, 2004; Milner *et al.*, 2006; Vicenzino *et al.*, 2007; Franettovich *et al.*, 2008; van Wilgen y Keizer, 2011).

¿Cómo se percibe el dolor?

Los receptores álgicos (nociceptores) envían señales a determinadas áreas de la médula espinal, a cuyo nivel se procesan estos mensajes para, o bien amortiguarlos, o bien reforzarlos. A continuación, las señales viajan por los nervios de la médula espinal al cerebro, en donde esencialmente pasan por una serie de filtros o se ponderan frente a una serie de factores. Estos pueden incluir (aunque no exclusivamente), por ejemplo, creencias, expectativas, experiencias pasadas, contextos sociales y entorno, y dan información en cuanto a la amenaza percibida (Moseley, 2007).

El resultado de este proceso o análisis determinará el grado de dolor experimentado. En otras palabras, el dolor no es simplemente una entrada sensorial, sino más bien una salida que da lugar a un proceso complejo (Moseley, 2007). Para contextualizar esto, podemos hacer referencia a un estudio muy reciente, en el que se investigaron intervenciones quirúrgicas fingidas de osteoartritis de la rodilla. Se observó que dichas intervenciones fueron igual de eficaces que los procedimientos reales (Moseley *et al.*, 2002). Si las personas creen que recibirán un estímulo menos nocivo, generalmente refieren menos dolor que si se les dice que van a recibir un estímulo más doloroso, pese a que, en realidad, los estímulos administrados sean idénticos.

En algunos estados de dolor crónico, se considera que el dolor está centralmente mediado. Los cambios que se producen en el nivel de la médula espinal (por ejemplo, pérdida de las interneuronas inhibidoras) y por encima pueden amplificar el dolor (hiperalgesia). De forma similar, las fibras nerviosas normalmente responsables del contacto y la presión (mecanorreceptores) pueden avanzar al área de la médula espinal normalmente ocupada por fibras nociceptoras. A continuación, se produce la conversión de los nociceptores a neuronas dinámicas amplias. En consecuencia, la estimulación de los mecanorreceptores por contacto o presión se puede transmitir hacia arriba por la médula espinal, como si se hubieran originado en una fibra nociceptora, por lo que un contacto leve normal puede experimentarse como dolor (Latremoliere y Woolf, 2009).

¿En qué medida puede influir el *taping* dinámico en el dolor?

La aplicación del Dynamic Tape® puede influir de diversos modos en las vías del dolor. Contribuye a la generación de fuerza (descrita arriba) y puede reducir eficazmente la carga en el tejido lesionado, con lo que desciende la estimulación de los nociceptores sensibilizados. De forma similar, se ha visto que el aspecto de descarga reduce el estrés o la tensión del tejido, lo que también disminuye la estimulación de las estructuras sensibilizadas.

El Dynamic Tape® puede aplicarse de tal modo como para acortar los tejidos lesionados de forma similar, pero utilizando el retroceso elástico, la elasticidad del *tape* para maximizar el *empaquetado* del tejido blando. Esto puede ayudar a aproximar los extremos girados de las fibras musculares y contribuir a la cicatrización, así como reducir las aferencias de los nociceptores. Además, el apoyo indirecto de esta hipótesis surge de las investigaciones que demuestran un incremento inmediato de los umbrales de presión-dolor después de la aplicación de las técnicas de tensión-contratensión (Lewis *et al.*, 2010), en donde el objetivo es acortar el tejido diana a un punto en el que no se registra como tensión, y después retornarlo lentamente a su posición de reposo.

Además de reducir la estimulación mecánica de los nociceptores, el *tape* también puede inducir una forma similar de hipoalgesia (no opiácea), tal y como se ha demostrado en otras técnicas de terapia manual (Abbott *et al.*, 2001; Paungmali *et al.* 2004; Vicenzino *et al.*, 2007). A menudo, se observan cambios autonómos. Se precisan más investigaciones para determinar si hay un efecto directo de esta naturaleza.

La teoría de dolor del control de puerta de Melzack y Wall indica que la estimulación de los mecanorreceptores de diámetro grande puede "cerrar la puerta" o inundar las vías ascendentes, con lo que se reduce la transmisión de las señales de dolor (Melzack y Wall, 1965). La estimulación constante y cambiante del *taping* dinámico puede estimular las fibras de diámetro grande para reducir la transmisión de los estímulos dolorosos.

Si un atleta cree fuertemente en el *tape* o ha tenido experiencias previas positivas con el mismo *tape* es probable que obtengamos un efecto positivo en el control de su dolor y en la cicatrización del tejido.

Aplicación del Dynamic Tape®

Reacciones adversas

En general, hay tres tipos comunes de reacción que se producirán con todos los *tapes* adhesivos. Se ha examinado el adhesivo utilizado en el Dynamic Tape® y se ha clasificado como no sensibilizante, no irritante ni tóxico, por lo que se considera como un *tape* muy poco alergénico.

Los tres tipos de reacción más frecuentes en cualquier *tape* adhesivo incluyen:

1. Reacción alérgica

Se trata de una dermatitis de contacto grave.

Las reacciones alérgicas:

- Se producirán rápidamente, de forma habitual entre 15 y 30 minutos.
- Provocarán irritaciones en todas las zonas cubiertas por el *tape*.
- Se calientan y escuecen.
- Provocan piel roja y elevada, así como habones si se deja demasiado tiempo.

HAY QUE ADVERTIR a **TODOS** los pacientes. El *tape* **DEBE** retirarse inmediatamente en caso de que se produzcan signos de reacción alérgica (calor, prurito, ardor, escozor, irritación o enrojecimiento). Si no se retira el *tape* puede dar lugar a reacciones muy molestas. Las reacciones arriba descritas se pueden dar si el *tape* se deja *in situ* durante dos días pese a haberse presentado signos de reacción alérgica al poco tiempo.

NO HAY QUE DECIR que se **DEBE** mantener el *tape* durante un cierto periodo de tiempo. Si todo va bien y no causa irritaciones, puede dejarse hasta cinco días.

2. Dermatitis de contacto

Esta dermatitis suele producirse con los productos de algodón que se humedecen y siguen en contacto con la piel durante varios días. Esto no ocurre habitualmente con el Dynamic Tape®, debido a que permite la transpiración y se seca rápidamente.

3. Irritación mecánica

Esta puede presentarse con cualquier *tape* si se produce una tensión excesiva o un cizallamiento de la piel. Este tipo de irritaciones pueden darse si no se cumplen las "Instrucciones de uso" debido a la energía contenida en el Dynamic Tape® y la forma en que se utiliza. En general, las reacciones mecánicas se manifiestan en forma de vesículas o ampollas de tracción.

Las vesículas de tracción:

- Se producen en puntos aislados en el *tape*, habitualmente en los extremos.
- Empiezan tras alrededor de 10 horas (o quizás antes) hasta unos pocos días, en función de la medida de tensión en la piel.
- Empiezan con escozor, ardor o prurito, o simplemente con una sensación de gran sensibilidad debajo del extremo del *tape*.

Si el *tape* se retira cuando se manifiestan estos síntomas, solo suele producirse un poco de enrojecimiento. **NO** deben presentarse vesículas. Si se ha **AVISADO** adecuadamente al paciente, y este **HA ENTENDIDO** la advertencia y **CUMPLE** con las directrices, retirará el *tape* antes de que se origine una vesícula.

Las vesículas puede ocasionarse si hay demasiada tensión y el paciente no ha sido advertido de forma adecuada o ignora las advertencias. Se trata de un error del usuario y no de una reacción alérgica al *tape*. Son fáciles de evitar si se cumplen las directrices de aplicación.

Directrices de uso

El *taping* dinámico no es un método con "libro de recetas". Las técnicas se desarrollan y aplican conforme a los hallazgos de la evaluación, el método de tratamiento y los objetivos del paciente. Las técnicas basadas en la patología —por ejemplo, *taping* idéntico en cualquier dolor dorsal o en cualquier tendinopatía rotuliana— proporcionan resultado medio. Las técnicas estandarizadas pueden ser útiles como guía, pero no permiten reconocer la importancia de identificar los factores de contribución clave, que deberían ser el foco de la aplicación del *taping*.

Por ello, las técnicas presentadas en este libro solo son un ejemplo de cómo se puede combinar el razonamiento clínico con la evidencia actual para desarrollar una técnica apropiada.

Es importante saber cómo aplicar correctamente el *tape* para obtener una adhesión óptima y reducir el riesgo de reacciones adversas. Si se estas se producen, es importante saber diferenciar entre reacciones alérgicas, que son raras, y una irritación mecánica, que a menudo se origina debido a errores en la técnica (aunque no deberían darse nunca).

El adhesivo del Dynamic Tape® es más potente que en la mayoría de los *tapes*, por lo que debe adherirse bien si se aplica correctamente. Sin embargo, se ha diseñado para que, en caso de demasiada tensión, se pueda retirar y reducir el riesgo de vesículas de tracción.

Consideraciones importantes

- Preparar la piel correctamente.
- Retirar la tira protectora estirando el papel de forma que los dedos no entren en contacto con el adhesivo.
- Colocar puntos de anclaje adecuados sin tensión, con una anchura de tres o cuatro dedos.
- Anclar el *tape* en un punto a una distancia de tres a cuatro dedos del extremo. Después, aplicar una tensión suave en la piel en dirección opuesta de forma que la tensión no se transmite a la piel; esto también eliminará los pliegues cutáneos debajo del *tape*.
- Tensionar el *tape* solo justo en la instauración de la resistencia. Esto es casi inmediato. No estirar fuertemente. Familiarizarse con el Dynamic Tape®. Estirar suavemente el *tape* hasta percibir bien el punto, en el que empieza la resistencia.

Técnicas de desarrollo

El *taping* dinámico se basa en un proceso de razonamiento clínico y un método terapéutico sólidos. Por ello, el fundamento biomecánico impone que el *taping* dinámico sea fluido y evolutivo más que rígido o prescriptivo. Los terapeutas manuales de todo el mundo recurren a diferentes habilidades y experiencias para tratar las patologías de sus pacientes, dado que los unas y otros también muestran un grado enorme de heterogeneidad. Si se realiza una evaluación rigurosa y se considera toda la anatomía funcional y la biomecánica, se podrá desarrollar la aplicación adecuada del *taping* dinámico para complementar otras modalidades terapéuticas.

El elemento más importante para maximizar el efecto de nuestra técnica de *taping* dinámico es un fundamento sólido y la definición clara del objetivo de la intervención. A partir del examen subjetivo y físico, se formula una hipótesis primaria que se interpreta sobre la base de la patología, la anatomía patológica, la fisiopatología y la mecánica patológica.

Las preguntas sobre historia, lugar, naturaleza e irritabilidad de los síntomas, junto con los factores que agravan o mejoran, nos ayudarán a identificar las posibles causas y los factores de contribución, y a dirigir el examen físico. Este debe utilizarse para rechazar la hipótesis primaria y excluir las potenciales causas, con lo que se puede prevenir un sesgo de confirmación (que sería examinar solo los factores de examen que confirman la hipótesis primaria, o bien omitir u olvidar la evidencia de lo contrario).

En algunos casos, este proceso evolucionará tras un par de sesiones de tratamiento, dado que se ha excluido la contribución de varios factores. El *taping*, tanto dinámico como rígido, puede ayudar a la evaluación, así como al tratamiento. El *tape* puede aplicarse con facilidad para examinar una hipótesis y a menudo pueden verse rápidamente los resultados, es decir, un cambio inmediato en el patrón de marcha y la reducción concurrente de los síntomas. Si bien esto no confirma necesariamente la causa y el efecto, proporciona una confirmación de la hipótesis primaria.

La evaluación debe implicar la estructura o las estructuras afectadas (rara vez se trata de una sola, sobre todo en patologías de larga duración). Pueden ser estructuras articulares, miofasciales o neurales. El examen debe proporcionar información sobre el tipo de lesión, la fase de la patología y los procesos álgicos en cuestión. Deben identificarse los factores de contribución como el entrenamiento, el equipo o los errores biomecánicos.

A partir de este análisis, podemos determinar qué posiciones o movimientos agravan la patología o, como a menudo se omite, alivian la patología; por ejemplo, un simple deslizamiento de rotación en el pulgar permite la oposición completa sin dolor en una condición que de otro modo se vería limitada por el dolor. Quizá se puede identificar que el paciente mantiene la extremidad en una posición antálgica para reducir la excursión del tejido neural mecanosensible por el dolor, por ejemplo, en una radiculopatía. Puede ser tan simple como determinar que el paciente tiene una distensión del ligamento taloperoneal anterior (peroneo astragalino anterior) y que debe evitar la flexión e inversión plantar para reducir la carga de esta estructura. Un paciente puede presentar un pie caído y tropezar con el dedo durante la marcha. Ayudar a mantener una mayor dorsiflexión puede ser beneficioso.

Eje de rotación

Una vez que hemos determinado si estamos ayudando a la función muscular, modificando el patrón de movimiento, descargando un nervio, controlando el movimiento de la articulación o tratando otro problema, el siguiente paso residirá en establecer dónde se produce el movimiento. El eje de rotación, la línea de tracción y la posición están íntimamente relacionados. La identificación correcta de estos aspectos permitirá desarrollar técnicas óptimas. Los pequeños cambios pueden dar lugar a un efecto opuesto al deseado.

El eje de rotación suele identificarse fácilmente con los movimientos que implican las articulaciones grandes y con movimientos incorrectos de las extremidades y la columna. Simplemente debemos preguntarnos: ¿dónde ocurre el movimiento? No debemos olvidar que puede haber un componente de rotación o una implicación de múltiples articulaciones y movimientos. Por ejemplo, una técnica para reducir la carga de la cabeza larga del tendón del bíceps braquial puede implicar ejercer una resistencia a la extensión del codo (contracción excéntrica asistida) y después un retroceso para ayudar a la flexión del codo (se considera que el Dynamic Tape® probablemente tiene más efecto durante la fase excéntrica conforme el *tape* se va elongando y tensionando, y está en disposición de absorber la carga y desacelerar el movimiento). Sin embargo, el bíceps braquial posee múltiples funciones y se ve influido por otros factores.

Una técnica mejor también puede contribuir a la supinación, el alivio de peso de la extremidad superior, resistiendo la traslación anterior de la cabeza humeral y asistiendo a la rotación superior y el control de la escápula. Esto implica claramente un movimiento en varias articulaciones o puntos de fulcro y múltiples planos de movimiento.

Línea de tracción

La línea de tracción relativa al eje de rotación determinará la dirección de la fuerza introducida en el sistema. Esto debe coincidir con nuestro objetivo.

Vectores de fuerza

Cuando se estira el Dynamic Tape® durante la aplicación o el movimiento de una parte del cuerpo, el *tape* almacena la energía como energía elástica potencial casi igual a la cantidad de energía que se utilizó para estirarlo en primer lugar (dado que el *tape* es viscoelástico, se puede perder una pequeña cantidad). A menudo, se aplica el *tape* para utilizar el momento y crear el estiramiento; siguen una resistencia y una fuerza de desaceleración, de forma que no se precisa ningún trabajo muscular activo para tensionar el *tape*. De este modo, ayudará a una contracción muscular excéntrica que también trabaja para desacelerar la extremidad o controlar la elongación de la unidad musculotendinosa. Entonces la potencial energía elástica almacenada se convertirá en energía cinética conforme se produce el acortamiento.

La dirección del *tape* posibilitará múltiples efectos de un trozo del *tape* (véase Figura 4.6 a). Cualquier vector puede desdoblarse en sus vectores componentes (grises). En otras palabras, un vector en dirección noreste consiste en un vector este y un vector norte.

Debemos considerar todas las direcciones de vectores determinados por la línea de tracción, dado que esto puede ser clínicamente muy relevante.

Al sumar vectores, estos se deben añadir de cabeza a cola, lo que se representa en la figura 4.6 b en gris claro. El vector resultante se encuentra en una dirección medial y superior. Además, dado que el *tape* se sitúa anterior al eje de la articulación tibiofemoral, se tensionará conforme la rodilla se flexiona y este aumento de la tensión no solo resistirá mejor a la traslación lateral, sino que también resistirá la flexión de la rodilla, con lo que asiste a la acción excéntrica del mecanismo del cuádriceps. Por ello, es esencial empezar y acabar el *tape* medialmente para crear una resistencia a la traslación lateral. Asimismo, es esencial asegurar que el *tape* engancha alrededor del borde externo de la rótula para proporcionar una resistencia mecánica. Los contornos del tejido blando, el *genu recurvatum* y otros factores pueden reducir la capacidad de obtener suficiente agarre en la rótula en algunas personas.

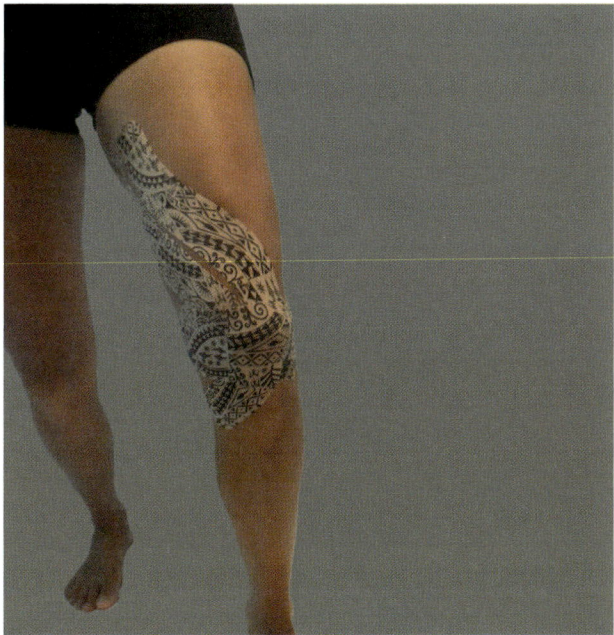
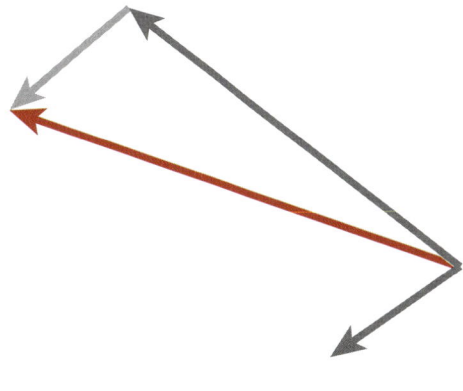

Figura 4.6: (a) Cadena lateral femororrotuliana, (b) Diagrama de fuerza. Las dos flechas gris oscuras representan la dirección de tracción del tape *ejercida en la cara lateral de la rótula hacia los dos puntos de anclaje al final del tape. La rótula actúa como una piedra en una honda.*

El concepto de suma de vectores también es un principio fundamental del método de *taping* dinámico. Si se precisa una determinada cantidad de fuerza para desacelerar la extremidad y parte de esta fuerza puede proporcionarse externamente a través de la resistencia del *tape*, se precisa menos fuerza intrínseca del cuerpo.

Posición

La energía elástica en el Dynamic Tape® solo puede utilizarse eficazmente si el *tape* se aplica en la posición correcta. Si el *tape* es demasiado largo (aplicado al final del recorrido articular, rango), este no resistirá el movimiento, ni tampoco podrá almacenar ninguna energía potencial elástica al final del recorrido.

El Dynamic Tape® debe aplicarse (con la unidad musculotendinosa, articulación, nervio) en la posición relativamente acortada. Sin embargo, es necesario determinar en qué rango o amplitud debe empezar la resistencia (por ejemplo, para la aplicación en los músculos isquiocrurales antes de dar la patada a la pelota, si el *tape* está aplicado en 90 grados de la flexión de la rodilla, empezará a estirarse y a resistir cuando el jugador todavía genera fuerza con el cuádriceps). El objetivo sería que el *tape* resista y desacelere el movimiento en la extensión terminal cuando el cuádriceps está inactivo y los isquiocrurales trabajan excéntricamente para controlar el seguimiento a través de la cadera y la rodilla. Por ello, se recomienda aplicar un Dynamic Tape® en alrededor de 45 grados de la extensión completa con un estiramiento mínimo.

Palanca

Cuando aplicamos un Dynamic Tape® no debemos imitar simplemente la anatomía de los músculos. Muchos de los músculos tienen brazos de palanca cortos o son palancas de clase tres, por lo que tienen una desventaja mecánica inherente. Es posible compensar esto en cierta medida asegurando que tenemos un brazo de palanca más largo con el *Dynamic Tape®*. Al empezar la aplicación del *tape* más allá del fulcro o el eje de rotación, ejercemos nuestra fuerza hacia abajo en la extremidad y creamos un brazo de palanca más largo. Si utilizamos una palanca más larga, podemos desplazar una mayor resistencia/carga utilizando la misma cantidad de fuerza. Esto también es aplicable al *tape*. Si ejercemos la fuerza más allá del fulcro, habrá una mayor producción de torque.

Además, el *tape* estirará más y antes que la propia unidad musculotendinosa, por lo que empezará a resistir y desacelerar el movimiento. Además, también da espacio a un punto de anclaje más grande que mejorará la adhesión y reducirá la probabilidad de la irritación mecánica de la piel.

Evaluación

Siempre debemos evaluar la eficacia de la técnica. ¿Hemos conseguido los objetivos establecidos al principio?

- Preguntar al paciente lo que está sintiendo.
- Observar los cambios en el movimiento. ¿Hemos conseguido el efecto deseado?
- Examinar y reexaminar, siempre antes y después del *taping*.

En la mayoría de los casos, se obtiene un efecto inmediato. A veces, la reducción de la carga (24 horas al día durante varios días) proporciona el efecto, cuando no se observa un cambio inmediato durante la reevaluación objetiva. Incluso en estos casos, en general el paciente refiere subjetivamente que se siente mucho mejor con el *tape*. En estas circunstancias, la reevaluación será más importante entre las sesiones y no en una sesión.

Al aplicar estos principios, las técnicas de *taping* dinámico se hacen eficaces, específicas, directas y complementan las intervenciones basadas en evidencia.

Para más información sobre el *taping* dinámico, véase: www. dynamictape. info

Bibliografía

Abbott, J. H., Patla, C. E., y Jensen, R. H. (2001), "The initial effects of an elbow mobilization with movement technique on grip strength in subjects with lateral epicondylalgia", *Manual Therapy*, 6(3): 163-169.

Abián-Vicén, J., Alegre, L. M., Fernández-Rodríguez, J. M., y Aguado, X. (2009), "Prophylactic ankle taping: elastic versus inelastic taping", *Foot and Ankle International*, 30(3): 218-225 .

Arumugam, A., Milosavljevic, S., Woodley, S., y Sole, G. (2012), "Effects of external pelvic compression on form closure, force closure, and neuromotor control of the lumbopelvic spine: a systematic review", *Manual Therapy*, 17(4): 275-284; doi: 10.1016/j. math.2012.01.010. [Epub disponible, 2 marzo 2012.]

Beecher, H. K. (1946), "Pain in men wounded in battle", *Annals of Surgery*, 123(1): 96-105.

Beecher, H. K. (1955), "The powerful placebo", *JAMA*, 159(17): 1602-1606.

Beecher, H. K. (1960), 2Control of suffering in severe trauma: usefulness of a quantitative approach", *JAMA*, 173: 534-536.

Cholewicki, J., Juluru, K., Radebold, A., Panjabi, M. M., y McGill, S. M. (1999), "Lumbar spine stability can be augmented with an abdominal belt and/or increased intra-abdominal pressure", *European Spine Journal*, 8(5): 388-395.

Cook, J. L., y Purdham, C. R. (2009), "Is tendinopathy a continuum: a pathology model to explain the clinical presentation of load-induced tendinopathy", *British Journal of Sports Medicine*, 43: 409-416.

Cornwall, M. W. (2000), "Common pathomechanics of the foot", *Athletic Therapy Today*, 5(1): 10-16.

Cornwall, M. W., Lebec, M., DeGeyter, J., y McPoil, T. G. (2013), "The reliability of the modifid reverse-6 taping procedure with elastic tape to alter the height and width of the medial longitudinal arch", *International Journal of Sports Physical Therapy*, 8(4): 381-392.

Cusi, M., Saunders, J., van der Wall, H., y Fogelman, I. (2013), "Metabolic disturbances identified by SPECTCT in patients with a clinical diagnosis of sacroiliac joint incompetence", *European Spine Journal* 22(7): 1674-1682; doi 10.1007/s00586-013-2725-5.

Franettovich, M., Chapman, A., Blanch, P., y Vicenzino, B. (2008), "A physiological and psychological basis for anti-pronation taping from a critical review of the literature", *Sports Medicine*, 38: 617-631.

Franettovich, M., Chapman, A.R., Blanch, P., y Vicenzino, B. (2010), "Augmented low-Dye tape alters foot mobility and neuromotor control of gait in individuals with and without exercise-related leg pain", *Journal of Foot and Ankle Research*, 3: 5.

Harradine, P., Herrington, L., y Wright, R. (2001), "The effect of Low Dye taping upon rear-foot motion and position before and after exercise", *Foot* (Edinburgh, Scotland) 11: 57-60.

Hug, F., Ouellette, A., Vicenzino, B., Hodges, P. W., y Tucker, K. (2014), "Deloading tape reduces muscle stress at rest and during contraction", *Medicine and Science in Sports and Exercise*, 46(12): 2317-2325. [Epub disponible, 28 abril 2014.]

Hungerford, B., Gilleard, W., y Hodges, P. (2003), "Evidence of altered lumbopelvic muscle recruitment in the presence of sacroiliac joint pain", *Spine*, 28: 1593-1600.

Jung, H. S., Jeon, H. S., Oh, D. W., y Kwon, O. Y. (2012), "Effect of the pelvic compression belt on the hip extensor activation patterns of sacroiliac joint pain patients during one-leg standing: a pilot study", *Manual Therapy*, 18(2): 143-148; doi: 10.1016/j. math.2012.09.003. [Epub disponible, 27 octubre 2012.]

Kendrick, R. (2013a), *Taping dinámico Advanced Guide*, Posture Pals Pty Ltd.

Kendrick, R. (2013b) *Taping dinámico Quick Start Guide*, PosturePals Pty Ltd.

Latremoliere, A., y Woolf, C. (2009), "Central sensitisation: a generator of pain hipersensitivity by central neural plasticity", *Journal of Pain*, 10(9): 895-926.

Lee, S. E., y Cho, S. H. (2013), "The effect of McConnell taping on vastus medialis and lateralis activity during squatting in adults with patellofemoral pain syndrome", *Journal of Exercise Rehabilitation*, 9(2): 326-330.

Lewis, C., Khan, A., Souvlis, T., y Sterling, M. (2010), "A randomised controlled study on the short term effects of strain-counterstrain treatment on quantitative sensory measures at digitally tender points in the low back", *Manual Therapy*, 15(6): 536-541.

Maguire, C., Sieben, J. M., Frank, M., y Romkes, J. (2010), "Hip abductor control in walking following stroke: the immediate effect of canes, taping and TheraTogs on gait", *Clinical Rehabilitation*, 24(1): 37-45.

Mau, H., y Baker, R. T. (2014), "A modified mobilization with-movement to treat a lateral ankle sprain", *International Journal of Sports Physical Therapy*, 9(4): 540-548.

McConnell, J. (1996), "Management of patellofemoral problems", *Manual Therapy*, 1: 6096e.

McConnell, J. (2000). "A novel approach to pain relief pre-therapeutic exercise", *Journal of Science and Medicine in Sport*, 3: 325-334.

Melzack, R., y Wall, P. D. (1965), "Pain mechanisms: a new theory", *Science*, 150(3699): 971-979.

Mens, J. M., Vleeming, A., Snijders, C.J., Stam, H.J., y Ginai, A. Z. (1999), "The active straight leg raising test and mobility of the pelvic joints", *European Spine Journal* 8, 468-473.

Milner, C. E., Ferber, R., Pollard, C. D., Hamill, J., y Davis, I. S. (2006), "Biochemical factors associated with tibial stress fracture in female runners", *Medicine and Science in Sports and Exercise*, 38(2): 323-328.

Moseley, G. L. (2007), "Reconceptualising pain according to modern pain science", *Physical Therapy Reviews*, 12(3): 169-178.

Moseley, J. B., O'Malley, K., Petersen, N. J., Menke, T. J., Brody, B. A., Kuykendall, D. H., Hollingsworth, J. C., Ashton, C.M., y Wray, N. P. (2002), "A controlled trial of arthroscopic surgery for osteoarthritis of the knee". *New England Journal of Medicine*, 347(2): 81-88.

Nolan, D., y Kennedy, N. (2009), "Effects of low-dye taping on plantar pressure pre and post exercise: an exploratory study", *BMC Musculoskeletal Disorders*, 10: 40.

O'Sullivan, K., Kennedy, N., O'Neill, E., y Ni, Mhainin, U. (2008), "The effect of low-dye taping on rear-foot motion and plantar pressure during the stance phase of gait", *BMC Musculoskeletal Disorders*, 9: 111.

Panjabi, M. M. (1992), "The stabilizing system of the spine: Part I—function, dysfunction, adaptation, and enhancement", *Journal of Spinal Disorders and Techniques*, 5(4): 383-389; discusión 397.

Paungmali, A., O'Leary, S., Souvlis, T., y Vincenzino, B. (2004), "Naloxone fails to antagonize initial hypoalgesic effect of a manual therapy treatment for lateral epicondylalgia", *Journal of Manipulative and Physiological Therapeutics*, 27(3): 180-185.

Raissi, G. R. D., Cherati, A. D. S., Mansoori, K. D., y Razi, M. D. (2009), "The relationship between lower extremity alignment and medial tibial stress syndrome among non-professional the athletes", *Sports Medicine, Arthroscopy, Rehabilitation, Therapy and Technology*, 1: 11.

Rathleff, M. S., Kelly, L. A., Christensen, F. B., Simonsen, O. H., Kaalund, S., y Laessoe, U. (2012), "Dynamic midfoot kinematics in subjects with medial tibial stress syndrome", *Journal of the American Podiatric Medical Association*, 102(3): 205-212.

Richardson, C. A., Snijders, C. J., Hides, J. A., Damen, L., Pas, M. S., y Storm, J. (2002), "The relation between the transversus abdominis muscles, sacroiliac joint mechanics, and low back pain", *Spine*, 27: 399-405.

Ryan, M., Grau, S., Krauss, I., Maiwald, C., Taunton, J., y Horstmann, T. (2009), "Kinematic analysis of runners with Achilles mid-portion tendinopathy", *Foot and Ankle International*, 30(12): 1190-1195.

Sackett, D. L., Rosenberg, W. M., Gray, J. A., Haynes, R. B., y Richardson, W. S. (1996), "Evidence based medicine: what it is and what it isn't", *BMJ* (Clinical Research ed.), 312(7023): 71-72.

Shaheen, A. F., Bull, A. M., y Alexander, C. M. (2014), "Rigid and elastic taping changes scapular kinematics and pain in subjects with shoulder impingement syndrome: an experimental study", *Journal of Electromiography and Kinesiology*, 25(1): 84-92.

Song, C. Y., Huang, H. Y., Chen, S. C., Lin, J. J., y Chang, A. H, (2014), "Effects of femoral rotational taping on pain, lower extremity kinematics, and muscle activation in female patients with patellofemoral pain", *Journal of Science and Medicine in Sport*, 18(4): 388-393. [Epub disponible, 24 julio 2014.]

Trégouët, P., Merland, F., y Horodyski, M. B. (2013), "A comparison of the effects of ankle taping styles on biomechanics during ankle inversion", *Annals of Physical and Rehabilitation Medicine*, 56(2): 113-122.

van Wilgen, C. P., y Keizer. D. (2011), "Neuropathic pain mechanisms in patients with chronic sports injuries: a diagnostic model useful in sports medicine?", *Pain Medicine*, 12(1): 110-117.

van Wingerden, J. P., Vleeming, A., Buyruk, H. M., y Raissadat, K. (2004), "Stabilization of the sacroiliac joint in vivo: verification of muscular contribution to force closure of the pelvis", *European Spine Journal*, 13: 199-205.

Vicenzino, B., Cleland, J. A., y Bisset, L. (2007), "Joint manipulation in the management of lateral epicondylalgia: a clinical commentary", *Journal of Manual and Manipulative Therapy*, 15(1): 50-56.

Vicenzino, B., Feilding, J., Howard, R., Moore, R., y Smith, S. (1997), "An investigation of the antipronation effect of two taping methods after application and exercise", *Gait and Posture*, 5(1): 1-5.

Vleeming, A., Buyruk, H. M., Stoeckart, R., Karamursel, S., y Snijders, C. J. (1992), "An integrated therapy for peripartum pelvic instability: a study of the biomechanical effects of pelvic belts", *American Journal of Obstetrics and Gynecology*, 166(4):1243-1247.

Vleeming, A., Schuenke, M. D., Masi, A. T., Carreiro, J. E., Danneels, L., y Willard, F. H. (2012), "The sacroiliac joint: an overview of its anatomy, function and potential clinical implications", *Journal of Anatomy*, 221: 537-567.

Yoon, J., Hwang, Y., An, D., y Oh, J. (2014), "Changes in kinetic, kinematic, and temporal parameters of walking in people with limited ankle dorsiflexion: pre-post application of modified mobilization with movement using talus glide taping", *Journal of Manipulative and Physiological Therapeutics*, 37(5): 320-325.

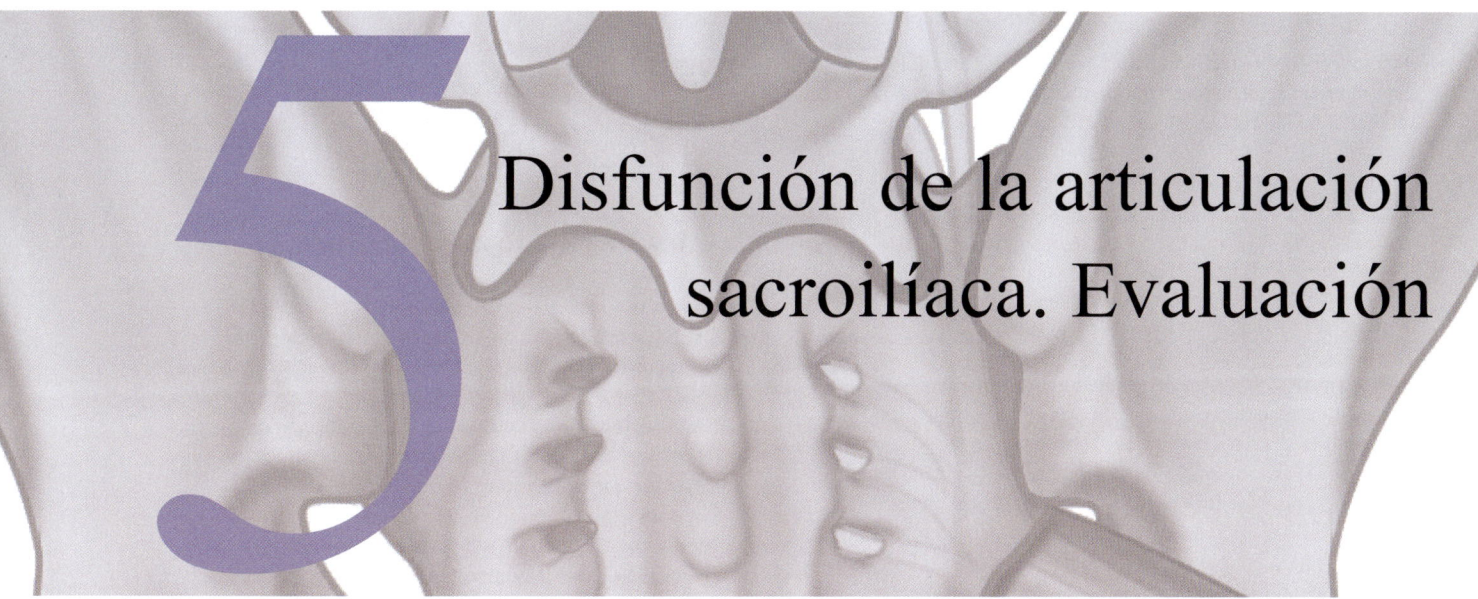

Disfunción de la articulación sacroilíaca. Evaluación

El cuerpo en su globalidad interpreta las alteraciones de la biomecánica y, como resultado, genera adaptaciones de las estructuras asociadas en forma de acortamientos y elongaciones. El cuerpo sigue adaptándose mucho tiempo después de la lesión inicial, y esta puede ser la razón de que cuando preguntamos al atleta, este no es capaz de explicar cómo o cuándo surgió su problema. Hablamos entonces de una "instauración insidiosa".

Las adaptaciones biomecánicas tras una lesión o enfermedad inicial a menudo provocan desequilibrios musculares que, por su naturaleza inherente, inhiben la activación muscular o generan músculos hiperactivos o hipertónicos (también débiles), con lo que los músculos adoptan una posición demasiado larga y disfuncional o demasiado corta y también disfuncional. En función de la carga a la que se somete el cuerpo y de las líneas de tensión que intentan controlar las estructuras (disfuncionales), esta información nos guiará hacia nuestro objetivo terapéutico. Por ejemplo, los ligamentos y la fascia de la pelvis y sacro (aponeurosis toracolumbar y abdominal) pueden cargarse con patrones no familiares después de lesiones vertebrales, con lo que se alteran las posiciones de la pelvis... y así sucesivamente.

Evidentemente los ilíacos y el sacro son el centro de la disfunción sacroilíaca y el dolor, pero ¿qué ocurre con la relación entre la disfunción de la articulación sacroilíaca (ASI) y la amplitud de movimiento (ADM) de las articulaciones de la cadera? Si la alineación del fémur y su articulación con el acetábulo no es correcta y si el ADM carece de función completa, ¿cómo es capaz la pelvis de absorber las fuerzas de impacto durante la marcha, al correr, al saltar, etc.? ¿De qué manera se adaptan las estructuras que cruzan esta articulación, con inhibición, facilitación o espasmo (Janda, 1992)? La función primaria del complejo lumbopélvico-femoral es transferir las cargas con seguridad mientras cumple con los requisitos de movimiento y control de una tarea (Lee y Lee, 2010). También es muy habitual que haya disfunciones coexistentes en las zonas adyacentes a la pelvis, como trastornos del movimiento de la cadera y la columna lumbar, así como alteraciones neurodinámicas.

Consideraciones. Antes del tratamiento

Antes de proceder a cualquier tratamiento (Tx) es importante evaluar todas las estructuras asociadas que impactan en las zonas lesionadas/disfuncionales en cuanto a la ausencia de síntomas del paciente o a una implicación excesiva en los mismos. Además, antes de evaluar la pelvis, es imprescindible haber efectuado una valoración completa de la columna lumbar y ambas caderas.

Debemos asegurarnos de evaluar la longitud y la potencia de las estructuras que se presentan en este libro para disponer de un "parámetro" en el que basar el tratamiento.

1. Evaluar bilateralmente las estructuras relevantes en cuanto a longitud y potencia.
   - Utilizar un parámetro de medida (si procede).
2. Utilizar el razonamiento clínico (obtenido a partir de nuestros hallazgos subjetivos y objetivos) y decidir cuál será el tratamiento de los tejidos blandos/general.
3. Implementar este tratamiento.
4. Reevaluar.
   - Utilizar el parámetro seleccionado (si procede).
5. ¿Se ha producido el cambio pretendido?
   - ¿No? Seleccionar otra "herramienta" del arsenal fisioterapéutico.
   - Reevaluar.
   - ¿Sí? Parar, no sobretratar los tejidos.
6. Indicar al atleta ejercicios de rehabilitación que le ayuden a mantener los resultados del tratamiento que hemos realizado.

Por ejemplo, las fibras posteriores del oblicuo interno entran en las capas profundas del glúteo mayor contralateral a través de la capa central de la fascia toracolumbar (TLF).

Actúan como un sistema estabilizador de la ASI en las actividades de carga baja (como al caminar). Por ello, si hay sospecha de un problema de la ASI, evaluar los oblicuos.

Palpación

La palpación permite conocer y apreciar las grandes variaciones que se dan en las personas que tratamos. Antes de avanzar, debemos considerar los siguientes aspectos:

- Comprobar la nutación[1] sacra en una postura estática erguida de carga (la nutación no es la misma cuando la persona se encuentra en decúbito prono o supino; esto tiene un gran impacto en la longitud de la pierna).
- El desplazamiento del trocánter después de un esguince de tobillo o un dispositivo ortopédico que no ajusta bien puede contribuir al cierre de fuerza de la ASI y a la contrarrotación de los ilíacos, dando lugar a diferencias en la longitud de la pierna.
- La oblicuidad iliosacra también crea la ilusión de una discrepancia de la longitud de la pierna.

Evaluación de la longitud de la pierna

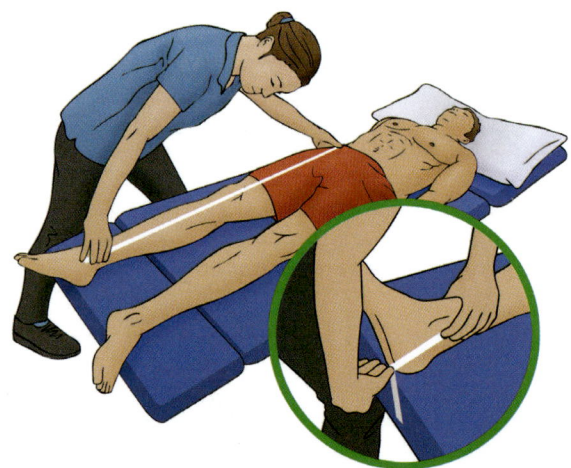

Figura 5.1: Proceso de evaluación de la longitud de la pierna. (1) Colocar al paciente en decúbito supino. (2) Medir desde la espina ilíaca anterosuperior (EIAS) hasta el maléolo interno (longitud verdadera de la pierna); después (3) extender la medición hasta el talón con el tobillo en posición neutra. (4) Evaluar antes y después del tratamiento del tejido blando y comprobar si se produce un cambio en los resultados obtenidos (debido al acortamiento muscular que actúa en la posición del fémur). (5) Discrepancia en la longitud verdadera de la pierna; el paciente puede precisar un dispositivo ortopédico.

Observación y evaluaciones de liberación; antes de la evaluación de la ASI

Marcha (véase Glosario, Capítulo 1)

1. En condiciones ideales, tendremos la oportunidad de observar al atleta en todas las sesiones de entrenamiento (caminando, corriendo, técnica y fuerza y acondicionamiento [F&A]). Tendremos conversaciones con el entrenador y otros miembros del equipo interdisciplinario/ transprofesional en cuanto a los síntomas que presenta el atleta.
2. Sin embargo, en realidad, lo más probable es que veamos al atleta en un contexto terapéutico.
3. Debemos observar cómo el atleta entra en nuestra consulta; si esto no es suficiente, tenemos que hacerle caminar arriba y abajo por el pasillo.
4. La observación de cómo carga el atleta la pelvis y las extremidades inferiores nos puede aportar una información valiosa.
5. Esperamos ver una función buena:
   - Sin signos de marcha de Trendelenburg.[2]
   - Buen control motor.
   - Alineación de la columna lumbar, pelvis (con rotación mínima) y las articulaciones abajo.
   - La cabeza y el cuerpo dan lugar a un movimiento fluido con desviaciones laterales mínimas.
6. No obstante, podemos constatar indicios de una transferencia de carga fallida:
   - Signo de Trendelenburg.
   - Aumento de la rotación de:
     - *Columna lumbar.*
     - *Pelvis.*
     - *Fémur (rotación medial).*
     - *Pie (en pronación).*
   - Aumento de la desviación del tronco.
7. Además, las observaciones en bipedestación y sedestación pueden incluir los siguientes aspectos que pueden dar lugar a una sobrecarga tisular:
   - Aumento de la lordosis / hundimiento lumbar en bipedestación.
     - *Nutación sacra maxima.*
     - *Sínfisis púbica situada delante de la escotadura esternal.*
   - Posición sentada de desplome *(slumped).*
     - *Contranutación[3] del sacro.*

---

1. Nutación: flexión del sacro (véase Glosario, Capítulo 1).

2. Marcha de Trendelenburg: la cadera cae sobre la pierna separada del suelo debido a los abductores débiles en el lado contralateral (véase Glosario, Capítulo 1).

3. Contranutación sacra: extensión del sacro (véase Glosario, Capítulo 1).

Liberación de la columna lumbar (CL)

1. *Flexión lumbar (figura 5.2).*
   - El terapeuta coloca dos a tres dedos en las vértebras lumbares.
   - El atleta flexiona la columna lumbar.
   - Los dedos deben alejarse.
2. *Mientras que se encuentra en flexión lumbar, añadir una flexión cervical (tensión de la duramadre y médula espinal).*
3. *Extensión lumbar (figura 5.3).*
   - El terapeuta coloca de dos a tres dedos en las vértebras lumbares.
   - El atleta extiende la columna lumbar.
   - Los dedos deben juntarse.

4. *El atleta ejecuta una flexión hacia la derecha y la izquierda (figura 5.4).*
5. *El atleta ejecuta el cuadrante lumbar derecho e izquierdo* (movimientos combinados/multiplano); solo debe hacerse si no se han provocado síntomas en los movimientos previos de liberación *(figura 5.5).*
   - Prueba de cuadrante.
     - *Extensión.*
     - *Flexion lateral.*
     - *Rotación derecha / rotación izquierda.*
     - *Añadir sobrepresión.[4] (estabiliza el sacro).*

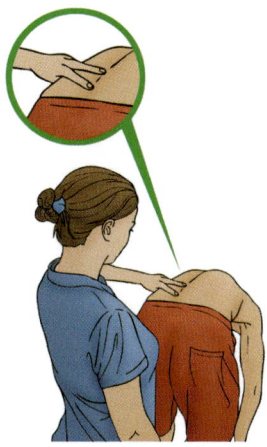

Figura 5.2: Evaluación de la flexión lumbar.

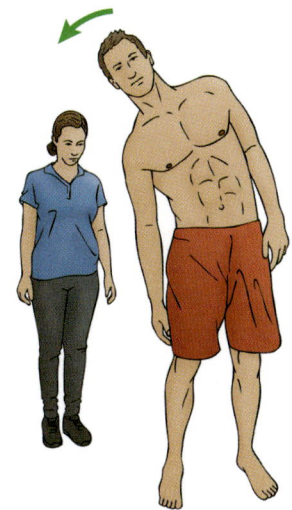

Figura 5.4: Evaluación de la flexión lumbar lateral.

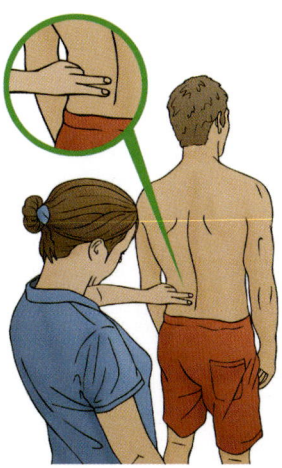

Figura 5.3: Evaluación de la extensión lumbar.

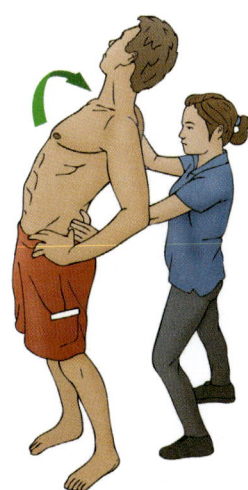

Figura 5.5: Evaluación del cuadrante.

4. Sobrepresión estiramiento pasivo a final de rango sin dolor como una barrera.

Liberar la cadera

Evaluar la cantidad y la calidad del movimiento

Toda pérdida de rango o calidad de movimiento indica una implicación de la cadera, que puede ser compensatoria.

1. El atleta se coloca de cuclillas (peso corporal) separando los talones del suelo y apoyándolos en él.
   - Flexión lumbar excesiva = puede haber una restricción de la flexión de la cadera.
2. Evaluar comparativamente ambos lados.
3. Flexión completa de la cadera en posición de decúbito supino añadiendo sobrepresión (a).

4. Rotación interna completa de la cadera en posición de decúbito supino (la reducción en el rango articular puede indicar una osteoartritis) (b).
5. Seguir inmediatamente con una rotación lateral completa de la cadera en posición de decúbito supino (c).
6. Extensión completa de la cadera en posición de decúbito prono con sobrepresión añadida (d).
7. Rotación medial y lateral completa de la cadera en posición de decúbito prono (e y f).

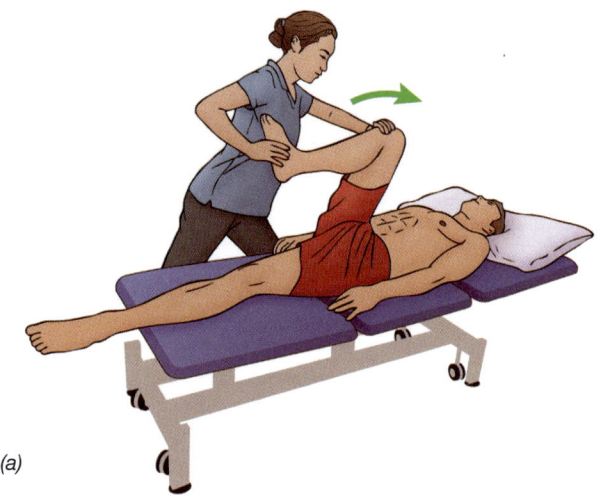

(a)

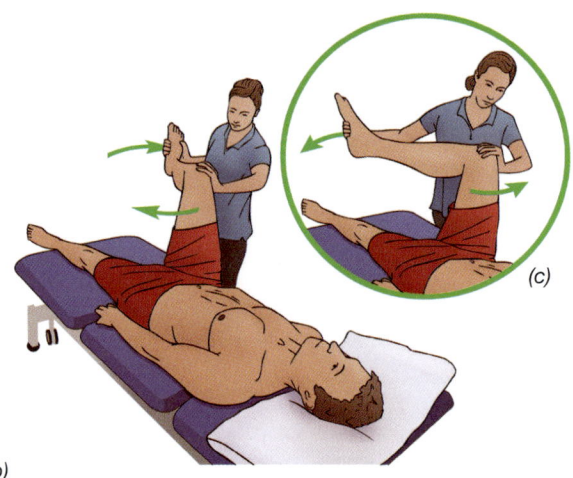

(b)

(c)

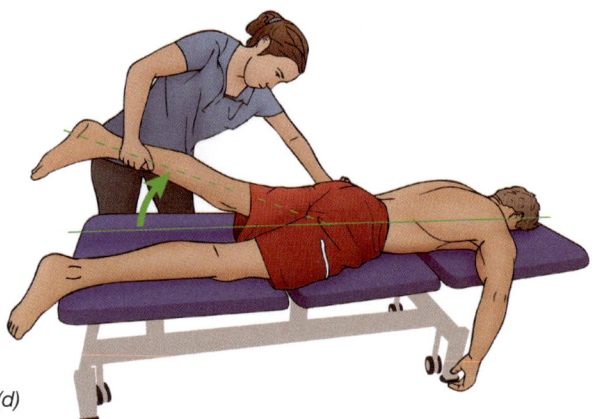

(d)

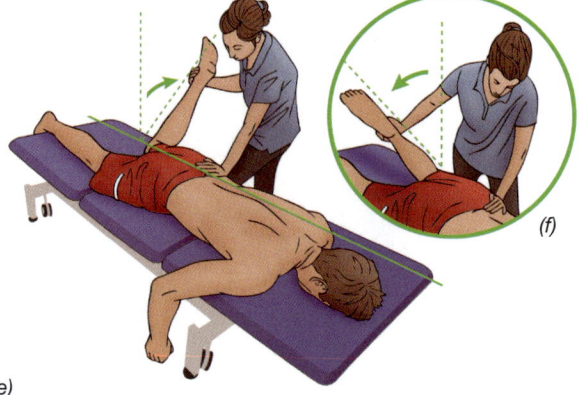

e)

(f)

Figura 5.6: Evaluación de la cantidad y la calidad del movimiento.

Pruebas neurodinámicas

Prueba de desplome (*slump test*)

Con la prueba de desplome *(slump test)* se evalúa todo el sistema nervioso, pero se conoce sobre todo como "prueba de la tensión nerviosa lumbar". La prueba de desplome:

1. Aplica tracción a las raíces nerviosas incorporando tanto una flexión de la columna como de la cadera; la provocación de dolor indica una compresión de la raíz nerviosa cuando la prueba de elevación de la pierna recta (SLR) es negativa.
2. Se ha constatado que es más sensible que la prueba de SLR en pacientes con hernia discal lumbar (Majlesi *et al*. 2008).
3. Puede ser incómoda y provocadora; hay que asegurar:
   - No realizar esta prueba a no ser que se disponga de las habilidades de manejo apropiadas.
   - Que los hallazgos subjetivos y objetivos indican que debe realizarse una prueba de desplome *(slump test)*.
   - Que se han tenido en cuenta todas las contraindicaciones.
   - Que el objetivo final de esta prueba es reproducir los síntomas del atleta.
4. Se realiza con el atleta sentado en el borde de la camilla.
   - Entrelazar las manos detrás de la espalda.
   - La flexión torácica se sigue inmediatamente de una flexión lumbar.
     - *Somete los discos lumbares a presión.*
   - Flexión cervical (con leve sobrepresión ejercida por el terapeuta).
     - *Somete el nervio ciático a estiramiento.*
   - Mantener la posición mientras que el atleta extiende una rodilla.
   - A continuación, efectuar una dorsiflexión del pie.
     - *La reproducción del dolor en cualquier parte de la columna lumbar al pie indica una*

posible hernia discal, una tensión neural o una alteración de la neurodinámica.
   - Extensión cervical.
     - ¿Desaparece el dolor? Confirmar los hallazgos reduciendo la tensión neural.
   - Repetir en el otro lado y comparar.
5. Prueba positiva.
   - Reproducción del dolor del atleta.
6. Prueba negative.
   - Sin dolor.
   - Molestia en la pierna debido a la tensión muscular normal.

Evaluación del *squat* por encima de la cabeza

En esta evaluación, los siguientes aspectos suelen ser asimétricos:

- Rodilla valga o *genu valgo* (las rodillas apuntan hacia la línea media [*knock knee*, las rodillas se inclinan y se tocan al enderezar las piernas]).
- Rodilla vara o *genu varo* (las rodillas apuntan hacia fuera, alejadas de la línea media [pierna arqueada]).
- Basculación anterior de la pelvis (a).
- Flexión lumbar excesiva (b).
- Desplazamiento asimétrico del peso (indicativo de una disfunción de la ASI) (c).

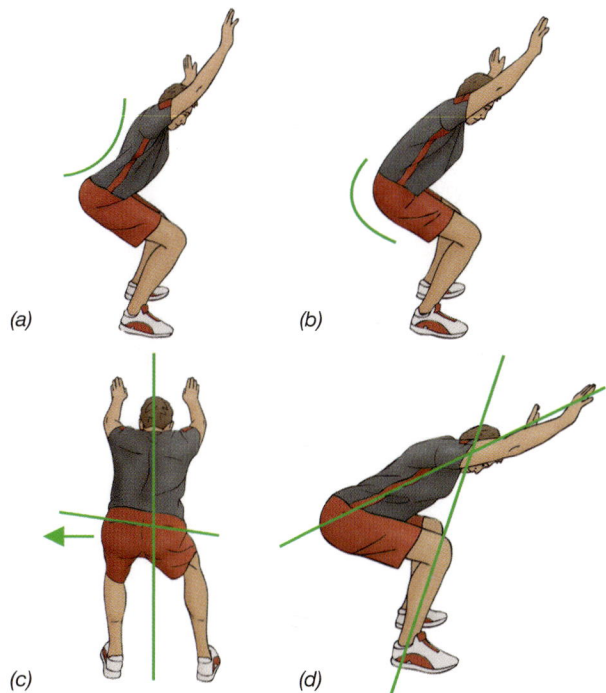

(a) (b)

(c) (d)

Figura 5.8: Evaluación del squat *por encima de la cabeza.*

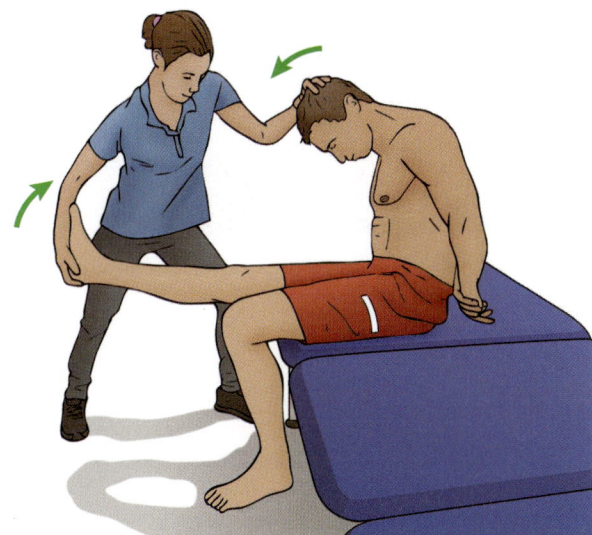

Figura 5.7: Prueba de desplome (slump test).

Prueba de Ely

La prueba de Ely se utiliza para descartar el acortamiento del músculo recto femoral como fuente de la basculación anterior de la pelvis.

1. Atleta en decúbito prono y en alineación.
   El terapeuta coloca el dedo y el pulgar de una mano en la espina ilíaca posterosuperior (EIPS) (a).
2. El terapeuta flexiona pasivamente la rodilla (b).
   - El talón casi toca o toca las nalgas sin ninguna compensación (c).
   - La EIPS empuja hacia el pulgar.
     - *Basculación anterior del lado ipsolateral.*
     - *Recto femoral tenso.*
   - Rotación de la cadera.
     - *Recto femoral tenso.*
   - Abducción de la cadera.
     - *Recto femoral tenso.*
   - El terapeuta ha de tratar cualquier deficiencia de longitud en el recto femoral.
3. Tratar la longitud del recto femoral.
4. ¿Dolor en la columna lumbar? Puede ser a causa de:
   - Irritación del nervio femoral debido a la lesión sacrolumbar o de la cadera.
   - Posible protrusión o inflamación del disco.
   - Posible disfunción de la ASI.
   - El atleta ha de ser muy preciso en cuanto a la localización del dolor.
5. Derivar al paciente al correspondiente médico si el problema va más allá de nuestro ámbito.

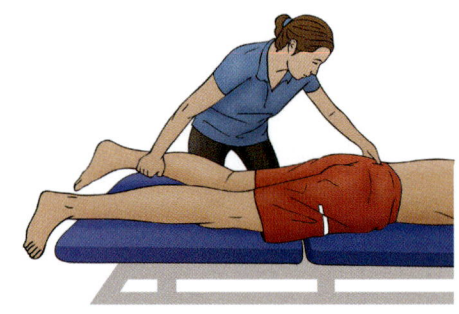
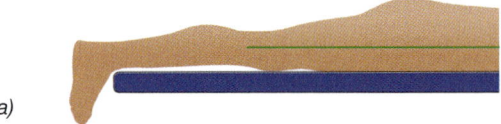

(a)

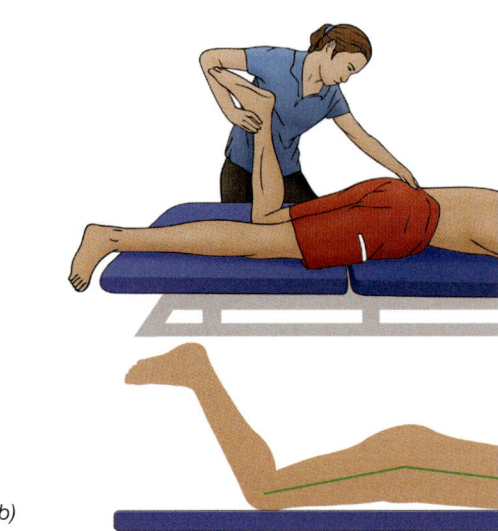

(b)

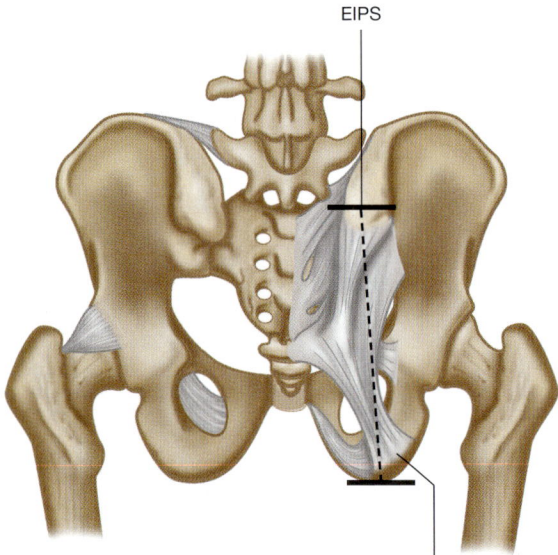

Figura 5.9: Posición de la EIPS.

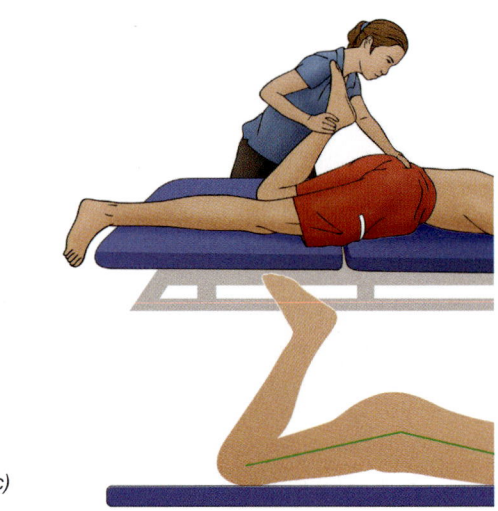

(c)

Figura 5.10: Posición de los dedos y del pulgar del terapeuta en la EIPS para la prueba de Ely.

Evaluación

En la última década, los procedimientos de evaluación clínica de la cintura pélvica han pasado de ser una simple prueba de la movilidad funcional de la ASI a residir en procedimientos de evaluación funcional que examinan la capacidad de la pelvis de mantener la estabilidad durante la transferencia de la carga entre la columna y la extremidad inferior (Hungerford *et al.*, 2007). Uno de los motivos de que estas pruebas hayan evolucionado es el mayor conocimiento de cómo reacciona la pelvis a la transferencia de carga. Otro motivo está relacionado con la falta de fiabilidad y validez de muchas pruebas de movilidad de la ASI.

Una revisión sistemática y metaanálisis mostró que la prueba del *thrust* (empuje) del muslo, la prueba de compresión y otras tres o más pruebas positivas de estrés tienen poder discriminativo en el diagnóstico del dolor en la ASI (véase página 62). Dado que falta una referencia estándar para el diagnóstico del dolor en la ASI, en este contexto hay que relativizar la validez diagnóstica de las pruebas relacionadas con los criterios de la International Association for the Study of Pain (Szadek *et al.*, 2009). La evidencia reciente indica que se precisa un conjunto de pruebas para el dolor o la disfunción de la ASI (Laslett *et al.*, 2005; Robinson *et al.*, 2007).

La revisión sistemática de Mangen y Folia (2009) indica que, dado que las pruebas de *thrust* del muslo y de distracción poseen la máxima sensibilidad y especificidad individual, respectivamente, el rendimiento de estas pruebas parece razonable. Indican que, si ambas pruebas provocan un dolor familiar, no se indican más pruebas.

Mangen y Folia (2009) también indican que si la compresión no fuera dolorosa, debe aplicarse la prueba de *thrust* sacro. Si esta prueba es dolorosa, es probable que haya una patología de la ASI. En cambio, si la prueba de *thrust* sacro no es dolorosa, la implicación de la ASI es poco probable. El beneficio de este tipo de exámenes de la ASI evita tener que someter a pacientes/atletas a pruebas innecesarias y, en la mayoría de los casos, posibilita un diagnóstico incluso cuando no se realizan una o más pruebas.

Con un movimiento limitado de la ASI, es crucial incluir una evaluación completa de la columna lumbar, las caderas (por encima y debajo de las articulaciones) y del sistema neurodinámico antes de decidir definitivamente que la ASI es la causa probable de los síntomas presentes (Sturesson *et al.*, 2000).

La cintura pélvica recibe su estabilidad de la interconexión entre la sínfisis del pubis y la ASI, un sistema ligamentoso potente y la forma en cuña del sacro, con lo que se ajusta verticalmente entre los innominados (los ilíacos) (Hengevald y Banks, 2014). Estas estructuras generan un sistema de autocierre (Kapandji, 2007) y contribuyen al cierre de la forma de la pelvis. Una serie de grupos musculares y la fascia también contribuyen a la estabilidad dinámica y, por tanto, al cierre de fuerza dinámico de la cintura pélvica.

Vleeming (1997) describe el cierre de forma como "situación estable gracias al ajuste estrecho de las superficies articulares, en donde no se precisan fuerzas adicionales para mantener este estado una vez sometido a una determinada carga". Esto se debe a la forma del sacro, acuñada entre los dos ilíacos.

El transverso del abdomen (TA) contribuye a la rigidez de la pelvis gracias a sus inserciones anatómicas (en el ilíaco y en la capa media y la lámina profunda de la capa posterior de la fascia toracolumbar [FTL]). La sinergia de la contracción muscular del suelo de la pelvis y la cocontracción de TA y multífido aumenta la rigidez, reduce las fuerzas de cizalla en la ASI y contribuye a la estabilización de la pelvis, permitiendo que se mantenga una transferencia correcta de la carga a la región lumbopélvica (Pel *et al.*, 2008).

Cadenas musculares

Lee (2004) describe cuatro cadenas de los grupos musculares globales que estabilizan la pelvis regionalmente:

- Cadena lateral.
- Cadena oblicua posterior.
- Cadena oblicua anterior.
- Cadena longitudinal posterior.

Las cadenas arriba mencionadas no funcionan en absoluto de forma aislada; están interconectadas, se solapan parcialmente y funcionan en conjunto (Lee, 2004). Estas cadenas no influyen en el movimiento espinal como lo hace un sistema de estabilización local, pero pueden generar tensión en la FTL que se añade a la compresión pélvica posterior y el control de la rotación y cizallamiento en la región lumbopélvica.

Existen múltiples cadenas musculares que envuelven la ASI, permitiendo que se estabilice. El patrón anatómico de estas cadenas constituye la premisa para que puedan rehabilitarse estos músculos en un intento de crear la estabilidad de la ASI. Si se crea un programa de rehabilitación para reforzar estos músculos, puede reducirse el movimiento y el dolor de la ASI.

Las "cadenas" que proporcionan el cierre de fuerza en la pelvis incluyen la cadena oblicua posterior, la cadera oblicua anterior y la cadena longitudinal posterior, formadas por las siguientes estructuras:

Tres cadenas musculares

La cadena *longitudinal posterior* (véase Figura 5.11) incluye: multífido (MF), sacro, capa profunda de la fascia toracolumbar (FTL), ligamento sacrotuberoso (LST) y bíceps femoral (Hengevald y Banks, 2014).

- El erector de la columna y el MF forman parte de la cadena longitudinal profunda, contribuyen simultáneamente a la compresión de los segmentos lumbares y proporcionan un control dinámico de las tensiones de cizalla anterior/posterior en la columna lumbar.
- Los músculos que conforman esta cadena aumentan la tensión en la FTL y comprimen la ASI.
- El bíceps femoral puede influir en la nutación sacra a través de su conexión con el LST y desempeña un papel en la estabilidad intrínseca y extrínseca de la pelvis en relación con la pierna (Vleeming *et al.*, 2008).

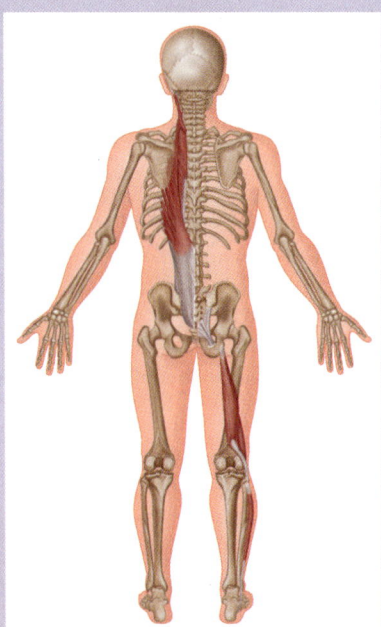

Figura 5.11: Cadena longitudinal posterior.

La *cadena oblicua posterior* (véase Figura 5.12) influye en el cierre de fuerza e incluye el dorsal ancho, la FTL y el glúteo mayor (GM). Entre la cadena oblicua posterior y la ASI, la relación es la siguiente:

- El GM tiene la mayor capacidad de cierre de fuerza a través de la capa posterior de la FTL. Se ha visto que transmite la tensión directamente detrás de la ASI, llegando incluso hasta la tercera vertebra sacra (S3) (Barker *et al.*, 2004).
- Van Wingerden *et al.* (2004) refieren que la contracción del GM aumenta la rigidez de la ASI en tres veces cuando se combina con la contracción del dorsal ancho durante la marcha.

- Se ha constatado que la rotación contra una resistencia activa la cadena oblicua posterior (Vleeming y Stoeckart, 2007).
- El GM crea un vínculo muscular entre el tensor fascia lata y la FTL. La contracción del GM incrementa la rigidez en la fascia que engloba la columna lumbar, la ASI y las caderas (Hengevald y Banks, 2014).
- Hungerford *et al.* (2003) han observado que la instauración de la contracción del GM se altera por la disfunción de la ASI.

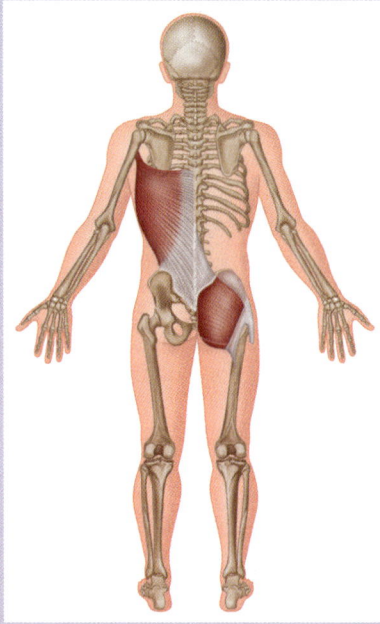

Figura 5.12: Cadena oblicua posterior.

La cadena *oblicua anterior* (véase Figura 5.13) incluye oblicuos externos, oblicuos internos, transverso del abdomen, recto del abdomen, línea alba, ligamento inguinal y aductores.

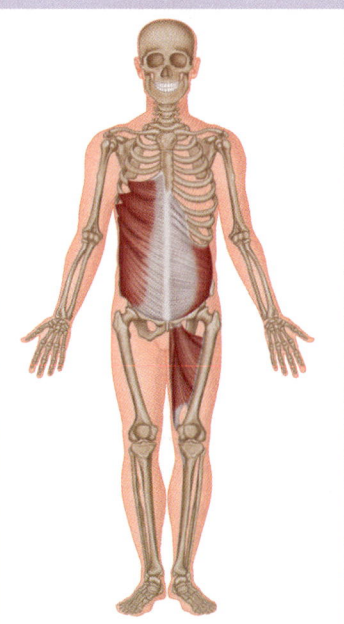

Figura 5.13: Cadena oblicua anterior.

Otras consideraciones antes de iniciar el tratamiento

Cuando se efectúa un examen de disfunción y función alrededor de la pelvis, también es necesario tener en cuenta las líneas fasciales (Myers, 2001). Los músculos erectores de la columna junto con el multífido contribuyen simultáneamente a la compresión de los segmentos lumbares y proporcionan un control dinámico de las tensiones de cizalla anterior-posterior en la columna lumbar (Myers, 2001). Los músculos en esta cadena aumentan la tensión en la FTL y comprimen la ASI. El bíceps femoral puede influir en la nutación sacra a través de su conexión con el ligamento sacrotuberoso.

Los músculos hipertónicos en global pueden contribuir a las estrategias de adaptación disfuncional alrededor de la pelvis. La opresión torácica indica la hiperactividad en los oblicuos, la opresión de la espalda indica la hiperactividad de los erectores de la columna y la opresión caudal indica la hiperactividad del piriforme y el obturador interno. Las estrategias mencionadas se ven habitualmente en personas que ya no tienen control sobre el movimiento vertebral, intrapélvico y/o de la cadera (Lee, 2004). Debemos tratar los tejidos hipertónicos con el trabajo en el tejido blando, incluso antes de pensar en la rehabilitación de los músculos locales.

Si el paciente no dispone de todo la ADM en la columna lumbar y las caderas, puede sufrir una tensión y compensación excesiva en la ASI. La liberación de las caderas con un *squat* (talones primero separados del suelo y después en el suelo) nos permite evaluar la flexión completa de la cadera sometida a carga. Debemos concentrarnos en cuánta flexión se genera en la columna lumbar (el aumento de la flexión lumbar puede ser índice de la restricción de la flexión de la cadera). Además, debemos examinar de cuánto rango dispone el paciente en la flexión y extensión de la cadera, instándole a que ejecute un *lunge* con un pie en el borde de una silla o una camilla baja y observando las estrategias de compensación presentes en la columna y en los innominados.

Las molestias habituales en personas que sufren un trastorno de la ASI incluyen dolor y pesadez o fatiga en la pierna del lado afectado, en particular durante las actividades con carga. El dolor se describe como súbito y agudo, impidiendo que algunas personas puedan realizar sus actividades de la vida cotidiana (AVC).

Los síntomas de la ASI rara vez se extienden al lado contralateral; habitualmente quedan aislados en la cara posterior de la ASI en cuestión y pueden descender a la pantorrilla y el pie, pero a menudo se extienden a nalgas, ingles y alrededor de la cara posterior del muslo.

Con frecuencia, el dolor de la ASI provoca que la persona adapte su posición para reducir los síntomas que siente; esto puede incluir tener que apoyarse regularmente en el lado y sentarse sobre una nalga o con las piernas cruzadas. Podremos ver que al evaluar la sedestación a bipedestación (SaB), el paciente ha de acercar las rodillas para apoyarse y mantenerse de pie, además de empujar sobre la pelvis. Asimismo, no es raro que las personas con ASI disfuncionales quieran hundir los nudillos en la zona lumbar, los glúteos o la zona sacra/ASI para intentar aliviar sus molestias. Todos estos hallazgos son claves y nos pueden ayudar a establecer nuestra hipótesis de razonamiento clínico.

Restricciones potenciales de la actividad debido al dolor en la ASI

Mens *et al*. (2001) estudiaron la restricción de la actividad debido al dolor por la ASI. Conociendo estas actividades funcionales, podemos dirigir nuestras preguntas para indagar en profundidad en la historia de la patología actual del paciente:

- El 90 % de los pacientes describió un dolor al estar de pie durante 30 minutos (carga estática).
- El 86 % de los pacientes describió un dolor al cargar una cesta de la compra llena (carga dinámica).
- El 81 % de los pacientes describió un dolor al colocarse de pie sobre una pierna (fuerzas de cizalla con carga).
- El 81 % de los pacientes describió un dolor al caminar durante 30 minutos (carga dinámica y fuerzas de cizalla).

Evaluación de la pelvis

Antes de evaluar la movilidad de la articulación, hay que efectuar un análisis posicional de la cintura pélvica, porque las diferencias en la movilidad pueden ser simplemente un reflejo de una posición ósea inicial diferente. La pelvis está sometida a múltiples vectores de fuerza de los músculos que insertan en la misma y pueden influir en su posición.

Asimismo, es importante tener en cuenta que la función primaria del complejo lumbopélvico-femoral es trasferir las cargas con seguridad, cumpliendo con los requisitos de movimiento y control de una tarea.

Lee y Lee (2010) indican los siguientes aspectos para una palpación eficaz de los ilíacos, el sacro y los isquiones. Las evaluaciones deben efectuarse en decúbito supino y prono, utilizando toda la mano (para evaluar con mayor precisión la posición).

Palpación de las crestas ilíacas

En decúbito supino:

- Piernas extendidas.
- Colocar los talones de las manos en la cara lateral de los huesos ilíacos o innominados.
- Apreciar las diferencias.
- Confirmar la posición situando los pulgares en la cara inferior de la espina ilíaca anterosuperior (EIAS).

En decúbito prono:

- Piernas extendidas.
- Palpar tanto los ilíacos con los talones de las manos en la cara inferior de la espina ilíaca posterosuperior (EIPS) como el resto de la mano en la cara dorsal de los ilíacos.
- ¿Podemos detectar diferencias en las posiciones al comparar la izquierda y la derecha?
- Confirmar la posición situando los pulgares en la cara inferior de la EIPS.

También podemos utilizar las tuberosidades isquiáticas para confirmar cualquier cizalla vertical de un ilíaco en relación con el otro. La cara más inferior de las tuberosidades isquiáticas se palpa bilateralmente con los pulgares.

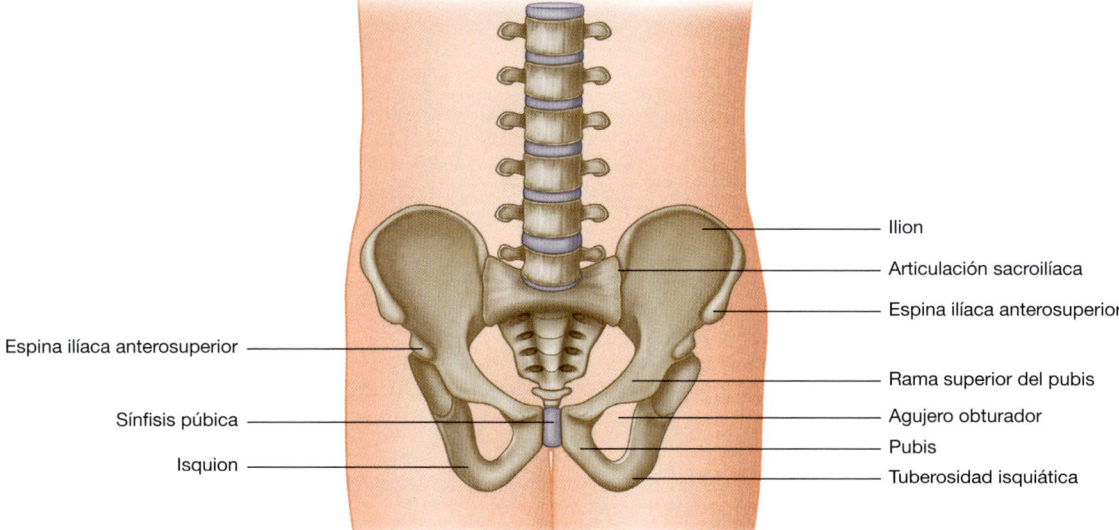

Espina ilíaca anterosuperior
Sínfisis púbica
Isquion

Ilion
Articulación sacroilíaca
Espina ilíaca anterosuperior
Rama superior del pubis
Agujero obturador
Pubis
Tuberosidad isquiática

Figura 5.14: Referencias de la pelvis, vista anterior.

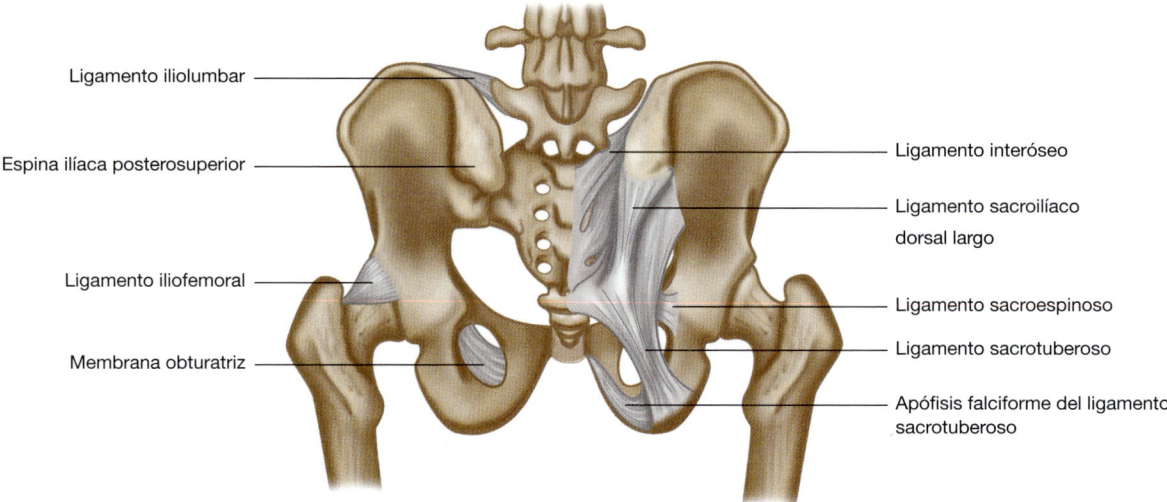

Ligamento iliolumbar
Espina ilíaca posterosuperior
Ligamento iliofemoral
Membrana obturatriz

Ligamento interóseo
Ligamento sacroilíaco dorsal largo
Ligamento sacroespinoso
Ligamento sacrotuberoso
Apófisis falciforme del ligamento sacrotuberoso

Figura 5.15: Ligamentos de la pelvis, vista posterior.

Palpación de la ASI

- La ASI se localiza entre el sacro y el ilion (profundo a la fascia toracolumbar).
- Se sitúa medial a la EIPS.
- Palpar en decúbito prono; localizar la EIPS.
- Desplazarse inferomedialmente para localizar la articulación.
- Flexionar la rodilla ipsolateral y sostener el pie.
- Rotar la cadera hacia medial y lateral.
- Sentir la pequeña abertura en el espacio articular.

La cintura pélvica funciona de forma sinérgica con la columna lumbar y las caderas, y la ASI precisa un equilibrio perfecto entre el movimiento y la estabilidad (véase Figura 5.16). Las estructuras que rodean la articulación, músculos, fascia, ligamentos) proporcionan el "cierre de fuerza'', posibilitando el movimiento y la estabilidad.

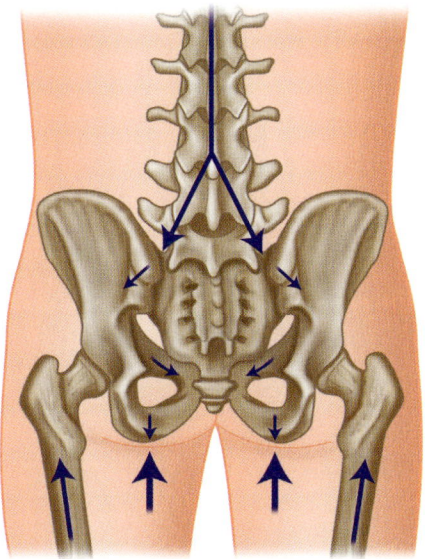

Fuerzas descendentes

Fuerzas ascendentes

Figura 5.16: La ASI precisa un equilibrio perfecto entre movimiento y estabilidad.

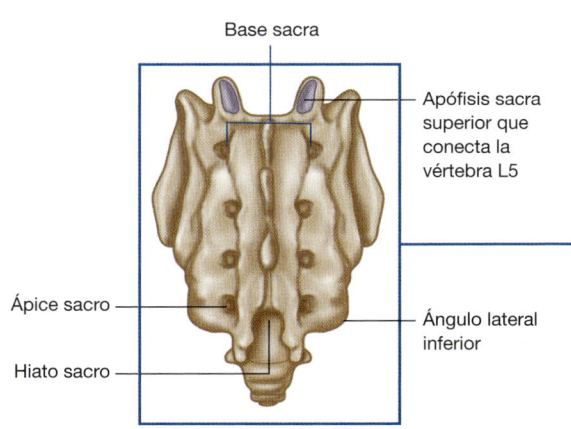

Base sacra

Apófisis sacra superior que conecta la vértebra L5

Ápice sacro

Ángulo lateral inferior

Hiato sacro

Sacro

Posición del sacro

- Decúbito prono con las piernas extendidas.
- Palpar la cara dorsal de los ángulos laterales inferiores del sacro.
- Evaluar cualquier rotación.
- Lee y Lee (2010) establecen que este punto óseo es más fiable para la evaluar la posición del sacro, dado que la profundidad de la base sacra puede verse influenciada por el tamaño y el tono del multífido sacro.

Habitualmente las personas que solicitan tratamiento luchan para reclutar los músculos locales (profundos, segmentarios, estabilizadores) debido al predominio y a la hiperactividad de los músculos globales (cruzan por encima de muchos segmentos o regiones, movilizadores y estabilizadores generales). Por ello, debemos abordar primero la disfunción muscular global, ya que a menudo esta es la causante de la inhibición de los músculos locales.

El grupo principal de los músculos locales que generan la tensión para estabilizar la columna lumbar y la cintura pélvica incluye el transverso del abdomen, las fibras profundas del multífido, el suelo de la pelvis, el diafragma y las fibras posteriores del psoas mayor (Gibbons, 2001). Cuando hay disfunción en estas estructuras, habrá un retraso en el momento de la contracción, una atrofia visible o palpable (pérdida de tono) o falta de coordinación al intentar trabajar con otros músculos locales. Cuando hay disfunción en las estructuras del sistema muscular global habrá evidencia de predominio, cocontracción, hipertonía, activación retrasada, debilidad, falta de reclutamiento, falta de sinergia al moverse y una reducción de la flexibilidad.

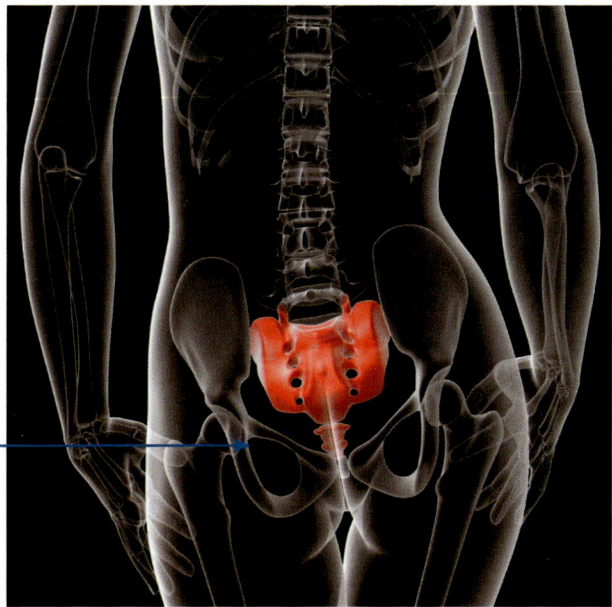

Figura 5.17: Posición del sacro.

Anatomía de la ASI

- La ASI es una articulación sinovial (anterior) y fibrosa (posterior) entre la superficie articular del ilion y el ala del sacro.
- Una cápsula fibrosa rodea completamente la articulación entrando en los tejidos en los márgenes articulares de ambos huesos.
- La articulación tiene abundantes ligamentos (que rodean la cápsula) que son muy fuertes por detrás y algo más débiles por delante.
- Ligamentos accesorios proporcionan una estabilidad adicional (sacrotuberoso, sacroespinoso, iliolumbar).

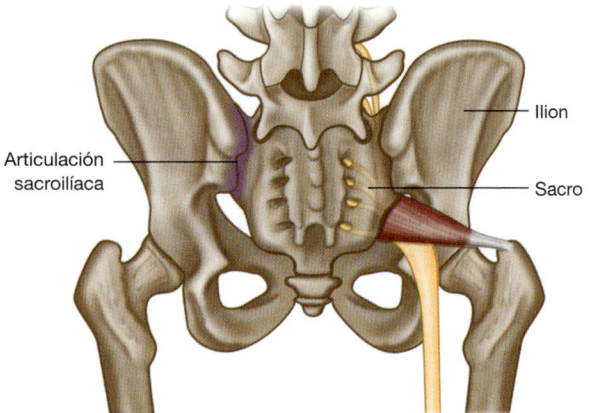

Figura 5.18: Articulación sacroilíaca.

Capacidad de autocierre de la ASI

Cuando el sacro descansa sobre los ligamentos sacros dorsales durante la nutación, se crean tensión y estabilidad en la ASI. Sin embargo, cuando el ligamento sacrotuberoso (LST) está sometido a carga (por ejemplo, tensión en el bíceps femoral, GM, piriforme y la FTL), se reduce la movilidad de la ASI. Cabe destacar, que se puede establecer una conexión entre mujeres embarazadas y los isquiocrurales tensos; los isquiocrurales intentan cargar el LST, trabajando más duro para mantener estable la ASI ahora móvil (Kapandji, 2007).

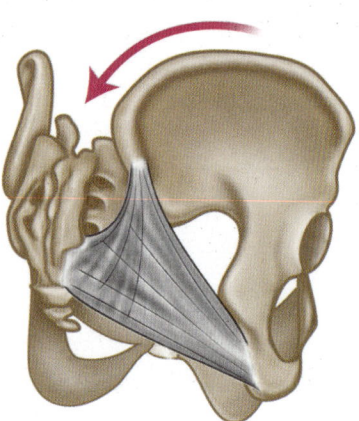

Figura 5.19: Ligamento sacrotuberoso tensionado, que limita la movilidad de la ASI.

Rangos de movimiento articular habituales en la disfunción de la ASI

- Reducción de la extensión de la rodilla.
- Reducción de la rotación medial de la cadera.
- Reducción de la rotación lateral de la cadera.
- Reducción de la extensión de la cadera.
- Reducción de la flexión de la cadera.

Hallazgos en tejidos blandos habituales en la disfunción de la ASI

Hipertonía (necesidad de tratamiento del tejido blando):

- Piriforme, bíceps femoral, aductor mayor, cuadrado lumbar y oblicuos ipsolaterales.
- Ilíaco, dorsal ancho y aductores contralaterales.

Inhibición (necesidad de activación/fortalecimiento):

- Glúteo medio y erector de la columna ipsolaterales.
- Glúteo mayor y psoas mayor contralaterales.

Evaluación del dolor

Las últimas investigaciones corroboran con claridad la utilidad de las pruebas de provocación, dado que individualmente han mostrado una fiabilidad favorable, sobre todo cuando se efectúan dos o tres en conjunto (Laslett y Williams, 1994, 2005; van der Wurff *et al.*, 2000a, b; Robinson *et al.*, 2007).

La evidencia más relevante y reciente muestra que, para considerar que un dolor se origina en la ASI, es necesario que el dolor del paciente se reproduzca en un mínimo de tres pruebas de provocación del dolor de la ASI (Szadek *et al.*, 2009).

- Prueba de distracción.
- Prueba de compresión.
- Prueba del *thrust* (empuje) del muslo.
- Prueba de *thrust* sacro.

Prueba de distracción

(Esta es la prueba más específica [Laslett *et al.*, 2005].)
1. El atleta se sitúa en decúbito supino, acostado sobre una pequeña almohada debajo de las rodillas (para mantener la columna en posición neutra).
2. Talones de las manos en las caras mediales de ambas EIAS.
   Aplicar una fuerza posterolateral lenta constante en ambas EIAS (distracción de la parte anterior de la ASI y compresión de la parte posterior).
3. Mantener esta fuerza.
4. Preguntar al atleta en cuanto a la reproducción y localización del dolor.

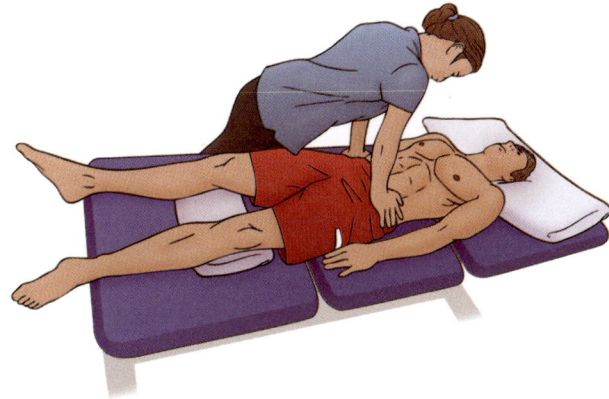

Figura 5.20: Prueba de distracción.

Prueba de compresión

1. Posición en decúbito lateral con las caderas y las rodillas flexionadas.
2. Colocar ambas manos encima de la cresta ilíaca en la zona anterolateral.
3. Aplicar una fuerza medial lenta constante a través del ilíaco; compresión de la parte anterior de la ASI y distracción de la parte posterior.
4. Mantener la fuerza.
5. Preguntar al atleta en cuanto a la reproducción del dolor.
6. Repetir la prueba en ambos lados.

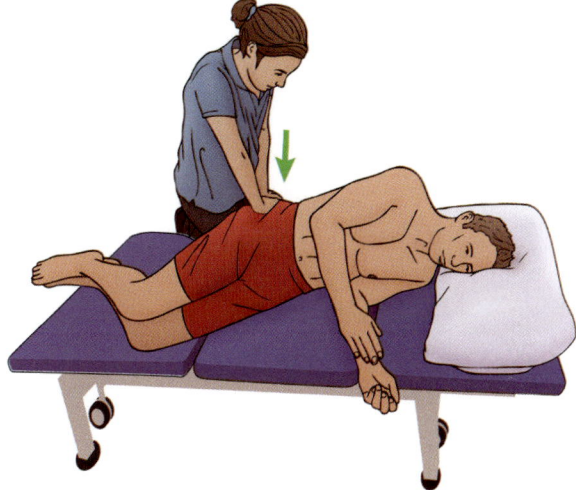

Figura 5.21: Prueba de compresión.

Prueba de *thrust* (empuje) del muslo

El objetivo es elucidar el dolor, mientras se aplica una fuerza de cizalla posterior a la ASI de ese lado.

1. Atleta en decúbito supino con la cadera y la rodilla flexionadas.
2. El muslo en 90 grados con la camilla y leve aducción.
3. Una mano del terapeuta rodea el sacro, mientras que el otro brazo y la mano rodean la rodilla flexionada.
4. El terapeuta aplica presión hacia caudal hacia la camilla a lo largo de la línea del fémur orientado verticalmente.
5. Repetir en ambos lados.

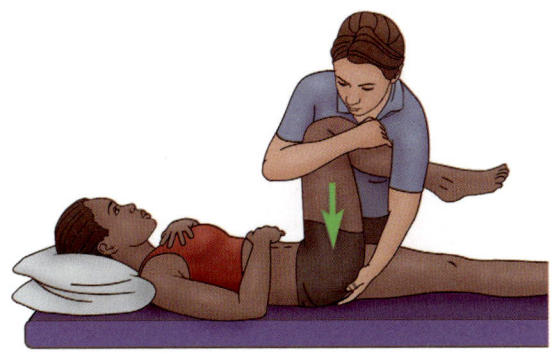

Figura 5.22: Prueba del thrust de muslo.

Prueba de *thrust* (empuje) sacro

El objetivo es elucidar el dolor, mientras se aplica una fuerza de cizalla anterior del sacro en ambos ilíacos.

1. El atleta en posición de decúbito prono.
2. El terapeuta aplica una fuerza hacia caudal verticalmente al centro del sacro.

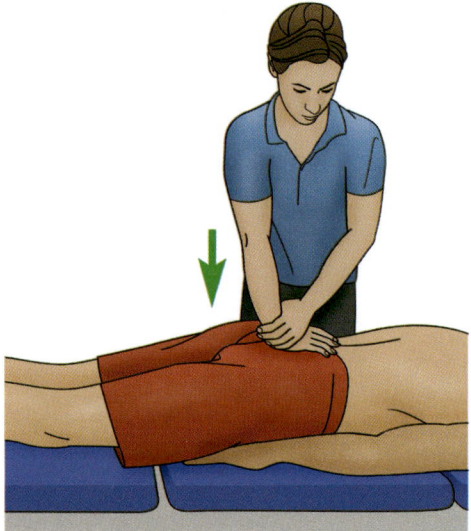

Figura 5.23: Prueba del thrust *sacro.*

Prueba adicional

Prueba de Gaenslen

1. Atleta en decúbito supino cerca del borde de la camilla.
2. Flexión completa de la cadera en el abdomen que mantiene el paciente conforme el terapeuta va añadiendo sobrepresión.
3. El terapeuta ejecuta una hiperextensión lenta de la pierna opuesta por encima del borde de la camilla con sobrepresión encima de la rodilla.
4. La prueba es positiva cuando el dolor se reproduce en el lado flexionado.

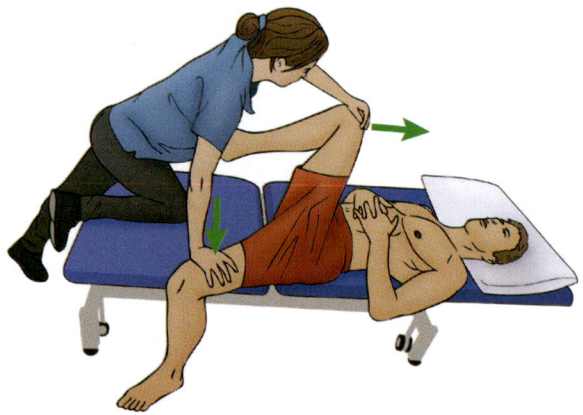

Figura 5.24: Prueba de Gaenslen.

Evaluación de la pérdida de función

Prueba de *stork*

Tanto la prueba o test de *Stork*, variante de la posición de Trendelenburg o posición antishock / de pie sobre una pierna (*one-leg standing* (OLS)/Gillet), como la prueba de elevación activa de la pierna recta (ASLR) han mostrado una fiabilidad aceptable interexaminadoras. Lee y Lee (2010) también evalúan las basculaciones laterales de la pelvis tanto en posición de decúbito supino como en bipedestación para examinar la transferencia de la carga en la sínfisis púbica.

La prueba de *stork* (véase Figura 5.25) es una prueba de control del movimiento en la que se evalúan los mecanismos tanto de cierre de forma como de fuerza observando cómo controla la pelvis la carga en bipedestación. Cuando se examina el lado sometido a carga (alineación autorreforzada de los huesos de la pelvis), cabe esperar que el ilion mantenga una alineación estable en relación con el sacro. Durante esta prueba de transferencia de la carga (que se utiliza también como prueba de provocación álgica de la sínfisis púbica) no se debe producir ningún movimiento relativo en la pelvis. La prueba debe realizarse tres veces para asegurar que se observa el mismo patrón.

Mediante esta prueba también puede evaluarse la capacidad del lado no sometido a carga (NSC) del ilíaco de efectuar una rotación posterior en relación con el sacro ipsilateral (Hungerford *et al*., 2007; Lee y Lee, 2010). Observar la calidad de la simetría entre ambos lados.

Se efectúa del siguiente modo:

1. Colocar al atleta en bipedestación.
2. Arrodillarse detrás de atleta y colocar el talón de la mano en el ilíaco del lado que se va a examinar.
3. Rodear con los dedos de la misma mano el ilíaco y mantenerlos relajados.
   - Colocar el pulgar de la misma mano justo por debajo de la espina ilíaca posterosuperior (EIPS).
   - Situar el pulgar contralateral (otra mano) en S2.
   - Mantener ambas manos relajadas.
4. Pedir al paciente que se coloque sobre una pierna (del lado a examinar) y llevar la rodilla en línea con el ombligo
5. Repetir tres veces. ¿Se obtienen cada vez los mismos resultados?
6. Repetir en el otro lado (sin olvidar cambiar las manos activas), dado que siempre se precisa una comparación.
7. ¿El esfuerzo es el mismo en ambos lados?
8. ¿Se produjo una transferencia suave del peso sobre la pierna sometida a carga (SC)?
9. ¿La pelvis se mantuvo en la misma posición?
10. Otra alternativa es dejar las manos en la misma posicion, pero esta vez situadas en el lado del cuerpo en el que se está flexionando la cadera (lado NSC).

11. El pulgar situado debajo de la EIPS debe descender por debajo de su posición original conforme se rota la pelvis hacia dorsal en relación con el sacro durante la flexión de la cadera.
12. Volver a comparar el lado contralateral, en cuanto a la simetría.

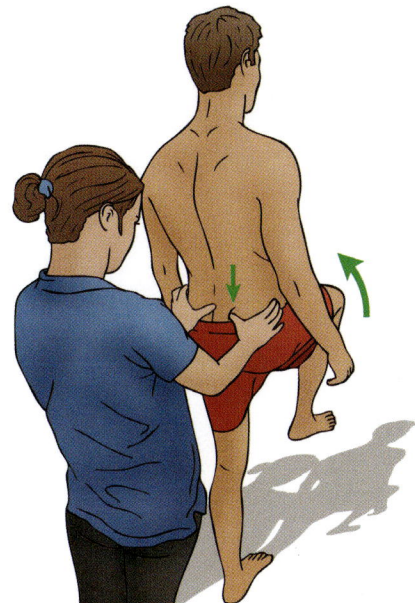

Figura 5.25: Prueba de stork.

Elevación activa de la pierna recta (ASLR)

Evaluación de la carga con la pelvis en posición de decúbito supino.

1. El atleta levanta la pierna no afectada unos 20 cm de la camilla. Compara la diferencia en el esfuerzo experimentado al levantar la pierna del lado afectado.
2. El esfuerzo puede clasificarse en una escala de 0-5 (Mens *et al.*, 2001).
3. La pierna debe sentirse ligera cuando se separa de la camilla; no debe haber movimiento de la pelvis en ninguna dirección en relación con el tronco y las piernas.
4. Si esto es demasiado difícil o las piernas se sienten pesadas, es índice de la falta de reclutamiento de los músculos locales y globales.

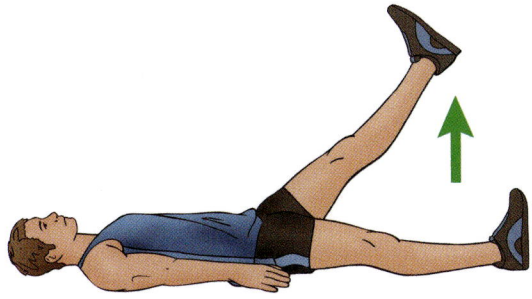

Figura 5.26: Elevación activa de la pierna recta (ASLR).

Papel del psoas en la ASLR

Hu *et al.* (2011) investigaron el papel del psoas en la flexión de la cadera utilizando la prueba de ASLR (la flexión de la cadera tira el ilíaco hacia delante). Tradicionalmente, se consideraba que esta acción quedaba contrarrestada por el bíceps contralateral y los abdominales laterales ipsolaterales (por presión del ilíaco hacia el sacro para aumentar el cierre de fuerza). Sus resultados evidenciaron que los problemas en la prueba ASLR pueden reflejar problemas con el cierre de fuerza; la activación de la pared abdominal contrabalancea la rotación ventral o anterior del ilíaco y la activación del bíceps femoral contralateral da lugar a la rotación del plano transversal de la pelvis (visto clínicamente como un movimiento craneal de la EIAS contralateral). A su vez, esto se ve contrarrestado por el transverso del abdomen y el oblicuo interno del mismo lado; el psoas se activa bilateralmente (lo que puede reflejar que estabiliza la columna lumbar); el ilíaco, el recto femoral y el aductor largo se activan ipsolateralmente (de forma sinérgica).

La adición de compresión a la pelvis (apretar la porción anterior de los ilíacos, o acercar más las EIAS) permite elevar fácilmente la pierna (a no ser que ya haya demasiada compresión, en cuyo caso este movimiento puede incluso ser más difícil).

Si el terapeuta altera la localización de las fuerzas de compresión, puede ayudarle a determinar la zona en donde funcionalmente se precisa más compresión (y en donde hay debilidad) para contribuir a la transferencia de la carga a través de la cintura pélvica (Lee y Lee, 2010). Así, podrá planificar un programa eficaz de tratamiento.

Lee y Lee (2010) indican diferencias de compresión en distintas zonas de la pelvis:

- Compresión anterior: apretar para acercar las EIAS entre sí (estimulación del transverso del abdomen [TA]).
- Compresión anterior encima del trocánter mayor de las caderas (estimulación del suelo pélvico anterior).
- Compresión posterior: juntar las EIPS (estimulación del multífido).
- Compresión anterior de la EIAS izquierda y compresión posterior de la EIPS derecha entre sí (estimulación del TA izquierdo y multífido derecho).

Al planificar el tratamiento, hay que considerar la compresión más útil para el paciente observada durante la prueba de ASLR.

Debemos recordar que si hay demasiada compresión, el paciente no elevará bien la pierna, o le resultará más difícil realizar esta tarea.

¿Qué ocurre si observamos que la compresión (cierre de fuerza) está reducida?

1. Evaluar y tratar la columna lumbar y las caderas, porque probablemente presentan una hipomovilidad.
   - Compensación o tensión en las estructuras que influyen en la ASI.
2. Uso temporal de un cinturón de la ASI.
3. Caminar y la natación activan el glúteo mayor.
   - Aumenta la tensión en la fascia toracolumbar (FTL).
4. El entrenamiento específico de glúteo mayor y dorsal ancho (cadena oblicua posterior), erector de la columna y multífido (Vleeming y Stoeckart, 2007).
   - Ayuda al cierre de fuerza.
   - Refuerza la FTL.

¿Qué ocurre si observamos que la compresión (cierre de fuerza) es excesiva?

1. ¿Hay una hiperactividad de los músculos globales de la región lumbopélvica que comprime la ASI?
2. ¿Pruebas de provocación del dolor positivas?
3. ¿Prueba de *stork* negativa?
4. ¿Prueba de ASLR negativa?
5. Evaluar y tratar el tejido conectivo alrededor de la ASI.
   - Trabajo en el tejido blando (tejido conectivo).
   - Rotadores laterales de la cadera, si se aprecia opresión caudal.
   - Técnicas de energía muscular (MET, *Muscle Energy Techniques*).
   - Movilizaciones y ejercicios de movilidad.
   - Entrenamiento de la postura.
6. Reducir la hipertonía en los músculos globales dominantes.
7. Interrumpir los ejercicios de estabilización (músculos ya demasiado activos).
8. Añadir ejercicios de respiración:
   - Respiración costolateral, diafragmática.

Pruebas adicionales de la función de la ASI

(Estas pruebas disponen de una menor sensibilidad y especificidad.)

Prueba de flexión en bipedestación

1. Situar al atleta en bipedestación.
2. Colocarse detrás del atleta, y:
   - Situar los talones de ambas manos en los ilíacos.
   - Rodear con los dedos los ilíacos y mantenerlos relajados.
   - Colocar los pulgares justo por debajo de la EIPS.
   - Mantener ambas manos relajadas.
3. Instar al paciente a que se incline lo máximo posible hacia delante (vease Figura 5.27).
4. Repetir tres veces. ¿Se obtienen cada vez los mismos resultados?
5. Comparar los lados, para comprobar la simetría.

6. Si los pulgares se mantienen nivelados (desplazados a la misma distancia) durante la flexión, esto es normal/negativo.
7. Si la EIPS se desplaza en dirección craneal en un lado durante la flexión, es índice de la disfunción de la ASI / movimiento limitado del sacro en el ilion de ese lado.

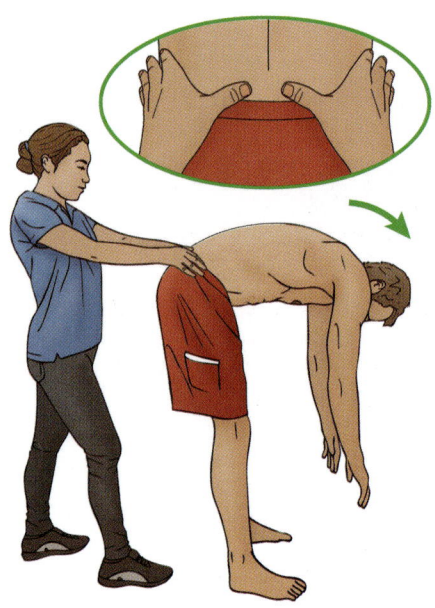

Figura 5.27: Prueba de flexión en bipedestación.

Prueba de la flexión en sedestación

1. Situar al atleta en sedestación en el centro de la camilla con los pies tocando el suelo.
2. Arrodillarse detrás del atleta y:
   - Situar los talones de ambas manos en los ilíacos.
   - Rodear con los dedos los ilíacos y mantenerlos relajados.
   - Colocar los pulgares justo por debajo de la EIPS.
   - Mantener ambas manos relajadas.
3. Instar al paciente a que se incline lo máximo posible hacia delante (véase Figura 5.28).
4. Repetir tres veces: ¿Se obtienen cada vez los mismos resultados?
5. Comparar los lados, para comprobar la simetría.
   - Si los pulgares se mantienen nivelados (desplazados a la misma distancia) durante la flexión, esto es normal/negativo.
   - Si la EIPS se desplaza en dirección craneal en un lado durante la flexión, es índice de la disfunción de la ASI / movimiento limitado del sacro en el ilion de ese lado.

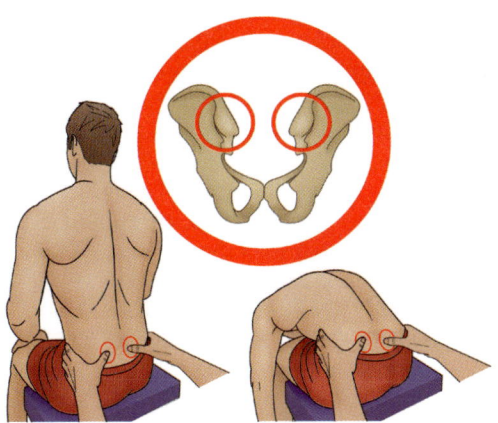

Figura 5.28: Prueba de flexión en sedestación.

Prueba de abducción de la cadera

1. Indicado en el examen de la estabilidad de la región lumbopélvica
2. El atleta se encuentra en decúbito lateral con flexión de la cadera inferior y la rodilla y extensión de la pierna superior.
3. Levantar activamente la pierna a abducción.
4. Abducir la pierna alrededor de 20 grados.
5. No debe haber rotación lateral (RL), flexión de la cadera o elevación de la cadera.
6. Se permite una contracción moderada del erector de la columna lumbar /cuadrado lumbar.
7. Resultado positivo si:
   - hay RL en el fémur: acortamiento del piriforme.
   - hay RL de la pelvis: hiperactividad/acortamiento de piriforme y otros rotadores externos.
   - se produce la flexión de la cadera: hiperactividad/ acortamiento de psoas y tensor de la fascia lata (TFL).
   - elevación de la pelvis antes de los 20 grados de abducción de la cadera: hiperactividad/acortamiento del cuadrado lumbar
   - dolor en el aductor ipsolateral: acortamiento de los aductores.

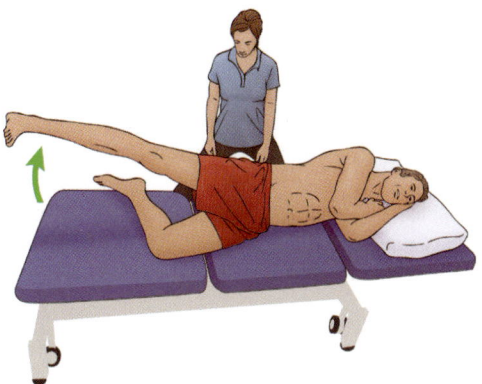

Figura 5.29: Prueba de abducción de la cadera.

Prueba de extensión de la cadera

1. Indicada para evaluar la activación muscular coordinada durante la extensión de la cadera en decúbito prono.
2. El atleta se encuentra en decúbito prono con los brazos relajados.
3. Extiende los pies más allá de la camilla.
4. Levanta la pierna a extensión.
5. Se espera una contracción inicial en los músculos erectores de la columna toracolumbar (estabilización del torso).
6. Mediante la actividad coordinada de los isquiocrurales y el glúteo mayor (GM), debe conseguirse una acción completa.
7. Resultado positivo si hay:
   - Flexión de la rodilla: indica acortamiento de los isquiocrurales.
   - Descarga retardada/ausente(inhibida) del GM: indica hiperactividad de los músculos erectores de la columna +/- músculos isquiocrurales.
   - Extensión falsa de la cadera; la zona lumbar realiza este movimiento: indica inhibición del GM o hiperactividad del erector de la columna.
   - Contracción muscular periescapular contralateral prematura: indica una inestabilidad funcional lumbar (que recluta el torso superior para compensar la inhibición de los movilizadores principales).

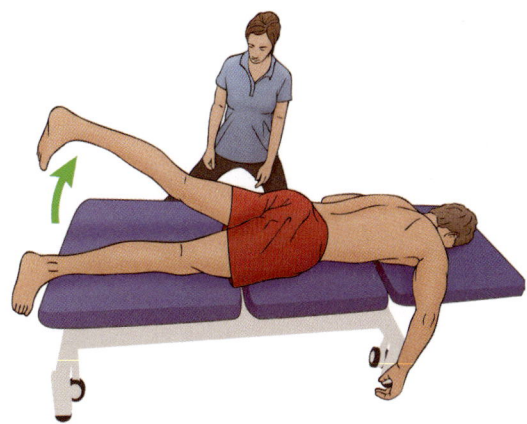

Figura 5.30: Prueba de extensión de la cadera.

Bibliografía

Gibbons, S. C. T., Pelley, B., y Molgaard, J. (2001), "Biomechanics and stability mechanisms of psoas major", *Proceedings of 4th Interdisciplinary World Conference on Low Back Pain*, Montreal, Canada, Noviembre 9-11, 2001.

Hengeveld, E., y Banks, K. (2014), *Maitland's Peripheral Manipulation*, Oxford, Churchill Livingstone.

Hu, H., Meijer, O. G., van Dieën, J. H., Hodges, P. W., Bruijn, S. M., Strijers, R. L., y Xia, C. (2011), "Is the psoas a hip flexor in the active straight leg raise?", *European Spine Journal*, 20(5): 759-765.

Hungerford, B., Gilleard, W., y Hodges, P. (2003), "Evidence of altered lumbopelvic muscle recruitment in the presence of sacroiliac joint pain", *Spine*, 28:1593-1600.

Hungerford, B., Gilleard, W., y Moran, M. (2007), "Evaluation of the ability of physical therapists to palpate intrapelvic motion with the stork test on the support side", *Physical Therapy*, 87(7): 879-887.

Janda, V. (1992), "Treatment of chronic back pain", *Journal of Manual Medicine*, 6: 166-168.

Kapandji, I. (2007), *The Physiology of the Joints*, Edimburgo, Churchill Livingstone.

Laslett, M., Aprill, C. N., McDonald, B., y Young, S. B. (2005), "Diagnosis of sacroilial joint pain: validity of individual provocation tests and composites of tests", *Manual Therapy*, 10: 207-218.

Laslett, M., van der Wurff, P., Buijs, E. J., y Aprill, C. (2007), Comentarios sobre la revision deBerthelot *et al.*, "Provocative sacroiliac joint maneuvers and sacroiliac joint block are unreliable for diagnosing sacroiliac joint pain", *Joint, Bone Spine*, 74: 306-307.

Lee, D. (2004), *The Pelvic Girdle*, Edimburgo, Churchill Livingstone.

Lee, D. y Lee, L. (2010), *The Pelvic Girdle*, Edimburgo, Elsevier/Churchill Livingstone.

Majlesi, J., Togay, H., Ünalan, H., y Tprak, S. (2008), "The sensitivity and specificity of the slump and the straight leg raising tests in patients with lumbar disc herniation", *Journal of Clinical Rheumatology*, 14(2): 87-91.

Mangen, J., y Folia, V. (2009), "Validity of clinical tests for sacroiliac and lumbar joint dysfunction: a systematic review of the literature", *Systematic Reviews*, 1: 1-35.

Mens, J. M., Vleeming, A., Snijders, C. J., Koes, B. W., y Stam, H. J. (2001), "Reliability and validity of the active straight leg raise test in posterior pelvic pain since pregnancy", *Spine*, 26(10): 1167-1171.

Myers, T. (2001), *Anatomical Trains*, Edimburgo, Churchill Livingstone.

Pel, J., Spoor, C., Pool-Goudzwaard, A., Hoek van Dijke, G., y Snijders, C. (2008), "Biomechanical analysis of reducing sacroiliac joint shear load by optimization of pelvic muscle and ligament forces", *Annals of Biomedical Engineering*, 36(3): 415-424.

Robinson, H. S., Brox, J. I., Robinson, R., Bjelland, E., Solem, S., y Telje, T. (2007). "Technical and measurement report the reliability of selected motion- and pain provocation tests for the sacroiliac joint", *Manual Therapy*, 12: 72-79.

Sturesson, B., Uden, A., y Vleeming, A. (2000), "A radiostereometric analysis of movements of the sacroiliac joints during the standing hip flexion test", *Spine*, 25: 364-368.

Szadek, K., van der Wurff, P., van Tulder, M., Zuurmond, W., y Perez, R. (2009), "Diagnostic validity of criteria for sacroiliac joint pain: a systematic review", *Journal of Pain*, 10(4): 354-368.

van der Wurff, O., Hagmeijer, R. H. M., y Meyne, W. (2000a), "Clinical tests of the sacroiliac joint: a systematic methodological review—Part 1: Reliability", *Manual Therapy*, 5(1): 30-36.

van der Wurff, O., Hagmeijer, R. H.M., y Meyne, W. (2000b), "Clinical tests of the sacroiliac joint: a systematic methodological review—Part 2: Validity", *Manual Therapy*, 5(2): 89-96.

van Wingerden, J. P., Vleeming, A., Buyruk, H. M., y Raissadat, K. (2004), "Stabilization of the SIJ in vivo: verification of muscular contribution to force closure of the pelvis", *European Spine Journal*, 13(3): 199.

Vleeming, A., y Stoeckart, R. (2007), "The role of the pelvic girdle in coupling the spine and the legs: a clinical-anatomical perspective on pelvic stability", en Vleeming, A., Mooney, V., y Stoeckart, R. (eds.), *Movement, Stability and Lumbopelvic Pain: Integration and Research*, Edimburgo, Churchill Livingstone.

Disfunción de la articulación sacroilíaca. Tratamiento

Cadena oblicua posterior

Dorsal ancho

Inserciones

- Capa posterior de la fascia toracolumbar entra en las apófisis espinosas de las seis vértebras torácicas y en todas las vértebras lumbares y sacras, así como en los ligamentos supraespinales e intraespinales.
- Surge de la fascia de la parte posterior del labio externo de la cresta ilíaca, se extiende hacia arriba y lateralmente por la parte baja del tórax, para pasar al periostio que rodea tres de las cuatro costillas inferiores y a través de la fascia al ángulo inferior de la escápula.
- A continuación, las fibras convergen conformen pasan al húmero y forman un tendón fino aplanado.
- El tendón rodea y se adhiere al borde inferior del redondo mayor y pasa al suelo de la cavidad intertubercular, anterior al tendón del redondo mayor (separada por una bolsa).
- El efecto de giro del músculo a 180 grados significa que la superficie anterior del tendón es continua con la superficie posterior del resto del músculo.
- Las fibras con las inserciones más bajas en el tronco tienen la inserción más alta en el periostio humeral.

Inervación

- Nervio toracodorsal (C6-8).
- Piel que cubre el músculo (raíces T4-12, L1-3).

Acción

- Extensor fuerte del brazo flexionado.
- Si se fija el húmero en relación con la escápula, el dorsal ancho retrae la cintura escapular.
- Aductor fuerte y rotador medial del húmero en la articulación del hombro o glenohumeral.
- Con los brazos fijos por encima de la cabeza, el dorsal ancho puede elevar el tronco hacia arriba (con pectoral mayor).
- Entra en acción al remar y en el movimiento descendente al nadar.
- Debido a la relación con las costillas, el dorsal ancho se activa en la espiración violenta (tos o estornudo).
- Si el húmero está fijo, por ejemplo, al utilizar muletas, el dorsal ancho puede tirar el tronco hacia delante en relación con los brazos (inserción a través de la fascia a la pelvis).

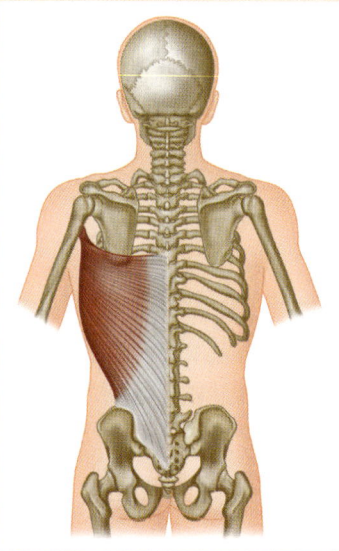

Figura 6.1: Dorsal ancho.

Tratamiento

Al realizar todas las entradas en el tejido blando, mencionadas más abajo, hay que tener en cuenta los puntos planteados en el Capítulo 2: Fascia, en cuanto a la velocidad a la que avanzar más hacia la profundidad de los tejidos. Yo utilizo una puntuación VAS[1] máxima de 6/10 (percepción del atleta) cuando entro en los tejidos, para no provocar una respuesta tisular resistente y no causar "dolor" al atleta. Mi percepción de 6/10 es un malestar moderado (que no provoca una reacción de escape o retirada del atleta); explico al atleta que no es necesario que sea "valiente" y que no habrá movimientos súbitos o un aumento de la presión una vez que he llegado a esta profundidad. Alacanzar la profundidad es un proceso gradual, controlado por el atleta y por la respuesta tisular, y puede tardar más de sesenta segundos antes de sentir la respuesta tisular o que el atleta sienta una reducción del malestar. En este punto, indico al atleta que me avise cuando el malestar ha "descendido" a aproximadamente a 2/10.

Después de ello, añado el movimiento activo o pasivo de una parte del cuerpo. Indico al atleta que interrumpiré un movimiento que cause molestias por encima de 6/10 en esta localización, hasta que las molestias desciendan a 2/10 y pueda empezar a completar el movimiento. Entonces repito esto hasta haber abordado todos los tejidos relevantes.

En las instrucciones más adelante, no repito estas declaraciones, pero no hay que olvidar que se han de subrayar siempre que se trabaje profundamente en los tejidos.

Palpación

1. Atleta en decúbito prono.
2. Brazos en 90 grados de abducción.
3. Agarrar el tejido entre el borde lateral de la escápula y el húmero abducido.
4. Ofrecer resistencia conforme el atleta ejecuta una rotación medial de los hombros (confirmación de la localización).
5. Palpar por encima de las costillas y en la axila.

Evaluación de la longitud (véase Figura 6.2)

1. Situar al atleta en bipedestación o en decúbito supino con las caderas y las rodillas flexionadas.
2. Si el atleta es incapaz de flexionar completamente el hombro, y no hay ninguna patología subyacente en este, interrumpir el movimiento y valorar la amplitud articular.
3. El atleta flexiona ambas extremidades superiores en el plano sagital.
   - Si se arquea la zona lumbar, interrumpir el movimiento y valorar la amplitud.
   - Si el atleta es incapaz de flexionar completamente el hombro, interrumpir el movimiento y valorar la amplitud.
   - Indicativo de un dorsal ancho corto.
4. Cabe destacar:
   - El pectoral menor puede llevar la escápula a una basculación anterior, dando lugar al mismo resultado.
   - Los abdominales anteriores pueden estar tensos, por lo que se deprime el tórax y se tira la escápula hacia ventral.
5. Reevaluar después del tratamiento.

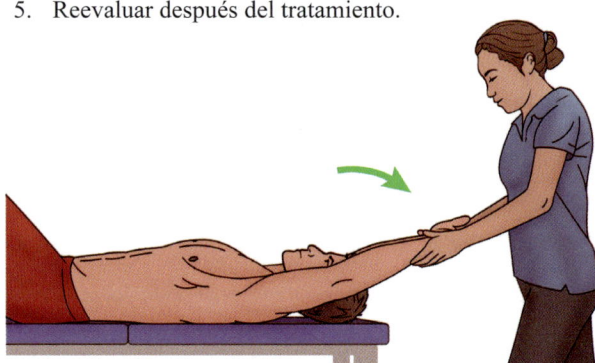

Figura 6.2: Evaluación de la longitud del dorsal ancho.

Evaluación de la longitud

1. Atleta en decúbito prono.
2. Abducción leve del hombro y flexión del codo.
3. Estabilizar el tórax del atleta.
4. Ofrecer resistencia contra la extensión del hombro del atleta.
5. Graduación:
   - 5/5: contracción fuerte (normal).
   - 4/5: contracción firme (bien).
   - 3/5: contracción suave (bastante o suficiente).
   - 2/5: contracción leve (poco).
   - 1/5: parpadeo (trazas).
   - 0/5: no detección de una contracción.
6. La debilidad puede deberse a inhibición, puntos gatillo, dolor, longitud muscular, déficits neurológicos.
7. Reevaluar después del tratamiento.

---

1. VAS- *visual analogue scale* (véase Glosario, Capítulo 1)

Tratamiento del tejido blando: atleta en decúbito prono

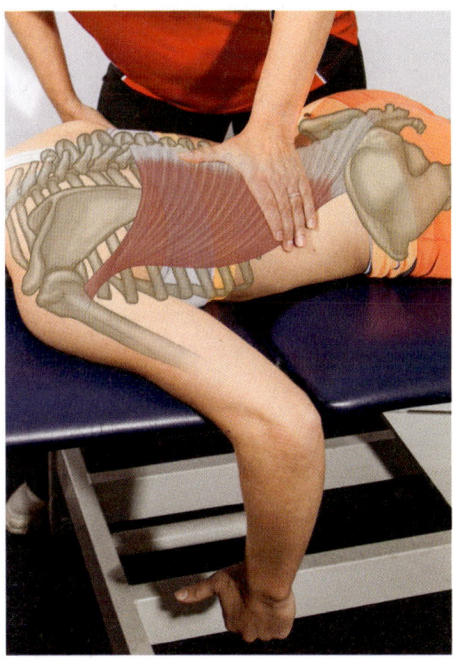

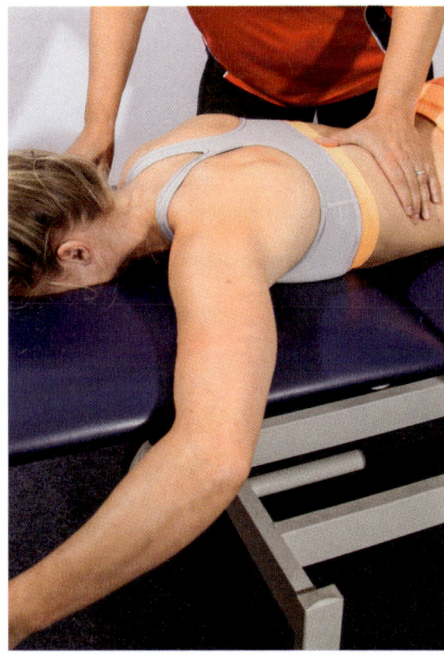

1. *Posición con los brazos en 45 grados de abducción, flexión en los codos y pulgares hacia arriba (mantener esta posición de los pulgares todo el tiempo para asegurar la rotación lateral del hombro).*
2. *Aplicar un agarre manual amplio, hundir lentamente en la fascia (emergiendo desde la parte posterior del labio externo de la cresta ilíaca que oscila hacia arriba y lateralmente por la parte inferior del tórax).*

3. *El atleta flexiona lentamente el hombro y extiende el codo (brazo en línea con la oreja ipsolateral).*
   - *Facilitar el movimiento acompañándolo con la mano de contacto (mantenimiento de la presión): bueno para los movimientos dolorosos al principio.*
   - *Resistir el movimiento bloqueando los tejidos y manteniendo esa posición, mientras que los tejidos se llevan activa o pasivamente a la posición.*

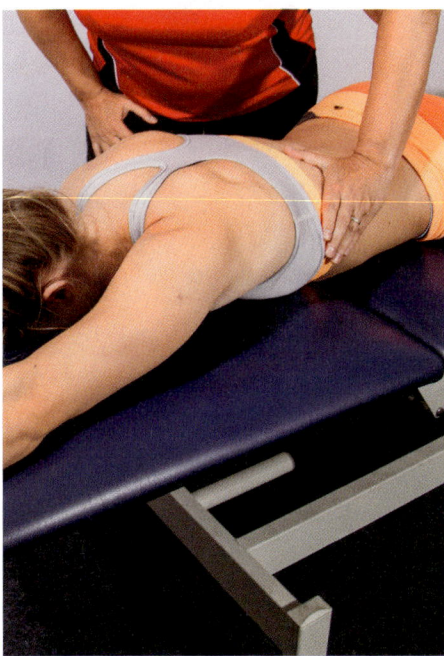

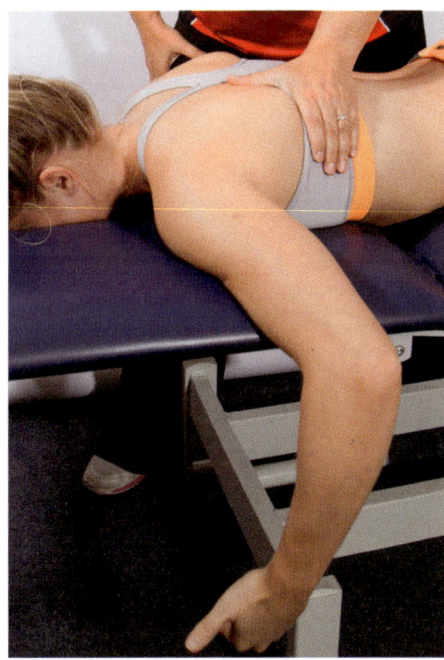

4. *Repetir hasta que los tejidos palpables del dorsal ancho hayan entrado en contacto con la mano.*

5. *En esta fase, la facilitación del movimiento escapular es eficaz, cumpliendo los principios exactos arriba mencionados.*

Tratamiento del tejido blando: atleta en decúbito lateral

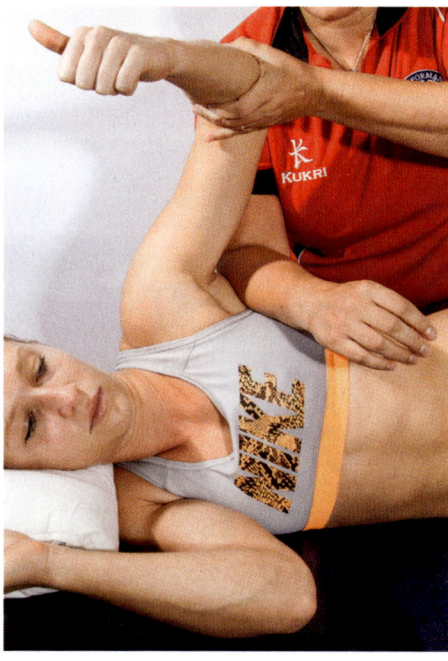

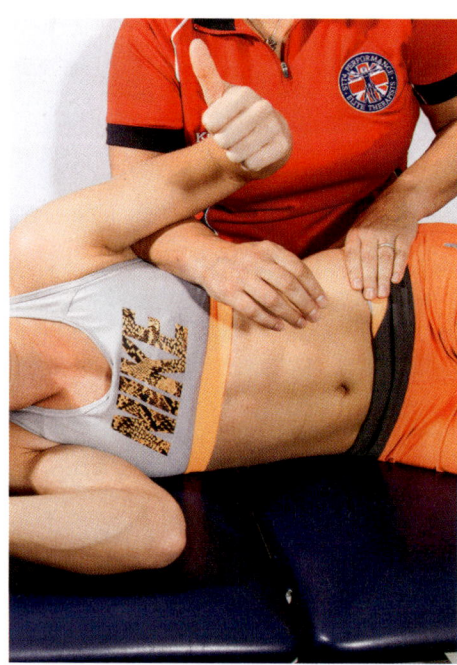

1. Abducir pasivamente el brazo del atleta.
2. Aplicar un agarre manual amplio o utilizar el borde cubital del antebrazo, penetrar lentamente en los tejidos del dorsal ancho justo antes de fundirse en el húmero.

3. A continuación, el brazo del atleta puede volver (relajado sobre el brazo o la mano de contacto).

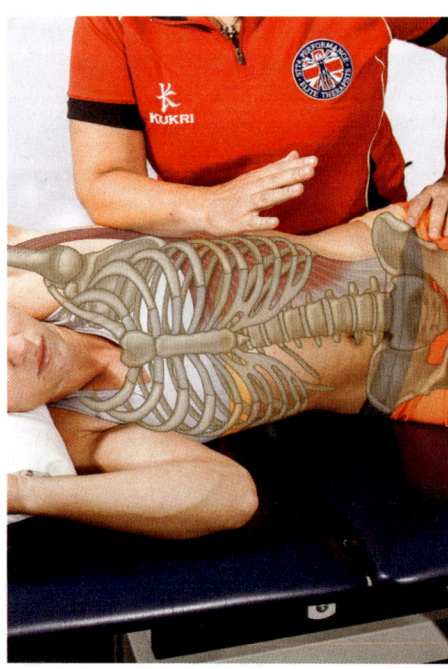

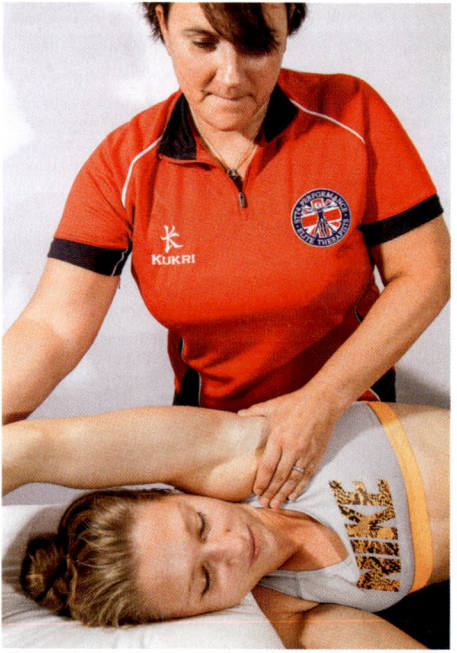

4. El atleta flexiona lentamente el hombro (pulgar en posición de aprobación para mantener la rotación lateral).
   - Facilitar el movimiento acompañándolo con la mano de contacto (mantenimiento de la presión): bueno para los movimientos dolorosos al principio.
   - Resistir el movimiento bloqueando los tejidos y manteniendo esa posición, mientras que los tejidos se llevan activa o pasivamente a la posición.

5. Con la eminencia tenar o la superficie lateral plana del dedo pulgar, llegar a la inserción superior del dorsal ancho y repetir los pasos arriba mencionados.

Tratamiento del tejido blando: atleta en decúbito supino

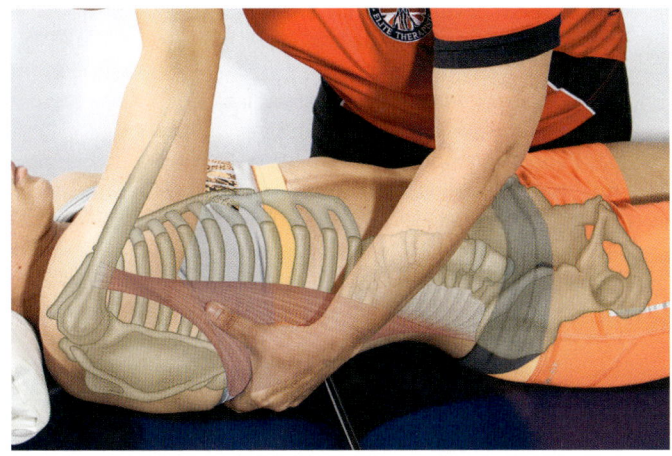

1. *El atleta flexiona el brazo 90 grados.*
2. *Aplicar un contacto manual amplio (pulgar o superficie palmar) y penetrar lentamente en los tejidos del dorsal ancho, en donde se fusionan en el húmero.*

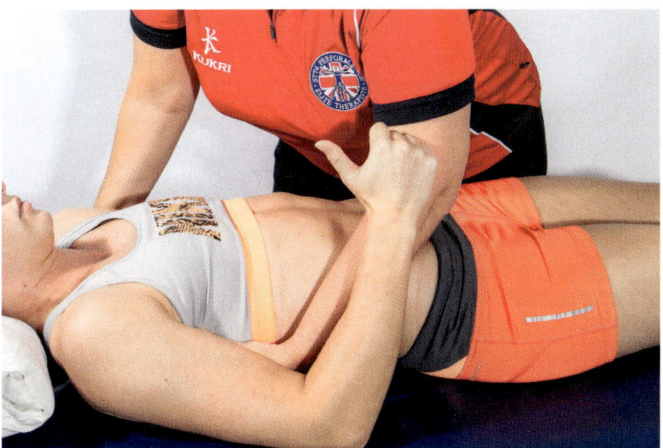

3. *El atleta retorna el hombro a una flexión de unos 45 grados.*

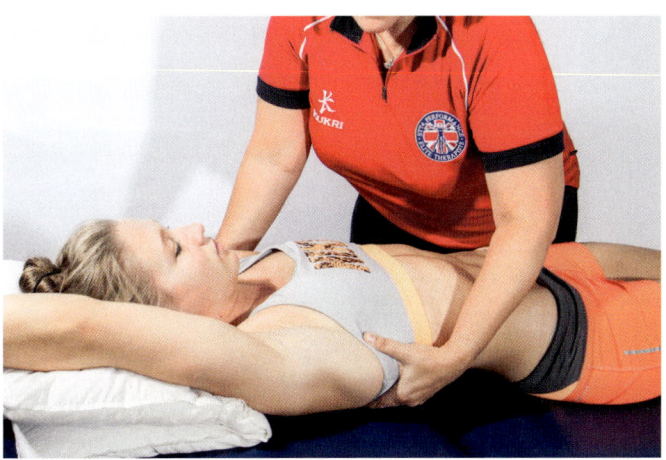

4. *El atleta flexiona lentamente y efectúa una rotación externa del hombro.*
   - *Facilitar el movimiento acompañándolo con la mano de contacto (mantenimiento de la presión): bueno para los movimientos dolorosos al principio.*
   - *Resistir el movimiento bloqueando los tejidos y manteniendo esa posición, mientras que los tejidos se llevan activa o pasivamente a la posición.*

Punción seca del dorsal ancho

La punción seca solo debe ser efectuada por un fisioterapeuta cualificado y competente, debido a la naturaleza invasiva de la técnica y las relaciones anatómicas relevantes.

1. Colocar al atleta en decúbito prono/supino/lateral.
2. Apreciar el patrón de referencia. ¿Esto representa el dolor de nuestro atleta?
3. Abducir el brazo 90 grados.
4. Sujetar los tejidos con un agarre lumbrical (véase Figura 6.4), alejándolos de las costillas/pared torácica.
5. Palpar los tejidos en cuanto a bandas tensas.
6. Insertar perpendicularmente la aguja a través de la piel en la banda tensa.

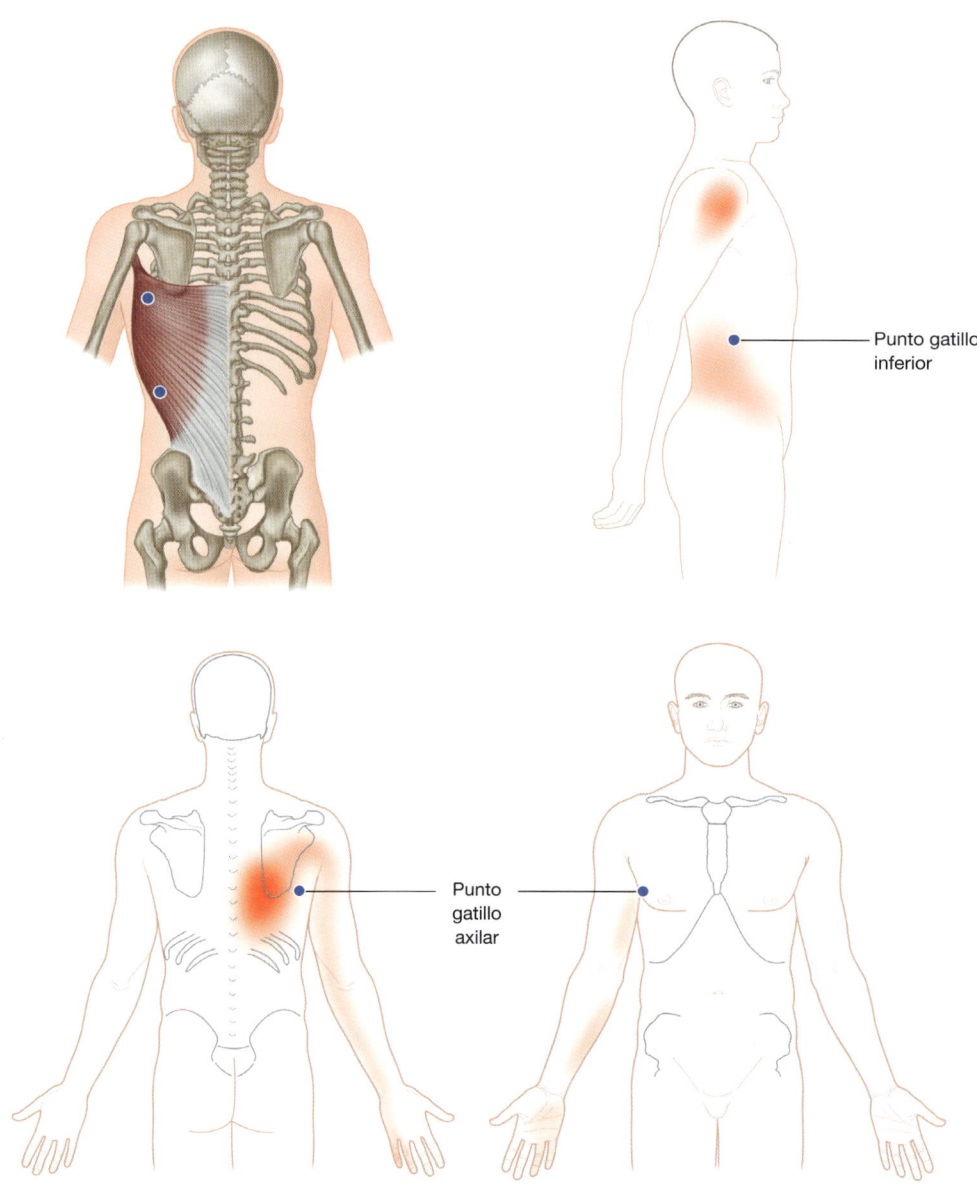

Figura 6.3: Puntos gatillo del dorsal ancho y patrón de referencia.

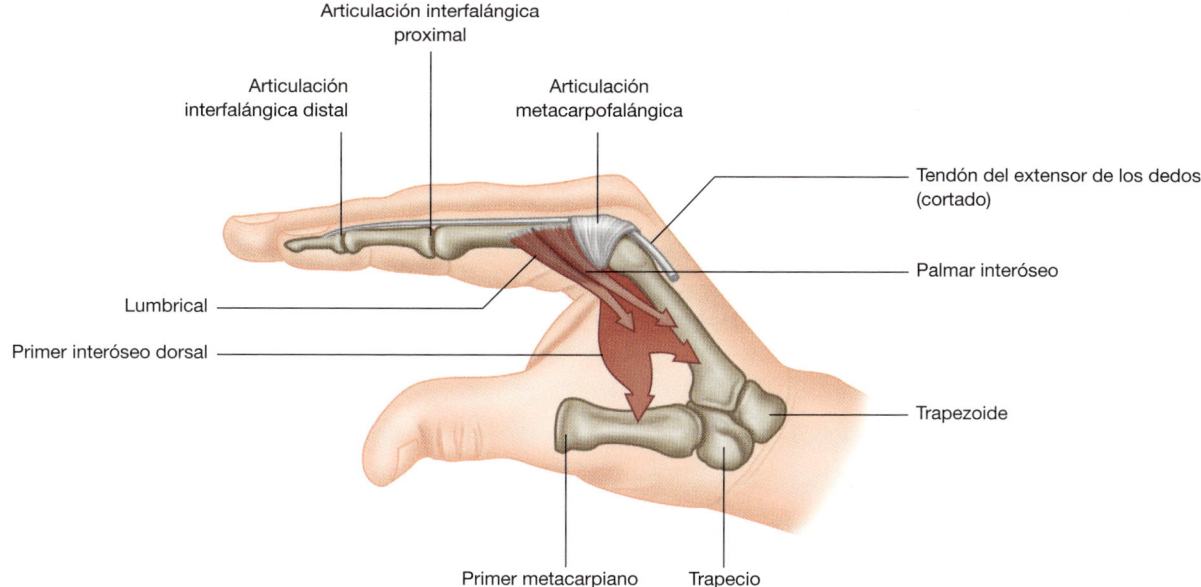

Articulación interfalángica proximal

Articulación interfalángica distal

Articulación metacarpofalángica

Tendón del extensor de los dedos (cortado)

Palmar interóseo

Lumbrical

Primer interóseo dorsal

Trapezoide

Primer metacarpiano

Trapecio

Figura 6.4: La acción combinada de los lumbricales y los interóseos es como la de los flexores en la articulación metacarpofalángica (MCF) y los extensores en las articulaciones interfalángicas. Los lumbricales tienen el momento mayor del brazo en flexión en la articulación MCF.

Movilización del tejido blando asistida por instrumentos (IASTM)

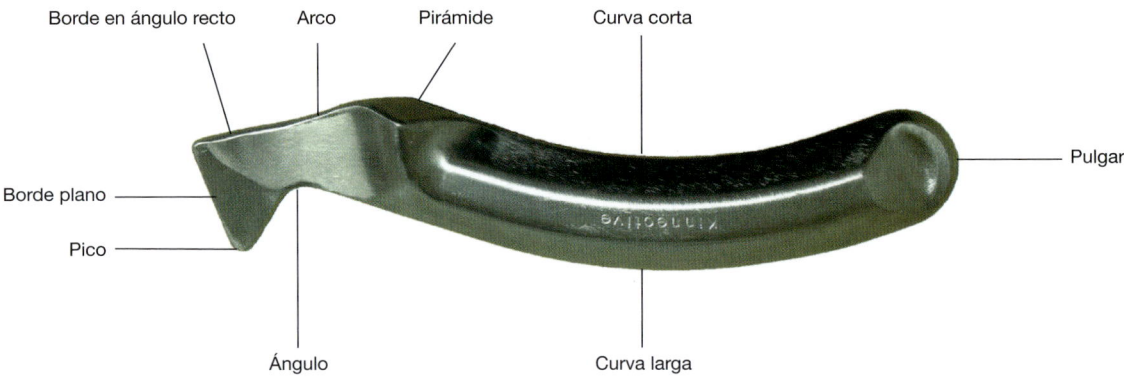

Borde en ángulo recto   Arco   Pirámide   Curva corta

Pulgar

Borde plano

Pico

Ángulo   Curva larga

Figura 6.5: Herramienta IASTM. La forma 3D de la herramienta Kinnective se ha desarrollado especialmente para los tratamientos multifuncionales y la capacidad de proporcionar aplicaciones clínicas flexibles. Solo se precisa un instrumento en todas las aplicaciones IASTM. Los beneficios de un instrumento único son claras, pero suele precisar un compromiso con el producto; sin embargo, el Kinnective se ha diseñado específicamente para producir una ergonomía óptima, un feedback *y una aplicación flexible en la práctica clínica.*

Movilización del tejido blando asistida por instrumentos (IASTM): atleta en decúbito lateral

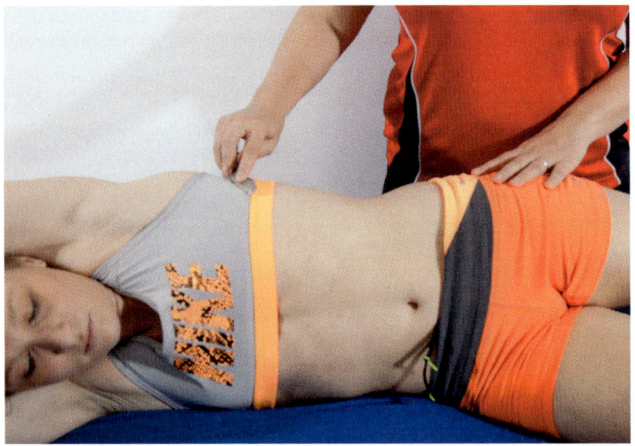 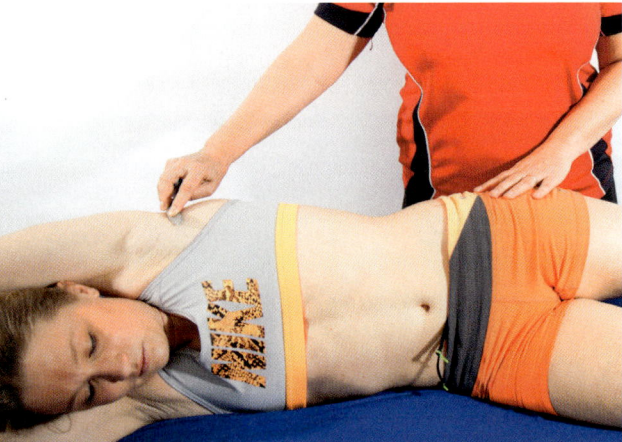

1. *Es necesario el contacto entre instrumento y piel. En la imagen, se muestra a la modelo vestida por razones de pudor.*
2. *El atleta se coloca ipsolateral con las extremidades superiores e inferiores en extensión*
3. *La extensión del brazo permite un acceso fácil a la convergencia de las fibras superiores al entrar en espiral en la axila.*
4. *Levantar el pliegue tisular y proteger las prominencias y los bordes del hueso con la mano sin el instrumento.*
5. *Inicialmente, examinar el área utilizando la curva larga o corta, identificando los puntos de restricción o resistencia.*

6. *Liberar la tensión entre la piel y la fascia superficial:*
   - *Mantener una presión leve.*
   - *Mantener los roces rápidos.*
7. *El atleta extiende repetidas veces el brazo y la pierna simultáneamente durante la inspiración, relajando en la espiración.*
8. *Al añadir movimiento para reestablecer el deslizamiento y desplazamiento entre las capas, asegurar que la presión no inmoviliza los tejidos.*
9. *La aplicación de la parte del pulgar del instrumento da lugar a una buena especificidad y precisión.*

Movilización del tejido blando asistida por instrumentos (IASTM): atleta en sedestación

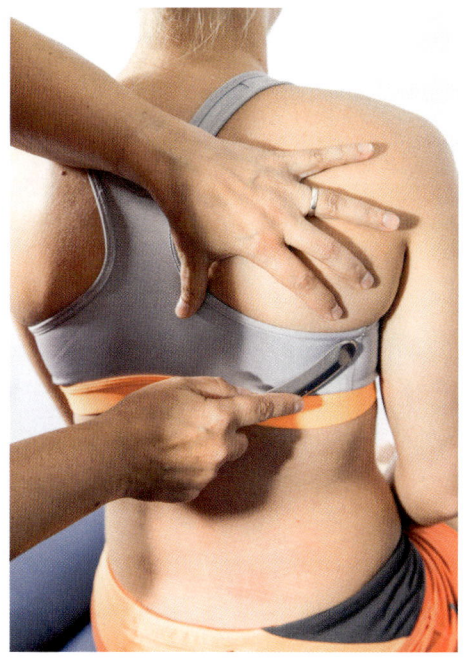

1. Levantar el pliegue tisular y proteger las prominencias y los bordes del hueso con la mano sin el instrumento.
2. Inicialmente, examinar el área utilizando la curva larga o corta, identificando los puntos de restricción o resistencia.
3. Liberar la tensión entre la piel y la fascia superficial:
   - Mantener una presión leve.
   - Mantener los roces rápidos.

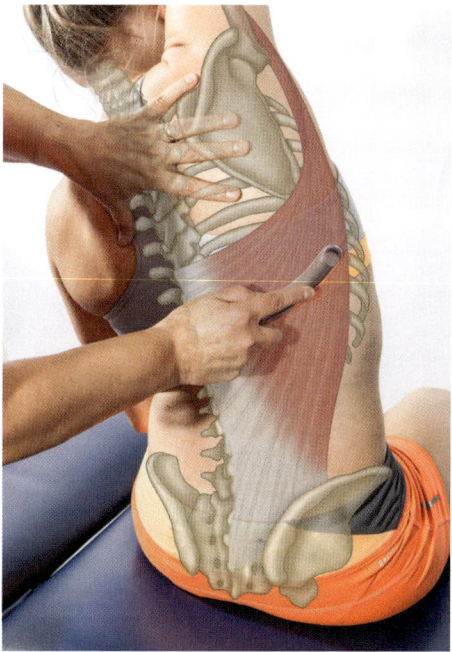

4. Aplicar roces amplios (con la curva larga) frotando lentamente hacia arriba y hacia abajo.
   - Indicar al atleta que aduzca el hombro ipsolateral a 180 grados, flexionando simultáneamente la columna hacia el lado contralateral.
5. A continuación, indicar al atleta que cambie la dirección flexionando simultáneamente la columna hacia contralateral y con aducción horizontal del brazo.
6. Repetir roces amplios, evitando generar hematomas.

Técnicas de energía muscular (MET): atleta en decúbito lateral

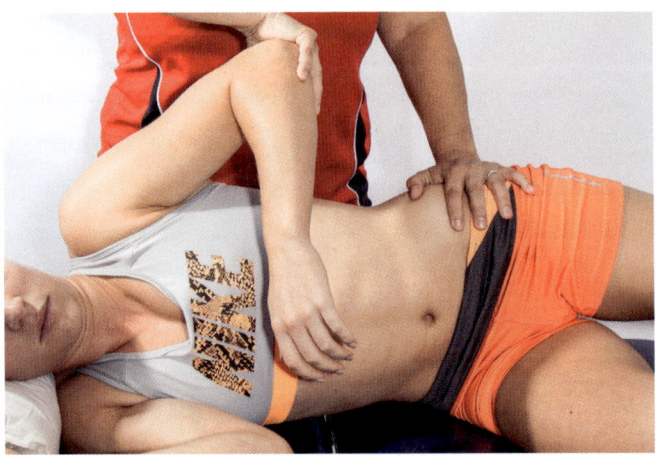

1. Colocar al atleta en decúbito lateral con la pierna flexionada y el muslo extendido (descansando sobre la camilla).
2. Contactar el codo ipsolateral del atleta y la cresta ilíaca ipsolateral.
3. Abducir el hombro, sintiendo la resistencia en los tejidos (punto de partida).
4. El atleta aduce activamente el hombro contra la resistencia aplicando alrededor de un 20% de la fuerza global durante 10 a 12 segundos.
5. Aprovechar el periodo de relajación postisométrica (RPI) (alrededor de 20 segundos) para llevar el hombro a mayor abducción al mismo tiempo y mantener la posición pélvica con la otra mano.

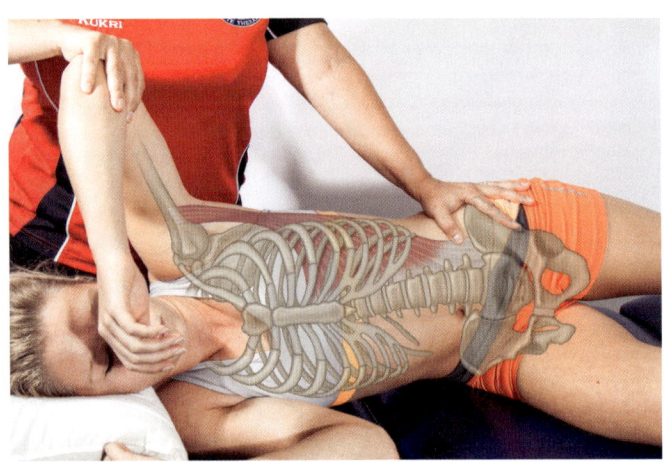

6. Repetir estos pasos hasta que no se consigan más avances.

Fascia toracolumbar

La fascia toracolumbar (FTL) consiste en tres capas separadas:

1. Las fibras posteriores (superficiales al erector de la columna) insertan internamente en las apófisis espinosas de las vértebras dorsales, lumbares y sacras y los ligamentos supraespinales asociados.
   - Esta capa se extiende desde el sacro y la cresta ilíaca a los ángulos de las costillas, lateral al iliocostal.
   - El dorsal ancho sube parcialmente desde la parte membranosa fuerte de esta capa.
2. La capa media inserta internamente en los tejidos que rodean las apófisis transversas lumbares y los ligamentos intertransversos.
   - Se extiende desde el borde inferior de la doceava costilla y el ligamento lumbocostal por encima de la cresta ilíaca y el ligamento iliolumbar debajo.
   - Se sitúa entre el erector de la columna y el cuadrado lumbar.
3. La capa anterior se sitúa ventral al cuadrado lumbar e inserta internamente en los tejidos que rodean la superficie anterior de las apófisis transversas lumbares.
   - Lateralmente se funde con la capa media en el borde externo del cuadrado lumbar.
   - Se extiende desde la cresta ilíaca y el ligamento iliolumbar debajo al borde inferior de la doceava costilla.

- Cranealmente se engrosa entre la doceava costilla y la apófisis transversa de L1 para formar el ligamento arqueado lateral.
- Lateralmente la hoja única de la fascia actúa como el punto de inserción del transverso del abdomen y el oblicuo interno.
- En la región lumbar, la fascia gruesa rellena el espacio entre la doceava costilla y la cresta ilíaca, actuando como una membrana protectora.
- En la región torácica, la fascia es más fina, asentándose entre el erector de la columna, el dorsal ancho y los músculos romboides.

Acción

- Múltiples músculos insertan en la FTL, con lo que puede actuar como punto de conexión entre los músculos de la zona lumbar, la pelvis y la cara proximal de las extremidades inferiores.
- Crea estabilidad al generar tensión cuando estos músculos se contraen.

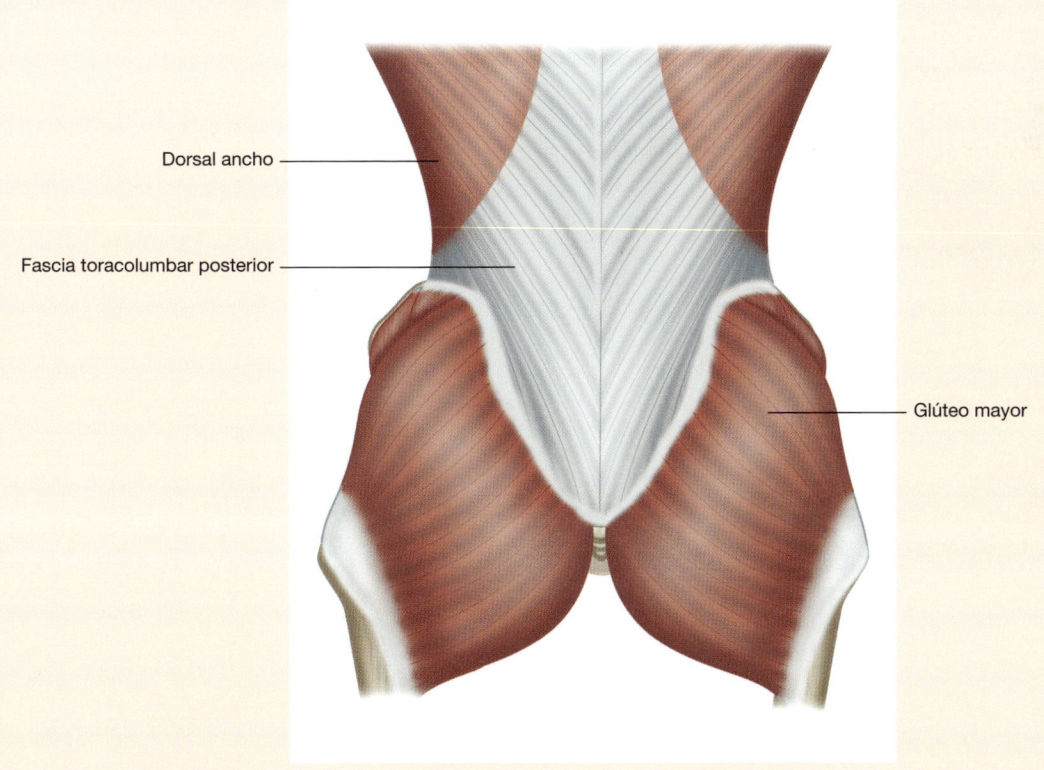

Dorsal ancho

Fascia toracolumbar posterior

Glúteo mayor

Figura 6.6: Fascia toracolumbar.

Tratamiento del tejido blando: atleta en sedestación

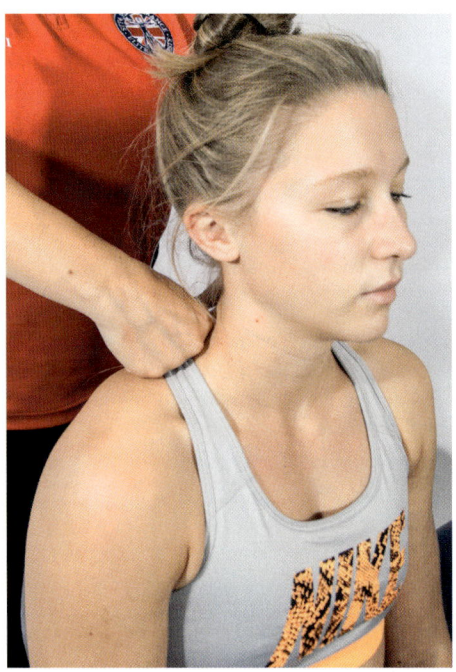

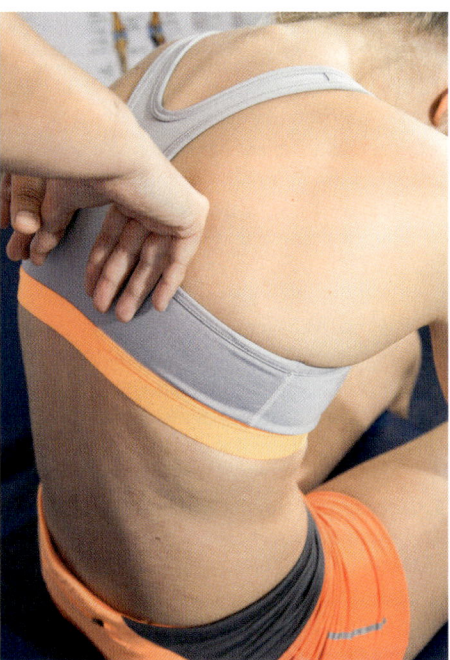

1. Colocar al atleta en sedestación en el centro de la camilla con los pies situados firmemente en el suelo.
2. Ubicarse detrás del atleta.
3. Situar los puños blandos justo anterior al volumen del trapecio superior.

4. Mantener la presión y, cuando lo permitan los tejidos, desplazar lentamente las manos hacia distal (léase el Capítulo 2: fascia).

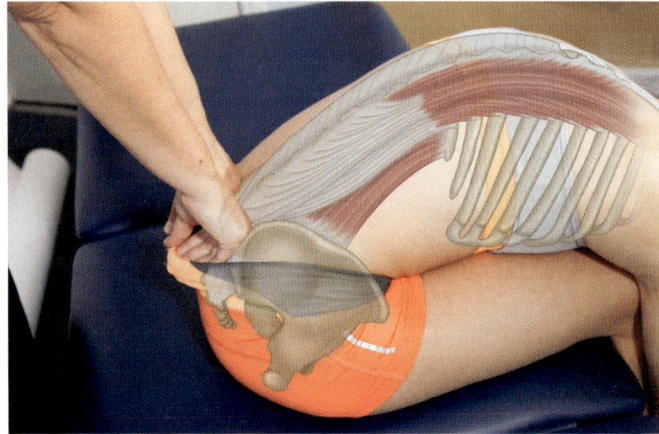

5. Mantener la presión hasta que las manos llegan al sacro.
6. Habrá zonas molestas (avisar al atleta).
7. Habrá zonas de movimiento muy lento o periodos de no movimiento; hay que permanecer en la zona hasta que los tejidos permitan el movimiento.
8. Repetir de dos a tres veces hasta que todo el movimiento sea fluido.

Movilización del tejido blando asistida por instrumentos (IASTM): atleta sobre las manos y las rodillas (columna neutra)

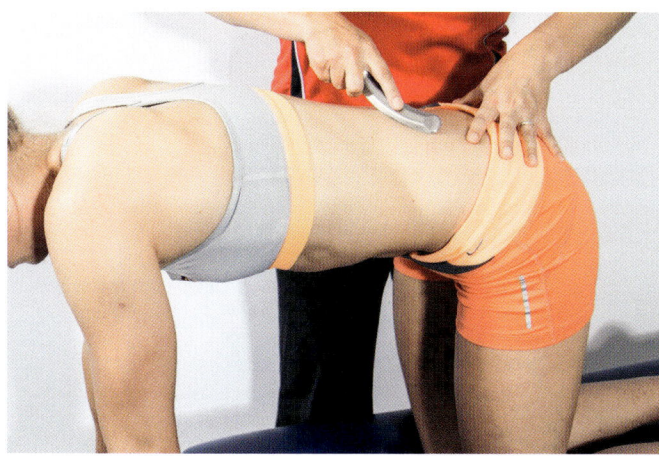

1. *Al principio, examinar el área utilizando la curva larga o corta, identificando los puntos de restricción o resistencia.*
   - *Aplicar roces amplios, frotando lentamente hacia arriba, abajo y de forma oblicua y transversal (todas las direcciones).*
2. *Liberar la tensión entre la piel y la fascia superficial:*
   - *Mantener una presión leve.*
   - *Mantener los roces rápidos.*

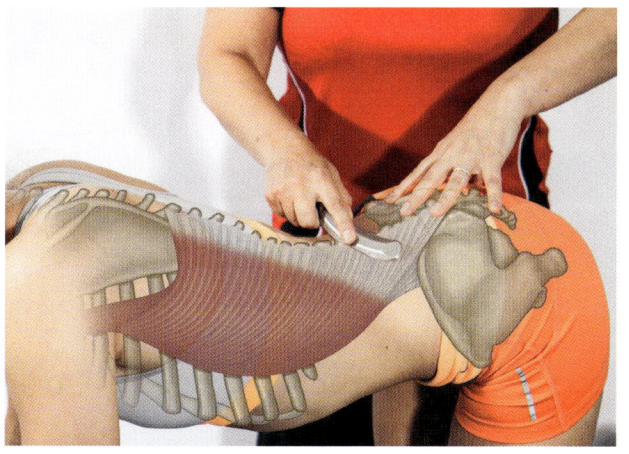
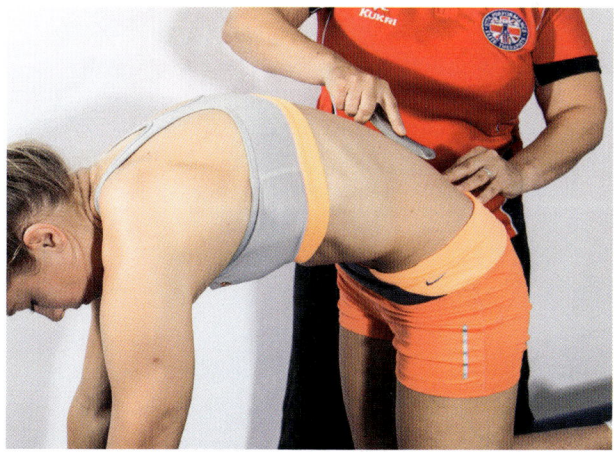

3. *Indicar al atleta que vaya flexionando y extendiendo simultáneamente la columna.*
4. *Repetir los roces, evitando generar hematomas.*

Movilización del tejido blando asistida por instrumentos (IASTM): atleta en bipedestación

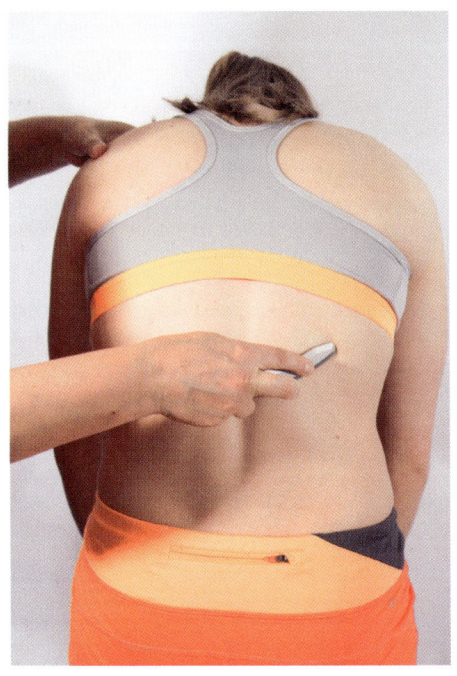

1. *Empezar en posición neutra o flexión leve para evitar que cualquier pliegue cutáneo impida el flujo del instrumento al realizar el examen.*
2. *Examinar utilizando las curvas cortas o largas.*
   - *La curva corta habitualmente se ajusta bien alrededor de los contornos de las costillas y la musculatura lumbar lateral y posterior.*
   - *El hombro del instrumento se ajusta bien a la cavidad paraespinal impidiendo que el instrumento "choque" con las apófisis espinosas: ¡algo que hay que evitar!*
3. *De forma alternativa, coger el pliegue cutáneo con la mano sin instrumento.*
4. *Aplicar roces amplios, frotando lentamente hacia arriba, abajo y de forma oblicua y transversal (todas las direcciones).*

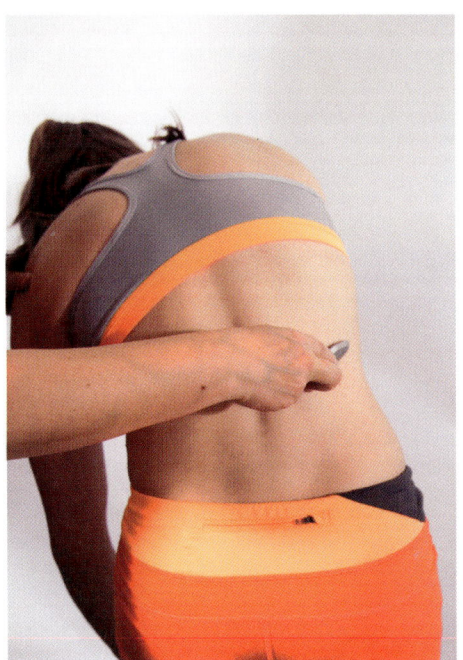

5. *En bipedestación:*
   - *El atleta ejecuta simultáneamente una flexión y flexión lateral de la columna.*
6. *Repetir los roces, evitando generar hematomas.*

Glúteo mayor

Inserciones

- Superficie glútea del ilíaco detrás de la línea glútea posterior.
- Borde posterior del ílíaco y la parte adyacente de la cresta ilíaca.
- Sale del lado del coxis y la cara posterior del sacro.
- Parte superior del ligamento sacrotuberoso.
- Las fibras superiores entran en la aponeurosis del sacroespinoso.
- Las fibras anteriores profundas salen de la fascia que cubre el glúteo medio.
- Las fibras se dirigen hacia abajo y ventral hacia la parte superior del fémur.
- Las fibras superficiales (aproximadamente tres cuartos) forman una lámina separada que se estrecha hacia abajo e inserta entre las dos capas de la fascia lata, ayudando a formar el tracto iliotibial.
- Las fibras más profundas (una cuarta parte) forman una aponeurosis amplia que inserta en el periostio de la tuberosidad glútea del fémur.

Inervación

- Nervio glúteo inferior (L5, S1 yS2).
- Piel que cubre el músculo (ramas de L2 y L3).

Acción

- Tira la diáfisis del fémur hacia atrás, dando lugar a la extensión de la articulación flexionada de la cadera.
- Las fibras más bajas más cercanas a la cara externa del muslo rotan el mismo lateralmente durante la extensión.
- Las fibras inferiores pueden aducir el muslo.
- Las fibras superiores contribuyen a la abducción.
- Las fibras que insertan en el tracto iliotibial pueden dar lugar a la extensión de la rodilla.
- Si el fémur está fijo, la contracción del glúteo máximo tira el ilíaco y la pelvis hacia dorsal alrededor de la articulación de la cadera (eleva el tronco desde una posición flexionada).
- Con los isquiocrurales, el GM eleva el tronco desde una posición flexionada.
- Equilibra la pelvis en las cabezas femorales (manteniendo la postura erecta).
- Contribuye a la rotación lateral del fémur en bipedestación (elevación del arco longitudinal del pie).
- Subir encima de una caja, escalar, correr.

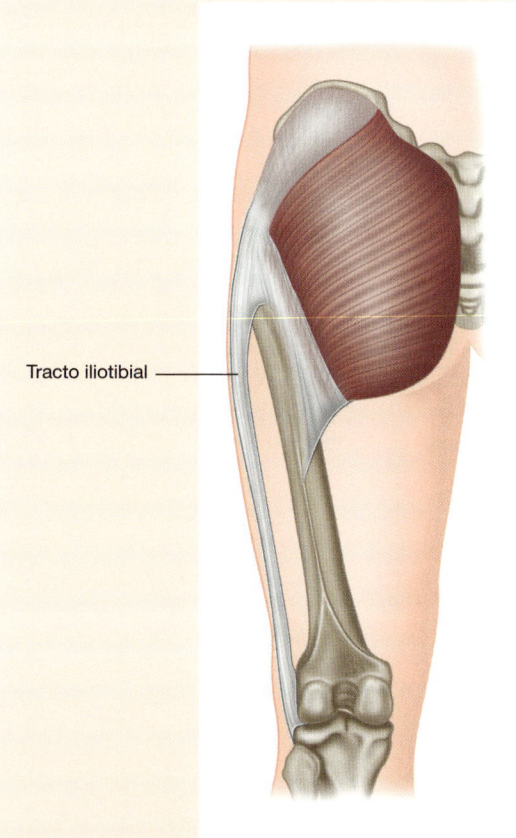

Tracto iliotibial

Figura 6.7: Glúteo mayor (GM).

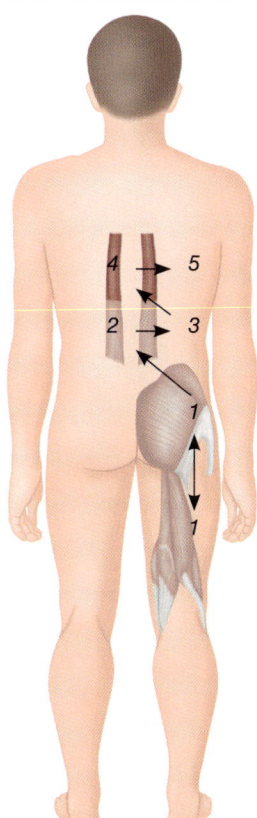

Secuencia de activación muscular

1. *Isquiocrurales y glúteo mayor*
2. *Extensores lumbares contralaterales*
3. *Extensores lumbares ipsolaterales*
4. *Extensores toracolumbares contralaterales*
5. *Extensores toracolumbares ipsolaterales*

Figura 6.8: Patrón de ráfaga de la extensión de la cadera.

Glúteo mayor (GM)

El GM es un extensor potente que trabaja recíprocamente con los isquiocrurales durante el ciclo de la marcha. La debilidad de este músculo tiene un efecto directo en la función y estabilización de la cadena posterior y la ASI (fases de apoyo precoz y medio), y aumenta la activación del grupo de los isquiocrurales (dando lugar a una hipertonía y una lesión potencial). La inhibición también lleva a la compensación (activación/hipertonía del dorsal ancho), con lo que se altera la función a lo largo del cuerpo (por ejemplo, posición del hombro).

Además, el GM y el psoas tienen una relación recíproca: la inhibición del GM puede llevar a un psoas hiperactivo o hipertónico (evaluar la longitud). La hipertonía del GM puede dar lugar a la inactividad e inhibición del psoas. Este conocimiento es importante cuando se razona clínicamente porqué la ASI presente lucha para alcanzar o mantener la función óptima.

El patrón de extensión ideal se consigue cuando todos los músculos implicados se activan en una secuencia predeterminada óptima (véase Figura 6.8):

- El GM o el grupo de los isquiocrurales pueden activarse primero.
- Erector contralateral de la columna lumbar y después del erector ipsolateral de la columna lumbar.
- Erector contralateral de la columna toracolumbar y después el erector ipsolateral de la columna toracolumbar.

Si se detecta una hiperactivación o hipoactivación de un músculo en particular, la posición pélvica puede verse afectada junto con una hiperextensión excesiva de las vértebras lumbares (hiperlordosis).

Palpación

1. Colocar al atleta en decúbito prono.
2. Palpar a lo largo del borde lateral del sacro hasta llegar al coxis.
3. Palpar la espina ilíaca posterosuperior (EIPS) hasta unos 5 centímetros a lo largo de la superficie posterior de la cresta ilíaca.
4. Palpar la tuberosidad glútea.
5. Palpar todos los tejidos entre estos puntos para comprobar las bandas tensas y los tejidos hipertónicos.
6. Para confirmar la localización, el atleta extiende la cadera.

Evaluación de la longitud

1. El atleta se encuentra en decúbito supino con caderas y rodillas flexionadas.
2. Pelvis en posición neutra.
3. Flexionar el muslo del atleta hacia la pelvis sin iniciar la basculación posterior de la pelvis (sacro plano en la camilla).
   - Si el sacro se separa de la camilla, frenar el movimiento y percibir el rango o amplitud articular.
   - Esto indica un GM corto.
4. Reevaluar después del tratamiento.

Evaluación de la fuerza

1. El atleta se encuentra en bipedestación con el tronco flexionado sobre el plinto.
2. El atleta flexiona la rodilla y extiende la cadera.
3. Estabilizar la pelvis del atleta, para impedir la hiperextensión de la columna lumbar.
4. El atleta extiende la cadera contra la resistencia (proximal a la articulación de la rodilla).
5. Se clasifica en:
   - 5/5: contracción fuerte (normal).
   - 4/5: contracción firme (bueno).
   - 3/5: contracción suave (bastante o suficiente).
   - 2/5: contracción leve (escaso).
   - 1/5: parpadeo (trazas).
   - 0/5: sin detección de una contracción.
6. La debilidad puede deberse a la inhibición, los puntos gatillo, el dolor o la longitud muscular.
7. Reevaluar después del tratamiento.

Glúteo medio y menor

Inserciones del glúteo medio

- Emerge de la aponeurosis glútea y la superficie externa de los tejidos que cubren el ilion (entre la cresta ilíaca y el trocánter mayor).
- Cubierto con una capa fuerte de la fascia, compartiendo la parte posterior con el glúteo mayor.
- El glúteo mayor se superpone.
- Las fibras posteriores discurren hacia caudal y ventral.
- Las fibras medias bajan rectas hacia abajo.
- Las fibras anteriores discurren hacia abajo y dorsal.
- Las fibras convergen en un tendón aplanado que inserta en el periostio y los tejidos fasciales de otras estructuras que rodean el trocánter mayor.
- El tendón discurre hacia caudal y ventral y está separado del trocánter por una bolsa.

Inervación del glúteo medio

- Nervio glúteo superior (L4, L5 y SI).
- Piel que cubre (L1 y L2).

Acción

- Pelvis fija: tracciona el trocánter mayor hacia craneal y la diáfisis femoral hacia lateral (abducción) y contribuye a la rotación interna del fémur.
- Inserción inferior fija: tracciona el ilíaco hacia el mismo lado (basculación hacia caudal de la pelvis), con lo que se produce una inclinación hacia arriba contralateralmente.
- Fémur fijo: rota la pelvis contralateral hacia ventral.
- Papel vital al caminar, correr y apoyar el peso sobre una pierna.

- Soporta y eleva ligeramente la pelvis que lleva el peso al separar la pierna contralateral del suelo, con lo que puede colocarse hacia delante para el paso siguiente.
- Si estos mecanismos están disfuncionales o inhibidos, la pelvis cae (signo de Trendelenburg), con lo que se dificulta el caminar y resulta virtualmente imposible correr.

Inserciones del glúteo menor

- Su inserción más grande se produce en la superficie glútea del ilíaco.
- Delante de la línea glútea anterior y por encima de la línea glútea inferior.
- Las fibras discurren hacia abajo, dorsal y ligeramente lateral para formar un tendón.
- El tendón inserta en los tejidos que rodean la superficie anterosuperior del trocánter mayor.

Inervación del glúteo menor

- Nervio glúteo superior (L4, L5 y S1).
- Piel que cubre (LI).

Acción

- Porción superior fija: las fibras anteriores rotan internamente el fémur.
- Porción inferior fija: eleva la pelvis contralateral (similar al glúteo medio).
- Tira la parte anterior del ilíaco hacia ventral, balanceando la pelvis contralateral hacia ventral.
- Soporta y controla los movimientos pélvicos al caminar y correr (cuando la pierna contralateral está separada del suelo).

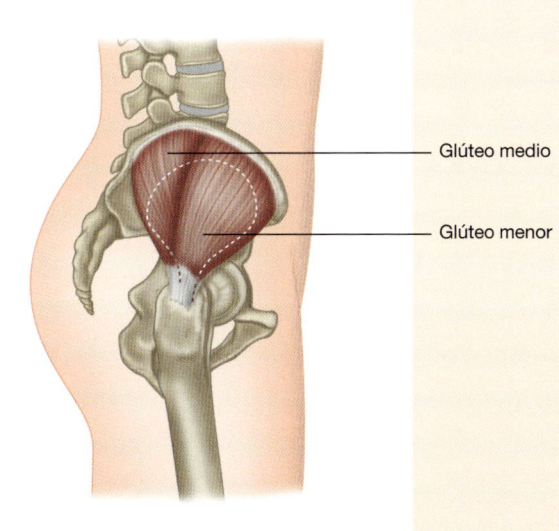

Figura 6.9.- Glúteo medio y glúteo menor.

Palpación

1. Colocar al atleta en decúbito lateral.
2. Localizar la espina ilíaca anterosuperior (EIAS) y la EIPS.
3. Los tejidos se sitúan justo por debajo de la cresta ilíaca y entre estas referencias.
4. Palpar los tejidos desde justo por debajo de la cresta ilíaca hasta el trocánter mayor (hundir más hacia la profundidad para localizar el menor).
5. Para confirmar la localización, el atleta abduce la cadera.

Evaluación de la longitud

1. El atleta se encuentra en decúbito lateral con la cadera inferior y la rodilla flexionada.
2. Cadera superior y rodilla en extensión.
   - ¿La extremidad está apoyada en la camilla?
   - No: indicativo de un glúteo medio y menor o un tensor de la fascia lata cortos.
3. Reevaluar después del tratamiento.

Evaluación de la fuerza

1. El atleta se encuentra en decúbito lateral, con la cadera inferior y la rodilla flexionadas.
2. La cadera superior y la rodilla extendidas deben descansar sobre la camilla.
3. El atleta abduce la cadera.
   - No se permite la flexión o la rotación lateral.
4. Estabilizar la pelvis del atleta y ofrecer una resistencia proximal a la articulación de la rodilla.
5. Se clasifica en:
   - 5/5: contracción fuerte (normal).
   - 4/5: contracción firme (bueno).
   - 3/5: contracción suave (bastante o suficiente).
   - 2/5: contracción leve (escaso).
   - 1/5: parpadeo (trazas).
   - 0/5: No detección de una contracción.
6. La debilidad puede deberse a la inhibición, los puntos gatillo, el dolor o la longitud muscular.
7. Reevaluar después del tratamiento.

Tratamiento del tejido blando: atleta en decúbito prono

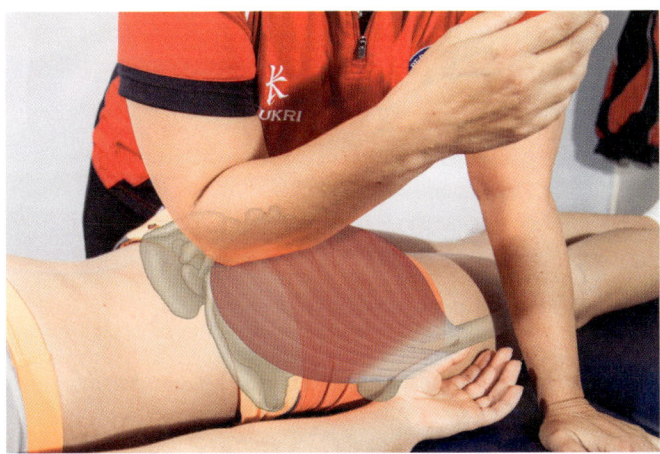

1. *Utilizar el codo para entrar lentamente en los tejidos justo lateral a la EIPS, utilizando una puntuación VAS de 6/10.*
2. *Mantener la presión hasta que descienda la puntuación de VAS a aproximadamente 2/10.*
3. *El atleta inclina el ilíaco ipsolateral hacia caudal (hacia abajo, hacia los pies).*
4. *Siguiendo la dirección de las fibras (hacia abajo y ventral), repetir este proceso centímetro a centímetro hasta llegar al trocánter mayor.*
5. *Volver a aproximadamente 2,5 centímetros por debajo de la posición inicial y repetir este proceso a lo largo del borde externo del sacro en el lado ipsolateral.*
6. *Tratar los puntos gatillo a este nivel con compresión isquémica o con técnicas de punción seca.*

Tratamiento del tejido blando: atleta en decúbito supino

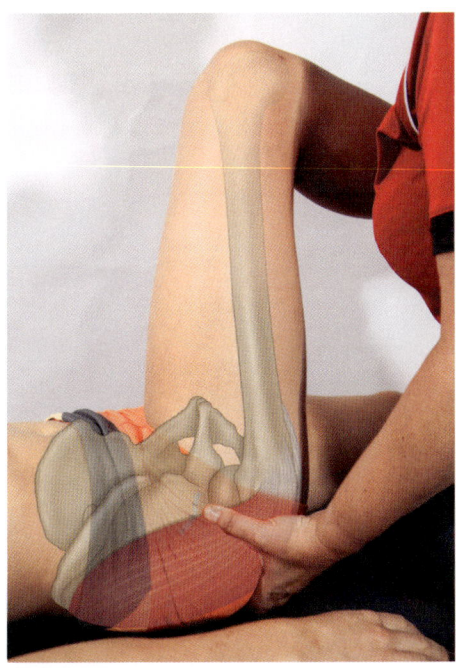

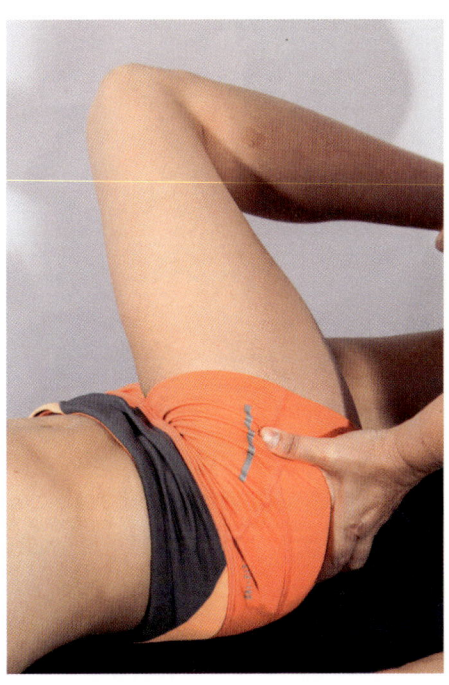

1. *Colocarse en el lado a tratar del atleta.*
2. *La cadera y la rodilla del atleta están flexionadas y se elevan pasivamente de forma que el pie ya no descansa sobre la camilla.*

3. *Agarrar el tejido alrededor del trocánter mayor con los pulgares "blandos", durante la aducción pasiva de la cadera (lentamente).*

Tratamiento del tejido blando: atleta en decúbito lateral 1

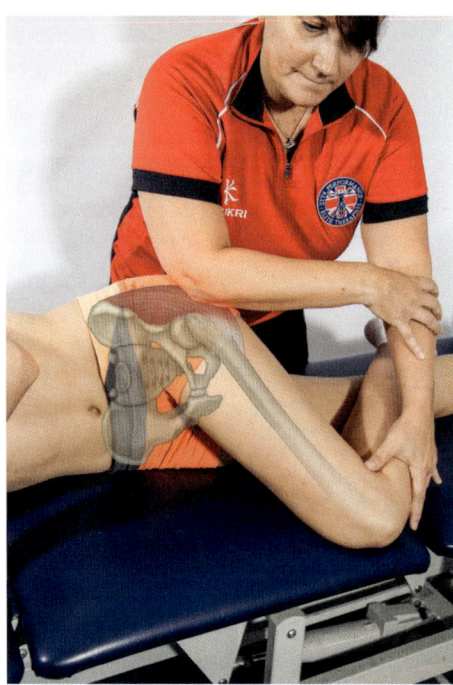

1. El lado a tratar se sitúa arriba.
2. Colocarse detrás del atleta.
3. La cadera y la rodilla de arriba del atleta se flexionan 90 grados con la rodilla apoyada en la camilla.
4. Establecer contacto de piel con piel (si es posible; si no es posible, el atleta puede llevar una ropa fina en particular con trackside), hundir el codo en los tejidos alrededor del trocánter mayor.
5. Empezar por encima del trocánter mayor y seguir en dirección antihoraria. Hundir suavemente en los tejidos alrededor del trocánter mayor.
6. Al sentir los tejidos relajados en la zona bajo tratamiento, pasar a la siguiente localización y repetir hasta haber tratado los tejidos que rodean la circunferencia del trocánter.

Tratamiento del tejido blando: atleta en decúbito lateral 2

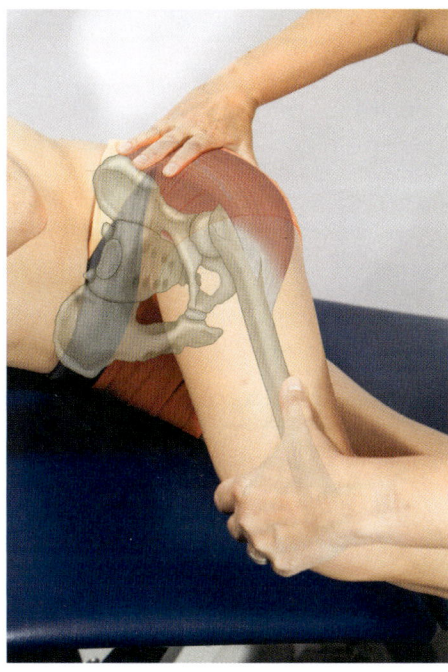

1. *Colocarse de cara al atleta.*
2. *La pierna de arriba del atleta está flexionada en la cadera 90 grados y la rodilla flexionada 90 grados con el pie situado en la cadera del terapeuta.*
3. *Sostener áreas del vientre muscular entre los dedos y los pulgares, y flexionar pasivamente la cadera dando un paso adelante.*
   - *Facilitar el movimiento acompañándolo con la mano de contacto (mantenimiento de la presión): bueno para los movimientos dolorosos al principio.*
   - *Resistir el movimiento bloqueando los tejidos y manteniendo esa posición, mientras que los tejidos se llevan activa o pasivamente a la posición.*

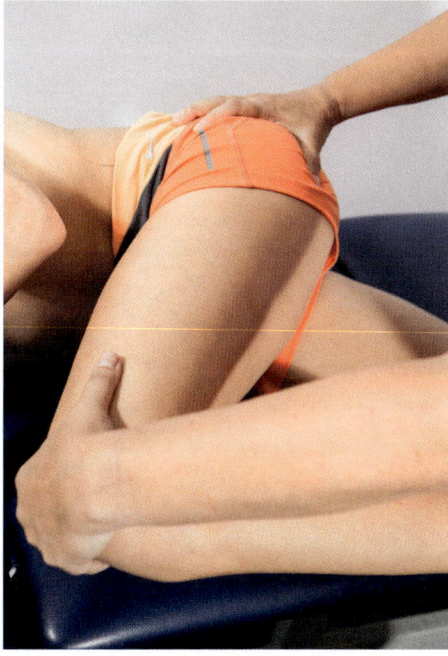

4. *Seguir con la yema de los pulgares uno a uno y a 1-2 cm alejados de la cara posterior del trocánter mayor, alrededor de la inserción distal (tuberosidad glútea).*

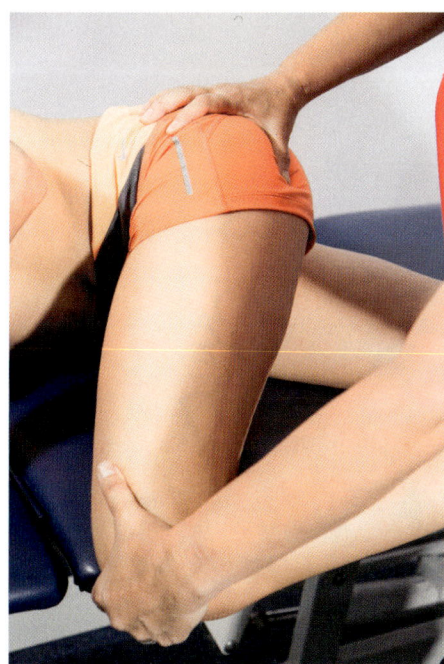

5. *Llevar la cadera a una flexión más profunda, después añadir una fuerza de aducción empujando lentamente sobre la cara externa de la rodilla.*

Tratamiento del tejido blando: atleta en decúbito lateral 3

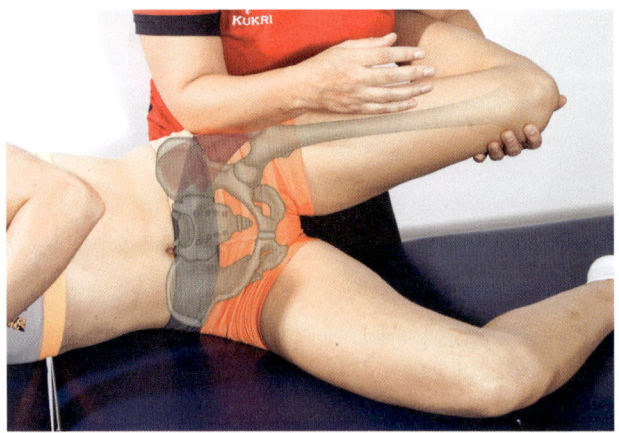

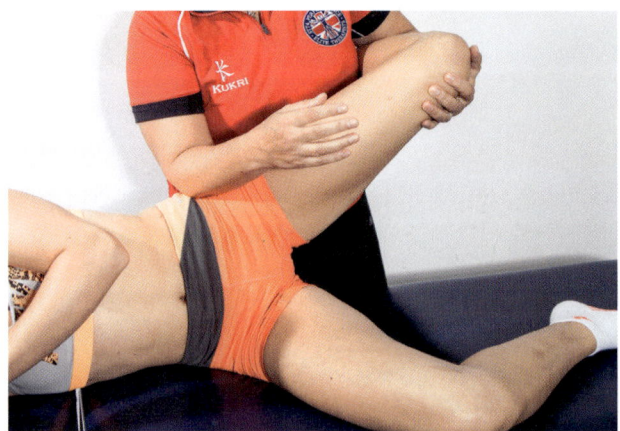

1. Colocar al atleta con ambas rodillas y caderas flexionadas.
2. Contactar el volumen del glúteo medio y menor con el codo y sostener la rodilla del atleta con la otra mano.

3. Aducir pasivamente la cadera de arriba sosteniendo la rodilla con la mano y hundir lentamente el codo en los tejidos.
4. Mantener este contacto y profundidad.

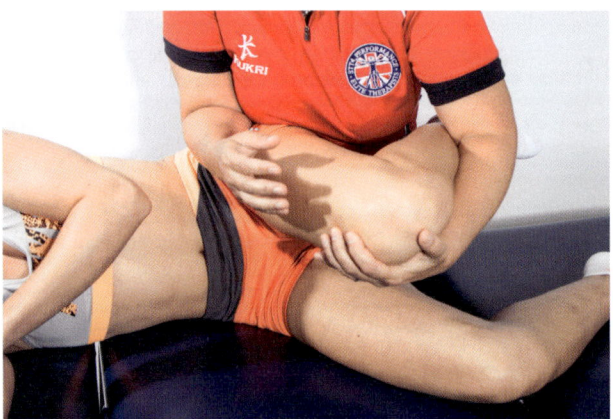

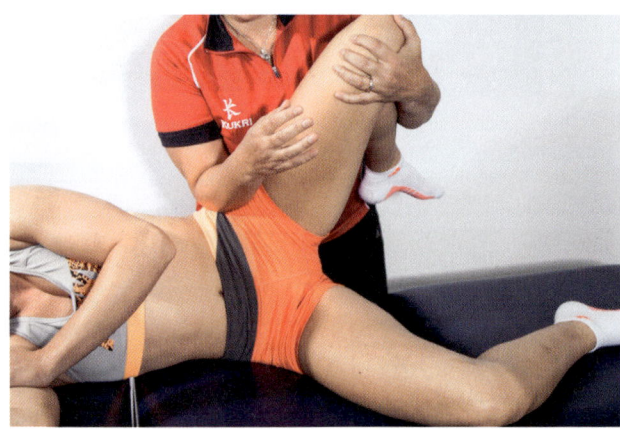

5. Llevar lentamente la cadera a aducción y flexión (esto puede ser doloroso; recordar la VAS)...

6. ...después a rotación lateral...

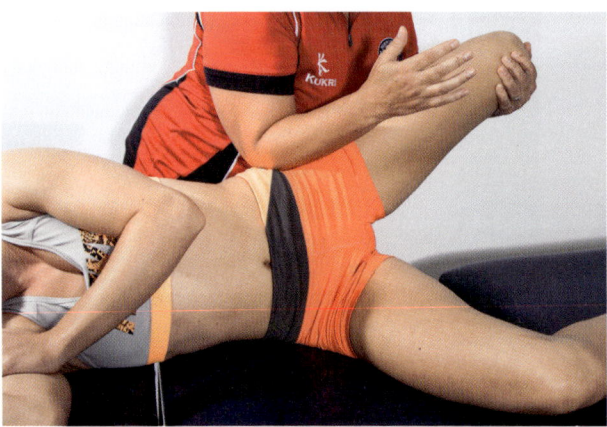

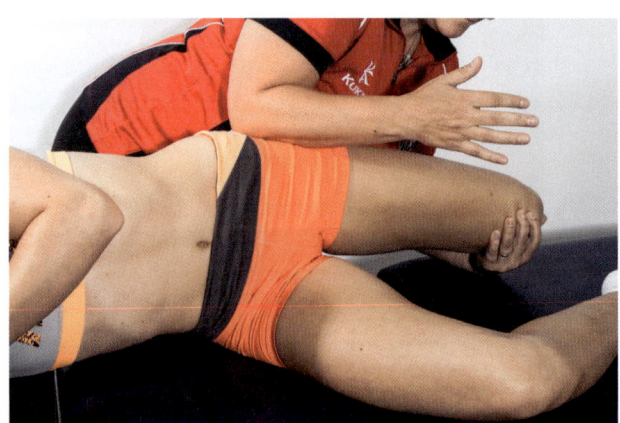

7. ...después a extensión...

8. ...después a aducción.

Tratamiento del tejido blando: atleta en decúbito lateral 4

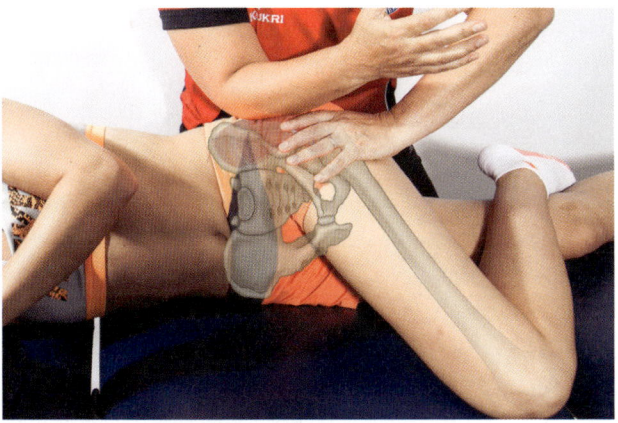

1. *El muslo del atleta está flexionado en la rodilla y el pie descansa sobre la pierna extendida de debajo.*
2. *Contactar el volumen del glúteo medio y menor con el codo.*

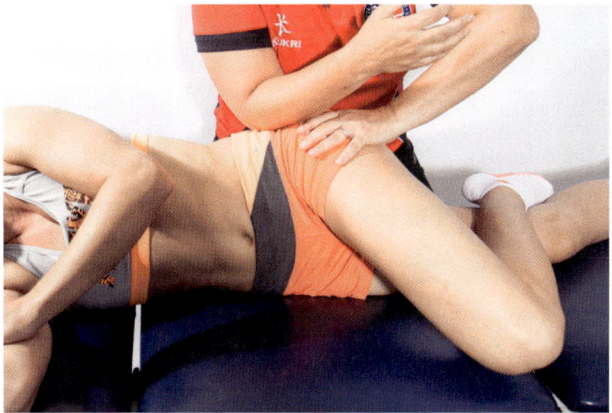

3. *El atleta abduce la cadera y separa ligeramente la rodilla de la camilla.*

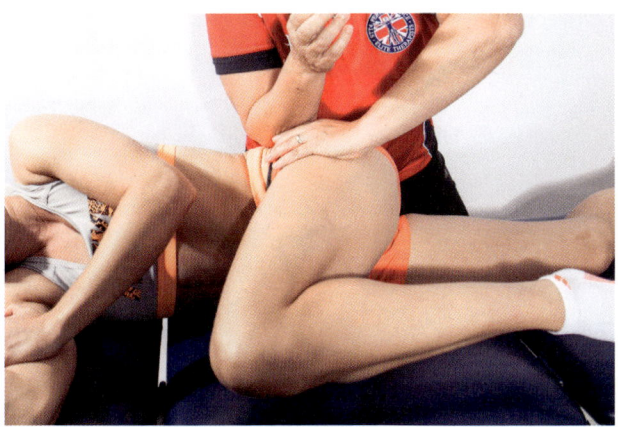

4. *El atleta flexiona la cadera hacia el tórax.*

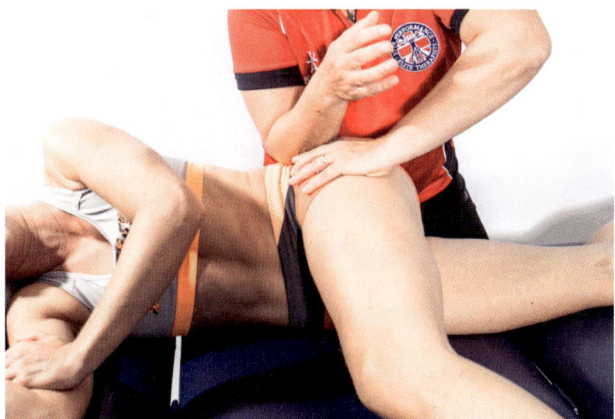

5. *El atleta extiende la rodilla en esta posición.*

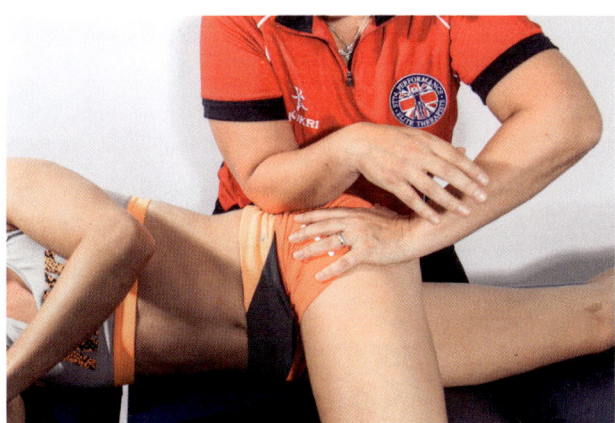

6. *El atleta aduce la pierna extendida por encima del borde de la camilla.*

Tratamiento del tejido blando: atleta en bipedestación

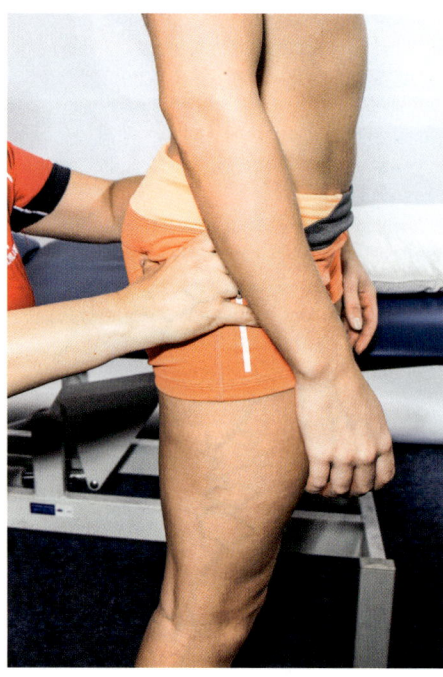

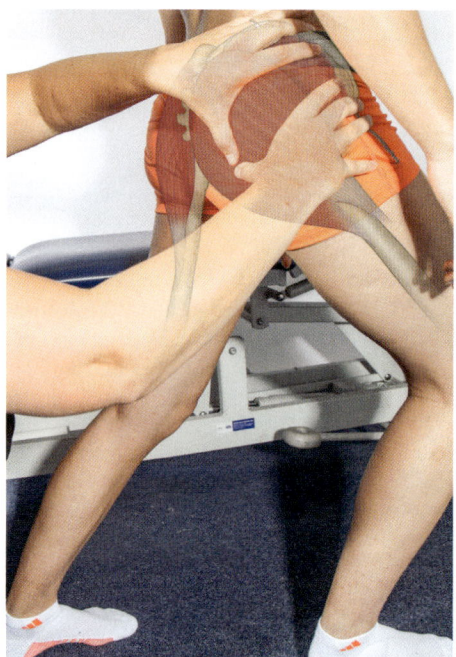

1. Contactar el cuerpo de los glúteos con los pulgares planos y trabajar en las diferentes zonas del vientre muscular.

2. El atleta ejecuta lentamente un lunge, zancada, hacia delante, mientras se mantiene el contacto.

Punción seca de los glúteos

La punción seca solo debe ser efectuada por un fisioterapeuta cualificado y asegurado, debido a la naturaleza invasiva de la técnica y las relaciones anatómicas relevantes.

Glúteo mayor

1. Colocar al atleta en decúbito prono/lateral.
2. Apreciar el patrón de referencia. ¿Esto representa el dolor del atleta?
3. Palpar los tejidos en cuanto a bandas tensas.
4. Insertar perpendicularmente la aguja a través de la piel en la banda tensa.
5. Evitar penetrar el nervio ciático (es imprescindible conocer la anatomía).

Glúteo medio o glúteo menor

1. Colocar al atleta en decúbito prono/supino/lateral.
2. Apreciar el patrón de referencia. ¿Esto representa el dolor del atleta?
3. Palpar los tejidos en cuanto a bandas tensas.
4. Insertar perpendicularmente la aguja a través de la piel en la banda tensa a lo largo de la curva de la cresta ilíaca (es común tocar hueso/periostio).
5. Evitar penetrar el nervio ciático y los vasos sanguíneos glúteos superiores.

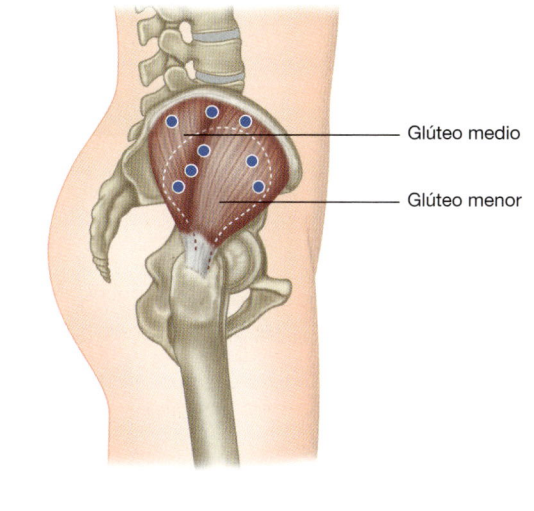

Glúteo medio

Glúteo menor

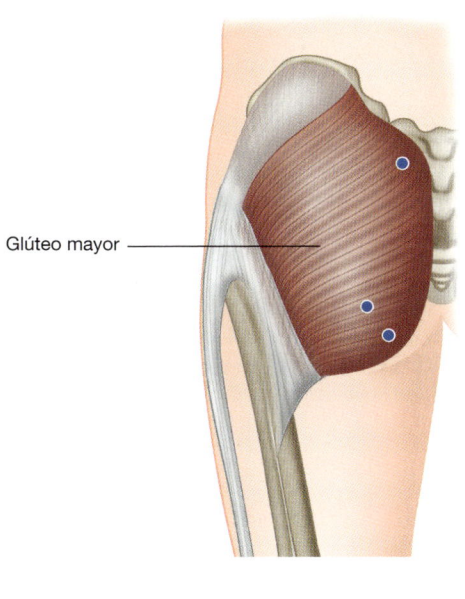

Glúteo mayor

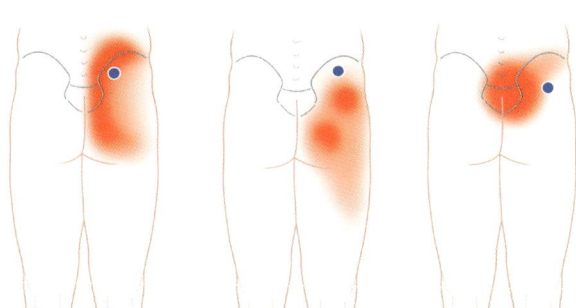

Figura 6.11: Puntos gatillo del glúteo medio y patrón de referencia.

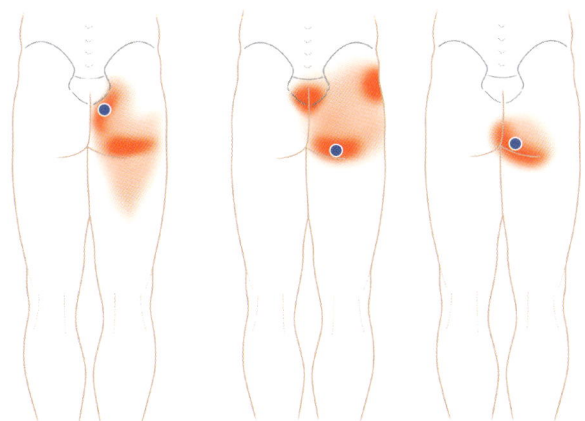

Figura 6.10: Puntos gatillo del glúteo mayor (referencia común a la ASI).

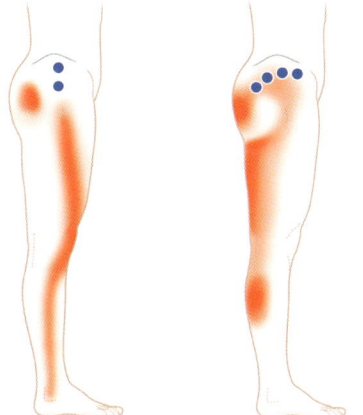

Figura 6.12: Puntos gatillo del glúteo menor y patrón de referencia.

Técnicas de energía muscular (MET,): atleta en decúbito supino 1

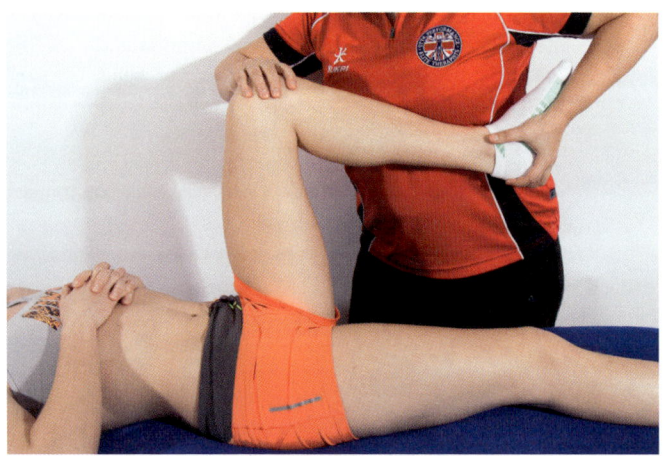

1. La cadera y la rodilla del atleta están flexionadas y se llevan a la posición en la que primero se detecta la resistencia (punto de partida) o donde el sacro se levanta de la camilla.
2. El atleta extiende activamente la cadera contra la resistencia aplicando alrededor de un 20% de la fuerza global de 10 a 12 segundos.

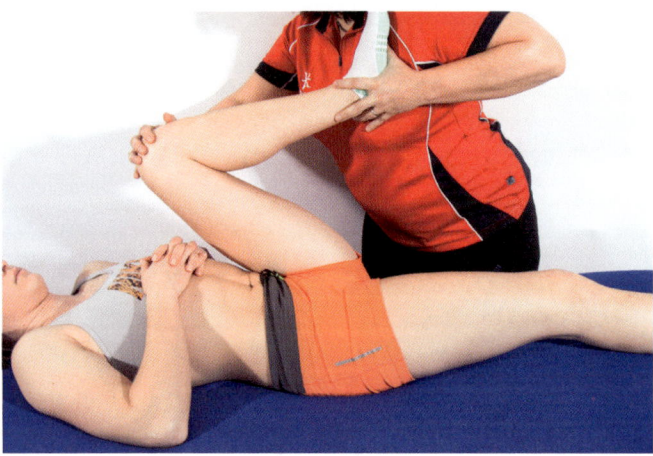

3. Aprovechar el periodo de relajación postisométrica (RPI) (alrededor de 20 segundos) para llevar el fémur a mayor flexión y mantener la posición del fémur contralateral con la otra mano.
4. Repetir estos pasos hasta que no se consigan más avances.

Técnicas de energía muscular (MET): atleta en decúbito supino 2

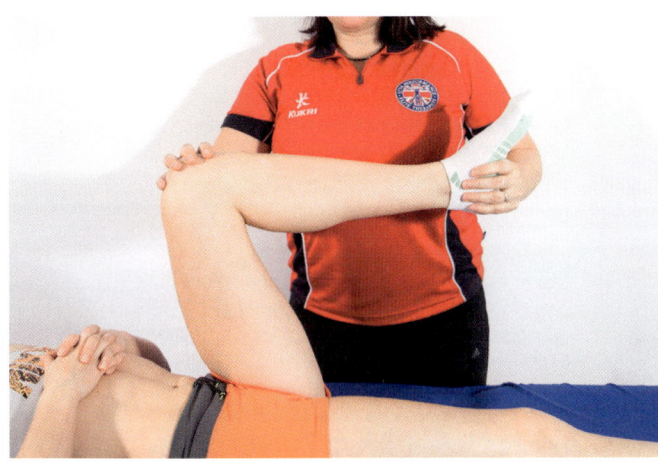

1. *La cadera y la rodilla del atleta están flexionadas.*

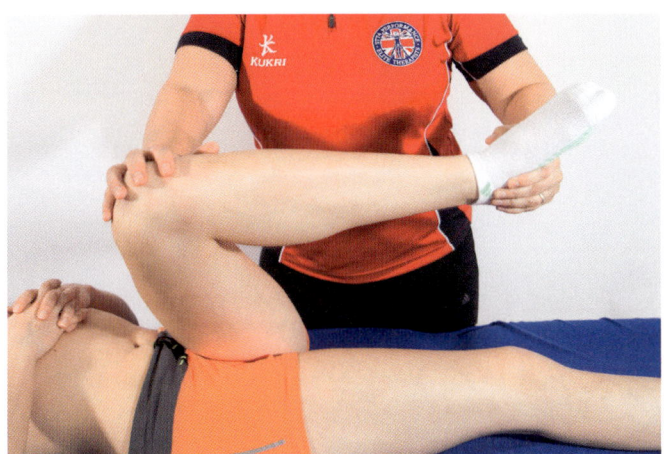

2. *Llevar el fémur a aducción a la posición en la que primero se detecta la resistencia (punto de partida).*
3. *El atleta efectúa una abducción activa y rotación lateral de la cadera contra la resistencia aplicando alrededor de un 20% de la fuerza global de 10 a 12 segundos.*

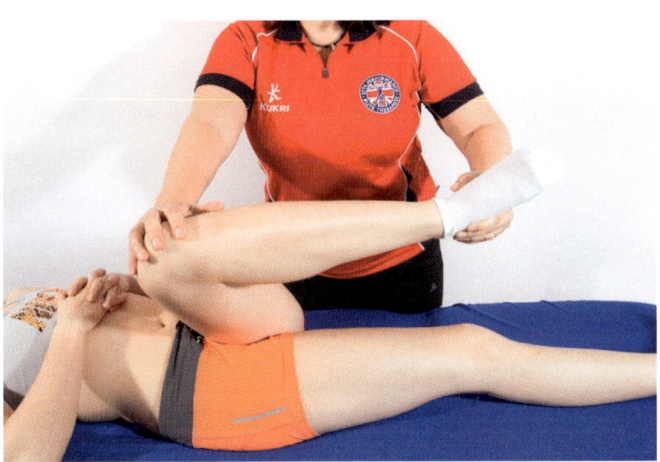

4. *Aprovechar el periodo de relajación postisométrica (RPI) (alrededor de 20 segundos) para llevar el fémur a mayor aducción y mantener a la par la posición pélvica contralateral con la otra mano.*
5. *Repetir estos pasos hasta que no se consigan más avances.*

Técnicas de energía muscular (MET): atleta en decúbito supino 3

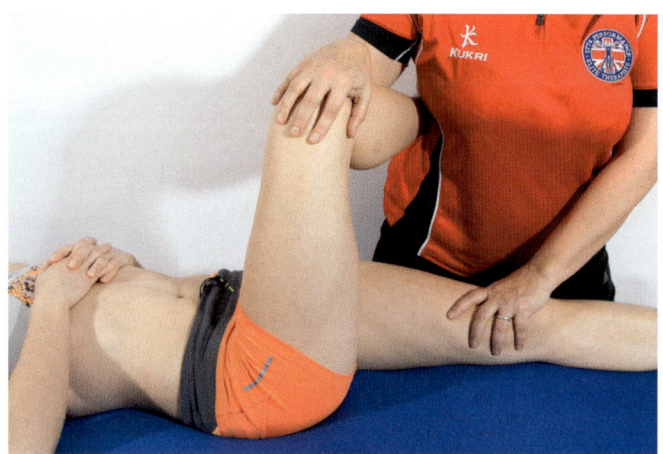

1. La cadera del atleta se encuentra en flexión y rotación lateral, con la rodilla flexionada.
2. Colocarse en el lado opuesto, con el pie de la cadera en flexión y rotación lateral en la cadera del terapeuta.
3. Contactar la rodilla ipsolateral (cara externa) del atleta y el fémur contralateral.
4. Llevar el fémur a mayor rotación lateral y flexión a la posición, en la que se detecta primero la resistencia (punto de partida).
5. El atleta efectúa la extensión y la rotación medial de la cadera contra la resistencia aplicando alrededor de un 20% de la fuerza global de 10 a 12 segundos.

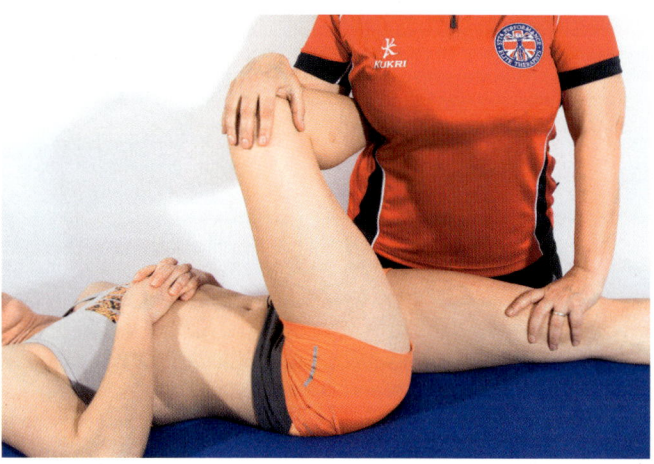

6. Aprovechar el periodo de relajación postisométrica (RPI) (alrededor de 20 segundos) para llevar el fémur a mayor flexión y rotación lateral, y mantener a la par la posición del fémur contralateral con la otra mano.
7. Repetir estos pasos hasta que no se consigan más avances.

Ligamentos posteriores de la pelvis

Ligamentos sacroilíacos posteriores

- Situados detrás y por encima de la ASI, y son más gruesos y fuertes que los ubicados en la parte anterior.
- Superficiales al ligamento interóseo y la ASI.
- Consisten en numerosas bandas entre el sacro y el ilíaco.
- Las fibras largas se extienden en abanico oblicuamente hacia caudal y medial.
- La porción superior (ligamento sacroilíaco posterior corto) pasa horizontalmente entre el primer y segundo tubérculo transverso del sacro y la tuberosidad ilíaca.
  - *Resiste el movimiento ventral del sacro.*
- El ligamento sacroilíaco posterior largo es el más superficial que discurre casi verticalmente desde la EIPS hasta el tercer y cuarto tubérculo transverso del sacro.
  - *Resiste el movimiento caudal del sacro con respecto al ilion.*

Ligamentos iliolumbares

- Pasa por debajo y lateralmente al tejido que rodea la apófisis transversa de L5 y a veces de L4, al tejido circundante al labio interno posterior de la cresta ilíaca.
- En realidad, es el borde inferior engrosado de las capas anteriores y medias de la FTL.

Ligamentos sacrotuberosos (LST)

- El LST es una banda triangular plana.
- Inserta arriba en el borde posterior del ilion entre las espinas ilíacas posteroinferior y superior al sacro posterolateral ipsolateral posterolateral distal a la superficie auricular y a la parte superolateral del coxis.
- Las fibras transcurren hacia caudal y lateral hacia la tuberosidad isquiática, convergiendo al hacerlo.
- A este nivel, las fibras giran sobre sí mismas para después divergir otra vez, de forma que la inserción se sitúa a lo largo del margen inferior de la rama isquiática. Las fibras más superficiales insertan en la tuberosidad isquiática, en donde se mezclan con las fibras del bíceps femoral.
- La superficie posterior del ligamento ofrece la inserción al GM.
- El LST proporciona estabilidad al sacro en el ilíaco al impedir la basculación hacia delante.

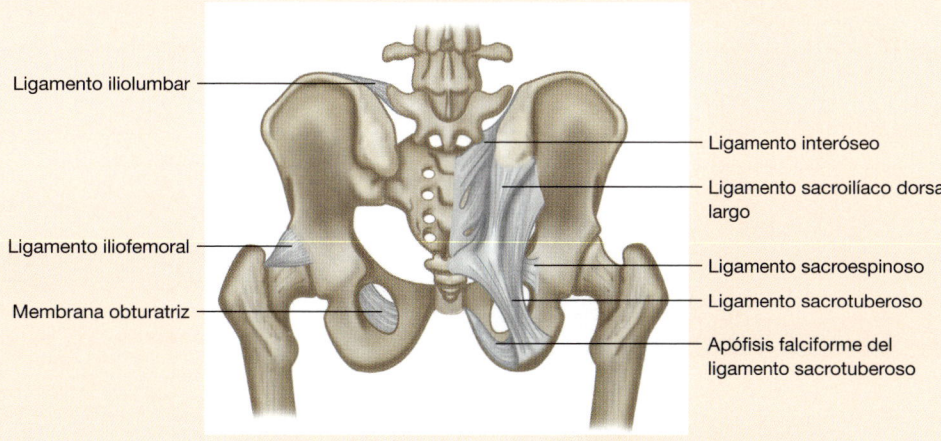

Figura 6.13: Ligamentos posteriores de la pelvis.

Palpación de los ligamentos iliolumbar y sacroilíaco

1. Con el atleta en decúbito prono, localizar la EIPS, L4 y L5.
2. Deslizar los dedos entre la EIPS y las apófisis transversas de L4/L5.
3. Hundir lentamente a través de los tejidos de la fascia lumbar.
4. Se podrán detectar las fibras tensas ligeramente oblicuas del ligamento.

Palpación de los ligamentos sacrotuberosos

1. Con el atleta en decúbito prono, localizar la tuberosidad isquiática y el borde lateral del sacro.
2. Deslizar los dedos desde la tuberosidad isquiática al borde del sacro.
3. Entre estos dos puntos ha de poderse palpar el ligamento sólido amplio.

Tratamiento del tejido blando: atleta en decúbito prono

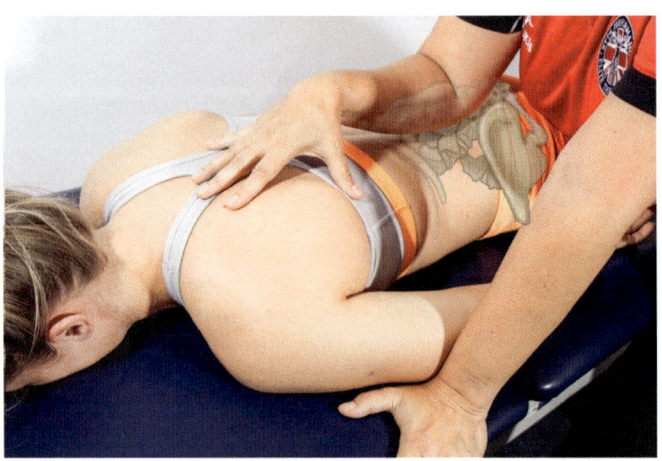

1. Palpar la zona alrededor de las vértebras lumbares inferiores y las crestas ilíacas para comprobar: hipertonía/ tensión tisular/resistencia tisular.
2. Colocar la punta del codo en la zona entre el borde del ilíaco y la apófisis transversa de L4 (VAS 6/10 máximo).
3. Entrar lentamente en los tejidos y esperar hasta que descienda parte de la tensión (VAS 2/10). A continuación, colocar el antebrazo paralelo a las apófisis espinosas con las manos dirigidas en dirección cefálica (hacia la cabeza).
4. Mantener esta profundidad y, una vez que los tejidos lo permitan, pasar muy lentamente hacia la zona entre el coxis y la tuberosidad isquiática. Hay que quedarse a lo largo de la cresta sacra lateral.
    - Esto puede ser doloroso (avisar al atleta).
5. Repetir en el otro lado.

Tratamiento del tejido blando: atleta en decúbito lateral (ligamentos iliolumbares y sacroilíacos)

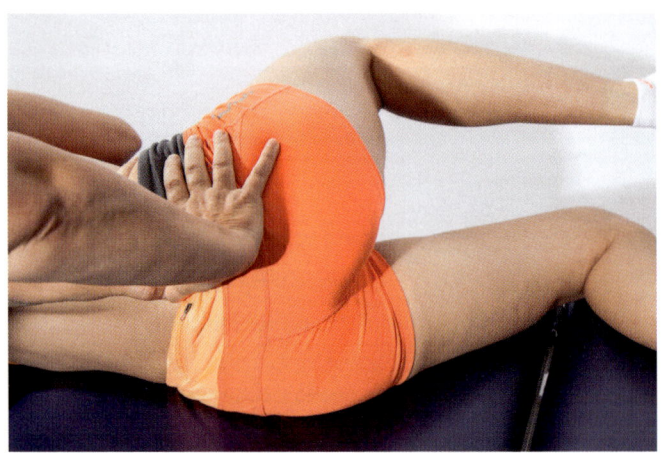

1. Colocar los pulgares en el área entre el borde del ilíaco y la apófisis transversa de L4 (VAS 6/10 máximo).
2. Entrar lentamente en los tejidos y esperar hasta reducirse en cierta medida la tensión (VAS 2/10).

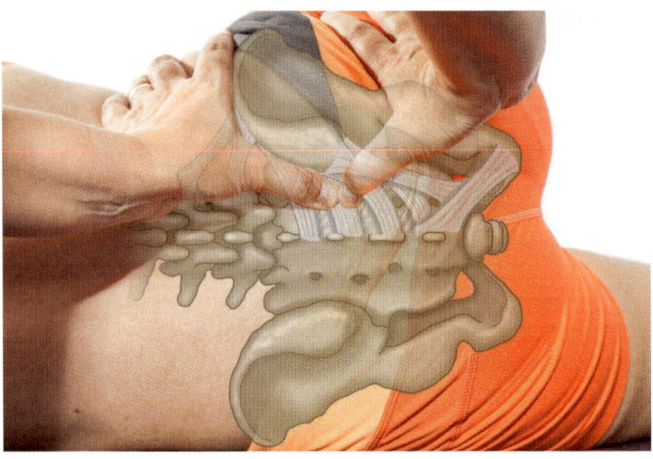

3. Indicar al atleta que flexione lentamente la cadera ipsolateral.
4. Desplazar ligeramente los pulgares (para abordar la fascia que inserta en estos ligamentos):
    - Por encima de la zona inicial.
        - Indicar al atleta que flexione la cadera ipsolateral.
    - Por debajo de la zona inicial.
        - Indicar al atleta que flexione la cadera ipsolateral.

Tratamiento del tejido blando: atleta en decúbito lateral (ligamentos sacrotuberosos)

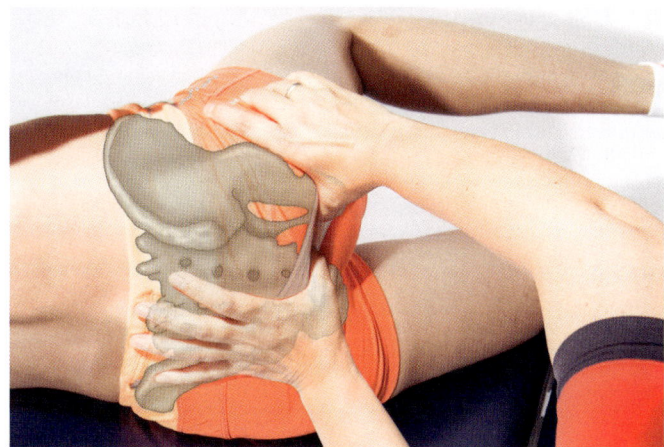

1. *La pierna de debajo del atleta está flexionada para el equilibrio y la pierna de arriba en extensión.*
2. *Colocar los pulgares en la zona entre el borde interno del sacro y la tuberosidad isquiática (VAS 6/10 máximo).*
3. *Entrar lentamente en los tejidos y esperar hasta reducirse en cierta medida la tensión (VAS 2/10).*
4. *El atleta flexiona la cadera y se apoya para llevar la rodilla a una mayor flexión.*
5. *Repetir los puntos 1-4 arriba hasta que todos los tejidos estén cubiertos (trabajado distalmente) entre el borde interno del sacro y la tuberosidad isquiática.*

Tratamiento del tejido blando: atleta en bipedestación (ligamentos sacrotuberosos)

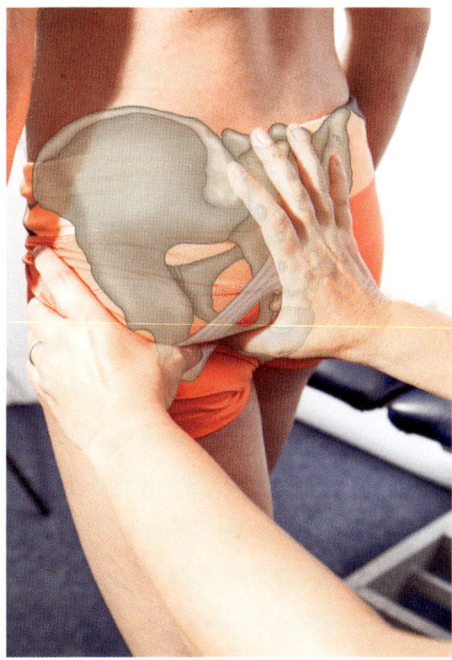

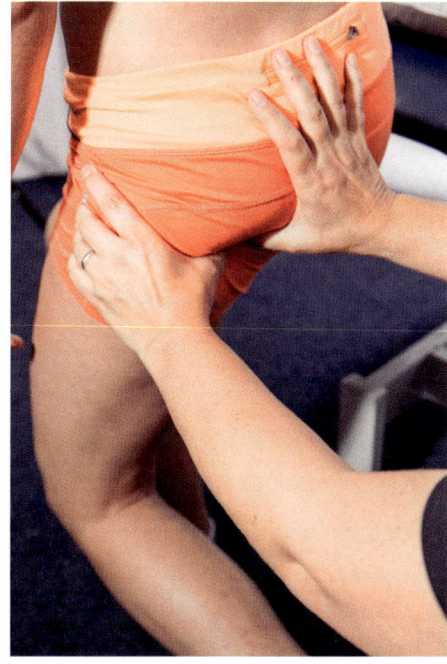

1. *El atleta se coloca en zancada corta.*
2. *El lado que se va a tratar debe ser la pierna de apoyo trasera.*
3. *Entrar en los tejidos situados entre el borde del sacro y la tuberosidad isquiática.*
4. *Mantener la presión y la dirección.*
   - *Acompañar los tejidos para facilitar el movimiento.*
   - *Bloqueo del movimiento manteniendo el "cierre" para facilitar un estiramiento de los tejidos.*

5. *El atleta realiza un mini-squat.*
6. *Repetir hasta que se hayan abordado todos los tejidos entre los dos puntos.*

Punción seca de los ligamentos posteriores de la pelvis

La punción seca solo debe ser efectuada por un fisioterapeuta cualificado y asegurado, debido a la naturaleza invasiva de la técnica y las relaciones anatómicas relevantes.

1. Colocar al atleta en decúbito prono.
2. Localizar los ligamentos (véase Palpación, página 97).
3. Pueden colocarse múltiples agujas perpendicularmente o en un ángulo para evitar la punción de los agujeros.
4. Tener cuidado en no puncionar los nervios cluneales medios (ligamento sacroilíaco).
5. Fijarse en no puncionar el nervio cluneal superior más bajo (ligamento iliolumbar).
6. Aplicar la aguja en una dirección inferior y lateral.

Movilización del tejido blando asistida por instrumentos (IASTM)

El trabajo en las estructuras fasciales de esta zona puede tener un impacto en la cápsula posterior de la ASI y las estructuras fasciales asociadas suprayacentes (lámina superficial de la FTL, rafé lateral, glúteo medio y glúteo mayor).

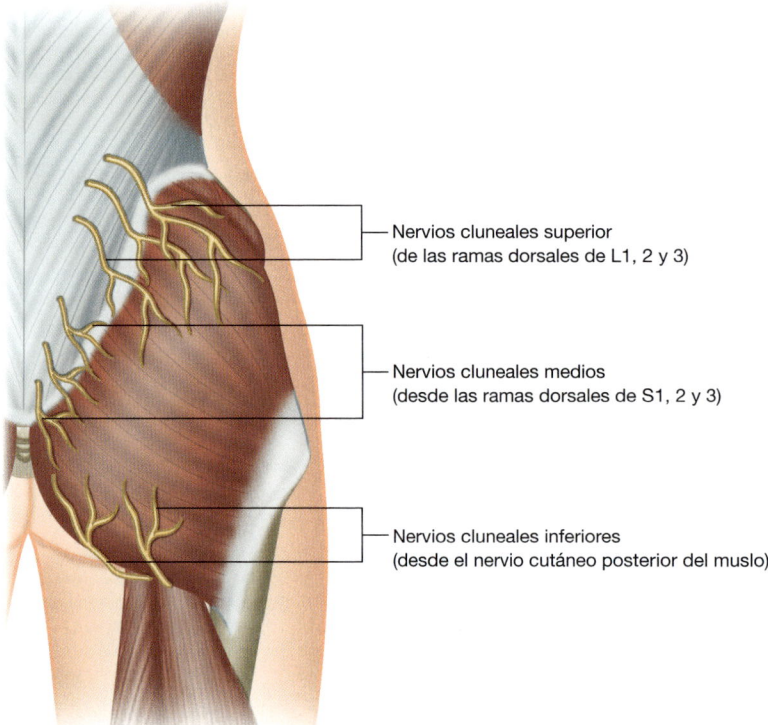

Nervios cluneales superior
(de las ramas dorsales de L1, 2 y 3)

Nervios cluneales medios
(desde las ramas dorsales de S1, 2 y 3)

Nervios cluneales inferiores
(desde el nervio cutáneo posterior del muslo)

Figura 6.14: Anatomía de los nervios cluneales.

Movilización del tejido blando asistida por instrumentos (IASTM): atleta en decúbito lateral

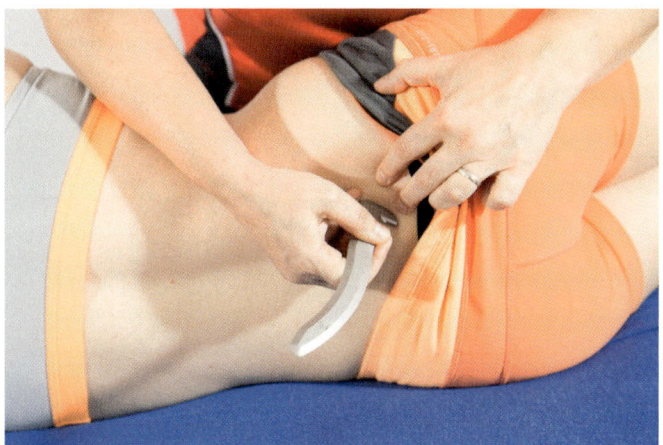

1. Examinar la zona que rodea la ASI para comprobar si hay restricciones.
2. Contactar utilizando el borde plano.
3. Utilizar el "pico" sin perder el contacto.

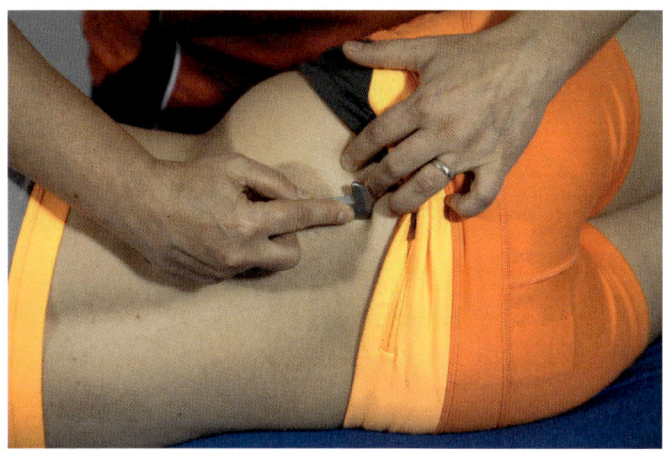

4. El atleta flexiona la cadera y vuelve a la posición de partida.
5. En caso de necesidad, se puede facilitar este movimiento.

Movilización del tejido blando asistida por instrumentos (IASTM): atleta arrodillado en cuatro puntos, en cuadrupedia

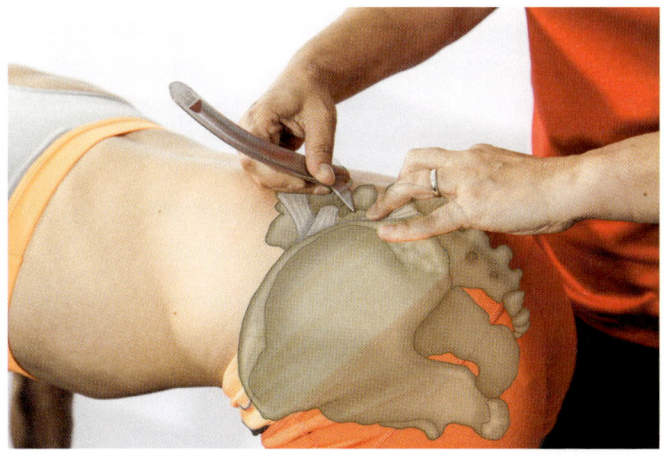

1. Realizar pequeños roces, frotando lentamente en diferentes direcciones (utilizando el borde plano) encima de la superficie de los tejidos que cubren los ligamentos. Con posterioridad, utilizar el pico para picar entre los ligamentos.
2. El atleta inclina simultáneamente la pelvis hacia ventral y dorsal.
3. Repetir los roces amplios evitando provocar hematomas.

Bíceps femoral

Inserciones

- Situado en la cara posterolateral del muslo.
- Emerge de dos cabezas que están separadas por una distancia considerable.
- Cabeza larga: inserta en la faceta medial inferior en la tuberosidad isquiática con el tendón del semitendinoso que se extiende al ligamento sacrotuberoso.
- Estos dos tendones descienden a lo largo de una distancia corta para después separarse en dos músculos individuales.
- La cabeza larga del bíceps femoral forma un músculo fusiforme que desciende y pasa lateralmente por la cara posterior del muslo superficial al nervio ciático.
- En el tercio inferior, se estrecha la cabeza larga, a cuya cara profunda se une la cabeza corta del bíceps femoral.
- Las inserciones superiores de la cabeza corta proceden de la mitad inferior del labio externo de la línea áspera y llegan casi hasta la inserción del glúteo mayor y discurren hacia abajo hasta la mitad superior de la línea supracondílea lateral del fémur.
- Algunas fibras de la cabeza corta se mezclan gradualmente con el tendón de la cabeza larga, que se estrecha y se sitúa superficial al mismo.
- El tendón cruza la cara posterolateral de la rodilla y discurre a través del peroné.
- Antes de insertar en el periostio que rodea la cabeza del peroné, el tendón del bíceps femoral es dividido en dos por el ligamento colateral peroneo (lateral).
- Algunas fibras del tendón se unen al ligamento, mientras que otras pocas fibras se insertan en el periostio que rodea el cóndilo tibial lateral y otras en la cara posterior del tabique intermuscular lateral situado justo delante.
- Una bolsa separa el tendón del ligamento colateral lateral.

Inervación

- La cabeza larga está inervada por la división tibial del nervio ciático.
- La cabeza corta está inervada por la división peroneal común (L5, S1-2).
- Piel que cubre el músculo (S2).

Acción

- Ayuda a los otros dos isquiocrurales a extender la articulación de la cadera, sobre todo cuando el tronco está flexionado y ha de elevarse a la posición erguida.
- Los tres isquiocrurales trabajan excéntricamente para controlar la flexión anterior del tronco.
- Ayuda a los otros isquiocrurales al flexionar la rodilla.
- Con la rodilla en una posición semiflexionada, rota la tibia lateralmente en el fémur.
- Si el pie está fijo, rota el fémur y la pelvis medialmente sobre la tibia.

Actividad funcional de los isquiocrurales

- La flexión de la rodilla y su efecto estabilizador es una función muy importante.
- Mantener el tronco en una posición flexionada (bloques de inicio) y levantar el tronco de una posición flexionada, exige una gran cantidad de fuerza y este modo de acción bien puede ser el motivo de las frecuentes lesiones de los isquiocrurales (los primeros 10-20 m de una carrera).
- También desempeña un papel importante en el equilibrio fino de la pelvis al estar en bipedestación, en especial cuando el tronco superior sale de la vertical.
- Al trabajar en conjunto con los músculos abdominales, en dirección anterosuperior, y el glúteo mayor en dirección posteroinferior, puede alterarse la basculación anterosuperior de la pelvis, lo que puede afectar la lordosis lumbar.
- Tiene una función en desacelerar el movimiento ventral de la tibia cuando se extiende la pierna que oscila libre durante la marcha (impidiendo que la rodilla pase a extensión).

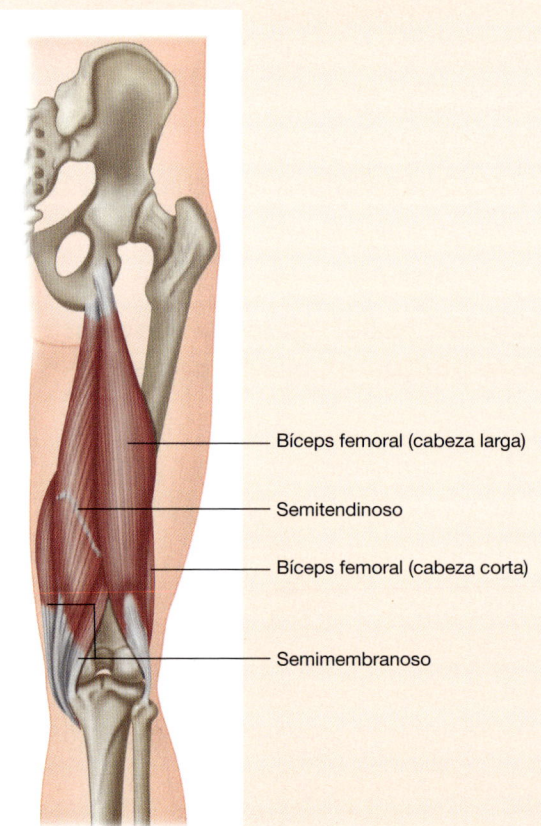

Bíceps femoral (cabeza larga)

Semitendinoso

Bíceps femoral (cabeza corta)

Semimembranoso

Figura 6.15: Músculos posteriores del muslo.

Palpación

1. Colocar al atleta en decúbito prono.
2. Palpar la cara proximal de la inserción común alrededor del isquion a la inserción distal alrededor de la cabeza del peroné.
3. El atleta resiste la flexión de la rodilla.

Evaluación de la longitud 1

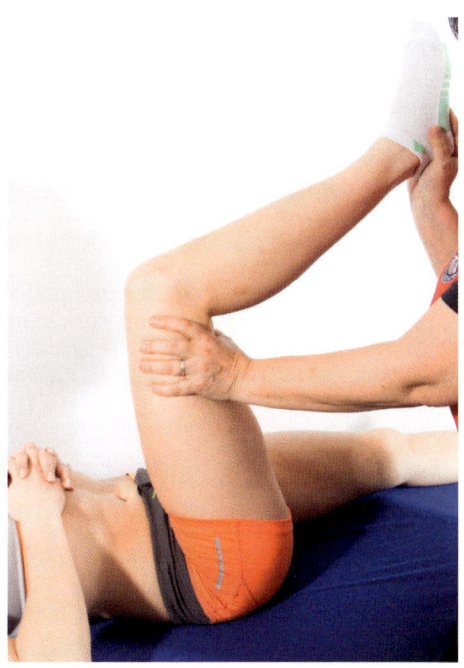

1. *Atleta en decúbito supino con los brazos cruzados sobre el pecho.*
2. *El terapeuta flexiona pasivamente la cadera ipsolateral (rodilla flexionada) a noventa grados, mientras que la pierna contralateral se mantiene en extensión completa y descansa sobre la camilla.*
3. *El terapeuta sostiene el pie que se mantiene completamente relajado.*

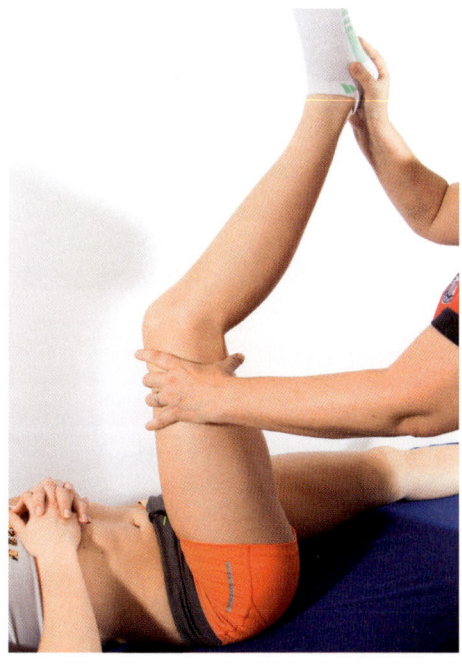 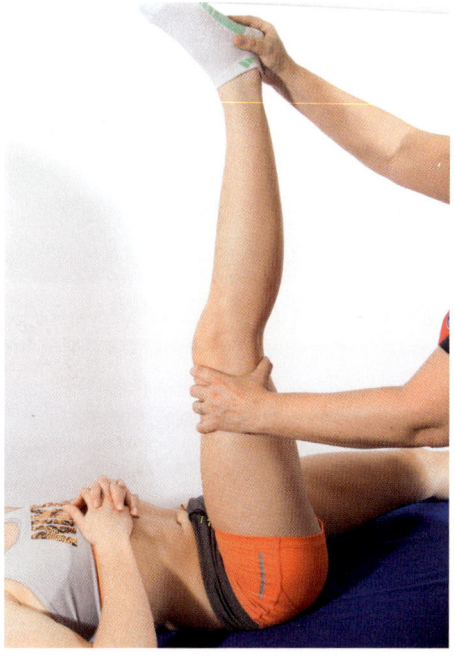

4. *El terapeuta extiende pasivamente la rodilla, mientras que la cadera se mantiene en noventa grados de flexión.*
5. *Percibir el ángulo entre el fémur y la tibia.*

Evaluación de la longitud 2

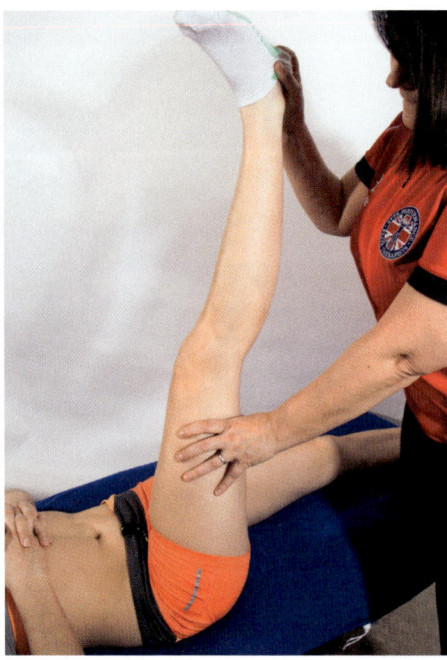

1. *Atleta en decúbito supino con las manos entrecruzadas en la parte baja del pecho para impedir una inclinación posterior excesiva de la pelvis (puede dar lugar a una interpretación falsa de la flexibilidad).*
2. *El terapeuta flexiona la cadera que va a examinar (con la rodilla extendida) y bloquea al mismo tiempo cualquier movimiento de la pierna contralateral.*
   - *Percibe el rango de movimiento.*
3. *Cabe destacar que la debilidad del músculo glúteo mayor puede dar lugar a que los isquiocrurales compensen y actúen como extensores principales de la cadera, con lo que se producen un desequilibrio muscular y patrones de movimiento erróneos.*

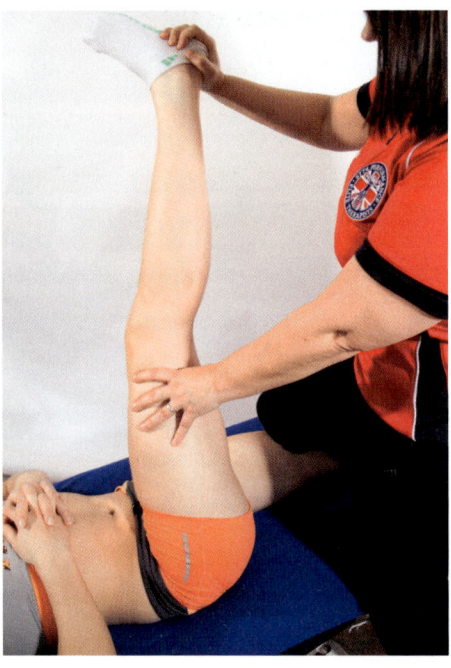

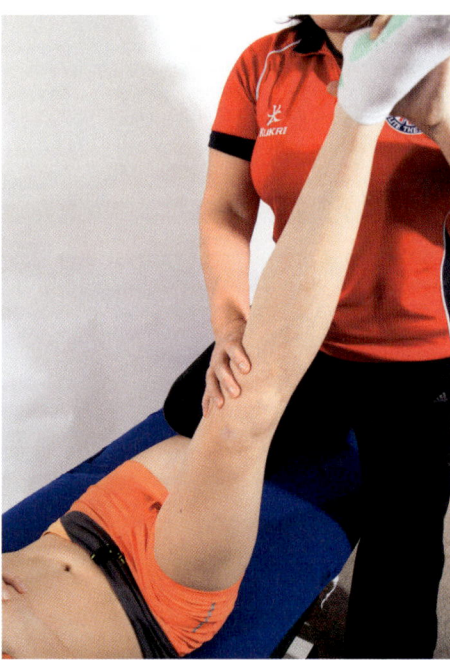

4. *La cadera debe encontrarse en rotación lateral y abducción para comprobar la longitud de los isquiocrurales mediales, y en rotación medial y aducción para comprobar la longitud del bíceps femoral.*

Evaluación de la fuerza

1. Atleta en decúbito prono.
2. Rodilla flexionada en diferentes grados (90, 45, 10) y sostenida en esa posición, mientras que el terapeuta intenta extender la rodilla.
   - No se permiten patrones compensatorios.
   - Sin elevar o rotar las caderas, el tórax o los hombros.
   - Sin utilizar los brazos.
3. Se clasifica en:
   - 5/5: contracción fuerte (normal).
   - 4/5: contracción firme (bueno).
   - 3/5: contracción suave (bastante o suficiente).
   - 2/5: contracción leve (escaso).
   - 1/5: parpadeo (trazas).
   - 0/5: sin detección de una contracción.

Tratamiento del tejido blando: atleta en decúbito supino

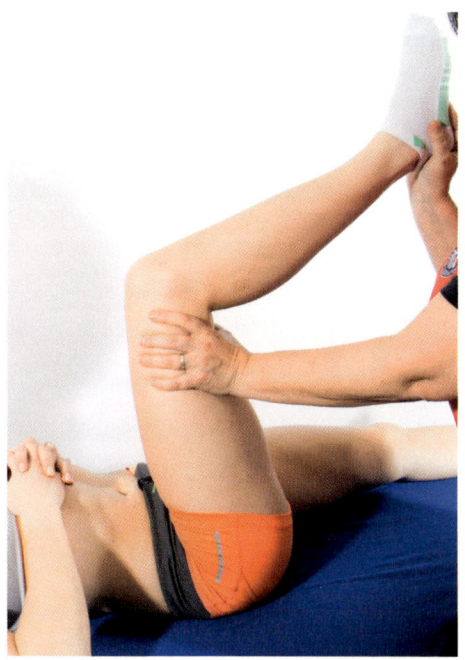

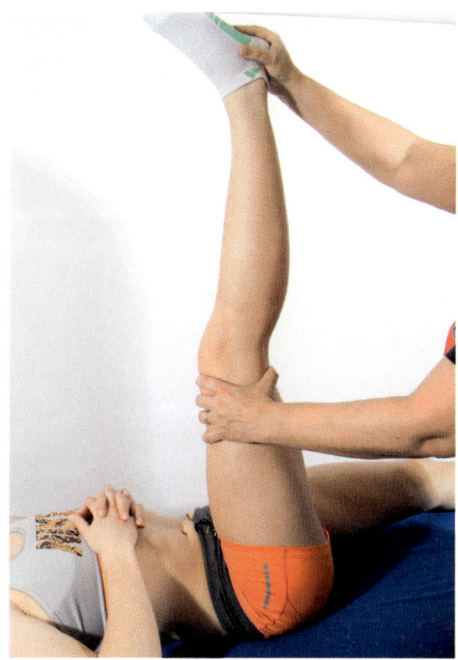

1. *Flexión de cadera y rodilla noventa grados.*
2. *Utilizar el borde plano del pulgar para penetrar lentamente en los tejidos del vientre del bíceps femoral. Considerar la puntuación VAS de 6/10.*
3. *Mantener la presión hasta que la puntuación VAS se reduce a aproximadamente 2/10.*

4. *Extender pasivamente la rodilla y repetir este proceso desplazándose hacia el isquion.*
5. *Repetir los puntos 2 y 3, excepto que en esta ocasión el atleta ha de extender sus rodillas. Penetrar igual que antes en los tejidos y esperar que la puntuación VAS se reduzca aproximadamente a 2/10.*
6. *Indicar al atleta que añada una rotación medial y lateral de la cadera.*

Técnicas de energía muscular (MET): Isquiocrurales 1. Atleta en decúbito supino

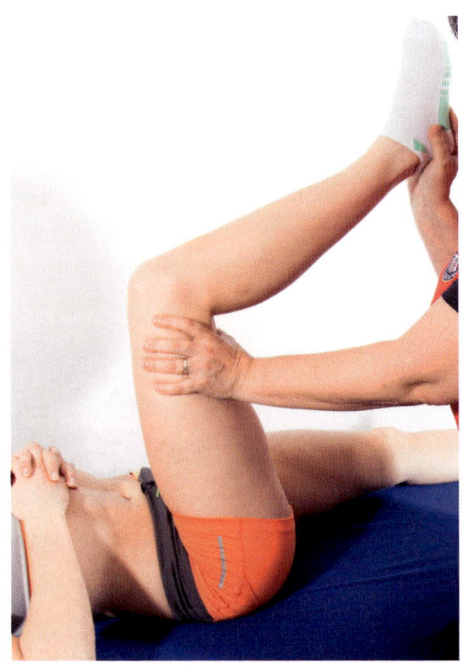 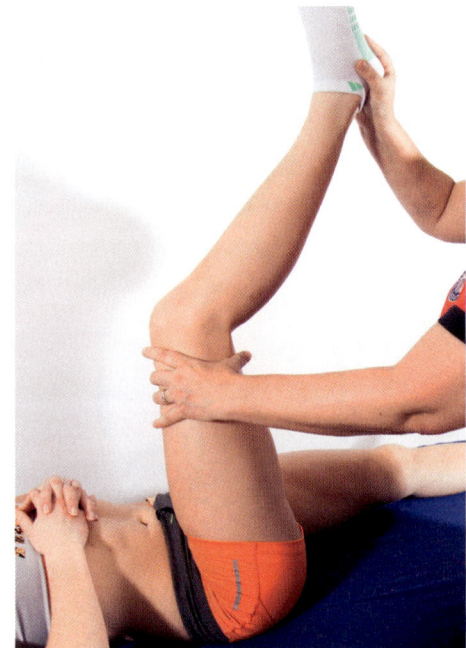

1. Efectuar una evaluación de la amplitud articular (calidad y cantidad) de la elevación recta de la pierna (SLR).
2. Colocar al atleta en decúbito supino con las piernas extendidas.
3. Llevar el lado a tratar a la posición de la prueba de Lasègue (flexión de cadera y rodilla).
4. Flexionar pasivamente la cadera del atleta noventa grados, mientras que la pantorrilla ipsolateral descansa sobre los

hombros del terapeuta en la posición en la que primero se ha detectado la resistencia.
5. Sostener el fémur en su sitio con las dos manos situadas justo proximales a la articulación de la rodilla.
6. El atleta flexiona la rodilla contra la resistencia del terapeuta, aplicando alrededor del 20% de la fuerza global de diez a doce segundos.

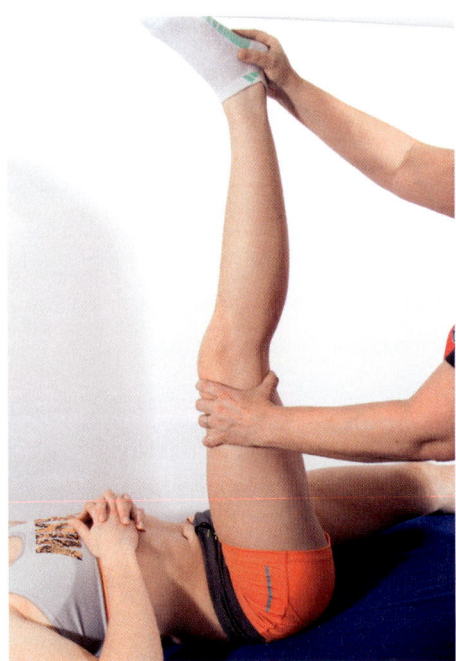

7. Aprovechar el periodo RPI (alrededor de veinte segundos) y llevar la rodilla ipsolateral a extensión.
8. Repetir estos pasos hasta que no se consigan más avances.

Técnicas de energía muscular (MET): isquiocrurales 2. Atleta en decúbito supino

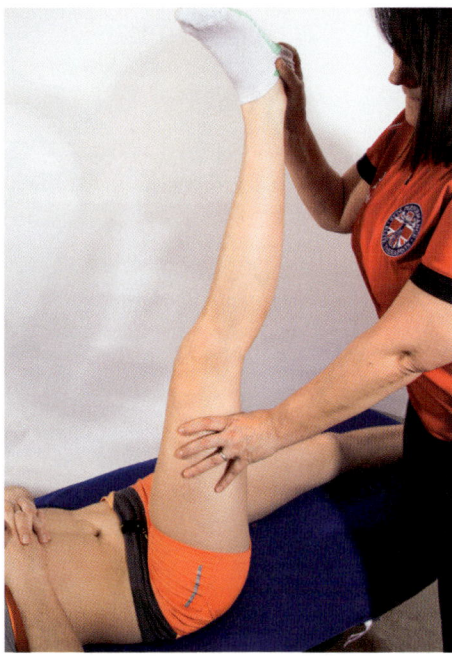 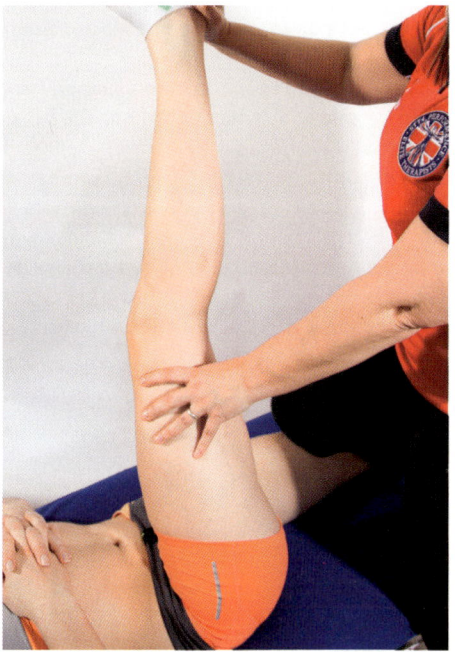

1. Efectuar la evaluación del rango articular (calidad y cantidad) de la elevación recta de la pierna (SLR, straight-leg raise).
2. El atleta se encuentra en decúbito supino con las piernas extendidas.
3. Flexionar pasivamente la cadera del atleta hasta el punto en el que se siente la resistencia (grupo de los isquiocrurales).
   - Cadera en flexión, abducción y rotación lateral (isquiocrurales mediales).
   - Cadera en flexión, aducción y rotación medial (bíceps femoral).

4. Situar una mano en la EIAS contralateral para la estabilización (o resistencia de la flexión femoral).
5. Sostener la pierna ipsolateral con la otra mano, o situarla sobre el hombro del terapeuta.
6. El atleta extiende la cadera contra la resistencia del terapeuta, aplicando aproximadamente un 20 % de la fuerza global de diez a doce segundos.
7. Aprovechar el periodo RPI (alrededor de veinte segundos) y llevar el fémur ipsolateral a una mayor flexión.
8. Repetir estos pasos hasta que no se consigan más avances.

Punción seca de isquiocruales

La punción seca solo debe ser efectuada por un fisioterapeuta cualificado y competente, debido a la naturaleza invasiva de la técnica y las relaciones anatómicas relevantes.

1. Colocar al atleta en decúbito prono, completamente relajado (se puede disponer una almohada debajo de la pierna).
2. Percibir el patrón de referencia. ¿Esto representa el dolor del atleta?
3. Palpar el bíceps femoral en cuanto a bandas tensas.
4. Insertar perpendicularmente la aguja a través de la piel en la banda tensa o la zona dolorosa.
5. Evitar penetrar el nervio ciático (es imperativo conocer la anatomía).

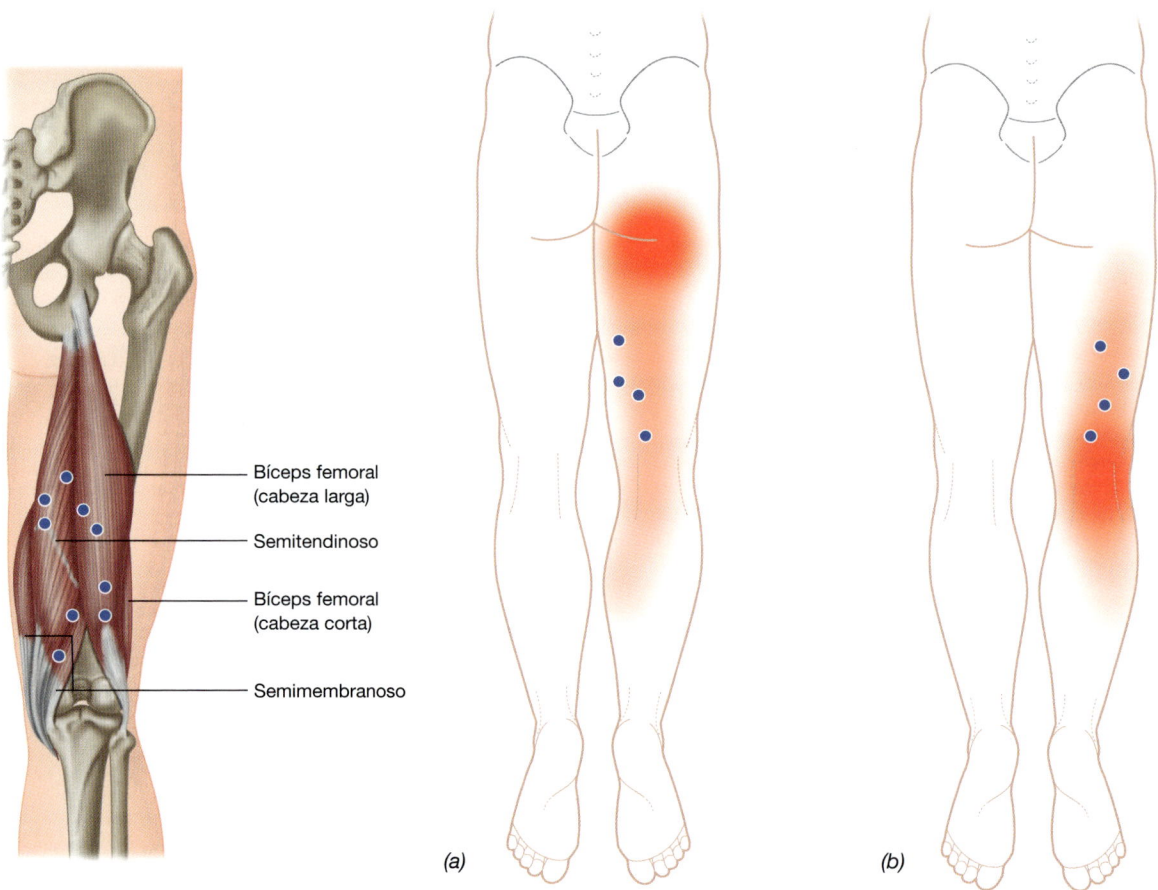

(a)

(b)

Figura 6.16: Puntos gatillo y patrón de referencia en los isquiocrurales, (a) semimembranoso y semitendinoso, (b) bíceps femoral.

Taping dinámico de la cadena oblicua posterior

Objetivos

- Resistir el movimiento de flexión en la cadera y el tronco para reducir las necesidades de carga de trabajo en el GM y el erector de la columna que ha de compensar la actividad excesiva del bíceps femoral, o reducir las estrategias de "ferulización" rígida y maladaptativa, mediante el aporte de parte de la generación de fuerza y la disipación de la carga desde el exterior.
- Resistir la pérdida de la lordosis lumbar para mantener la nutación sacra y así obtener una mayor eficacia del cierre de forma, cierre de fuerza y la transferencia de la carga.
- Asistir la acción de la cadena oblicua anterior de GM, FTL y dorsal ancho contralateral.
- Iniciar la recuperación de la extensión desde una posición flexionada de la columna.

Equipo

- Dynamic Tape®, de 7,6 cm, spray adhesivo Dynamic Tape®.

Posición del atleta

- En decúbito prono sobre los codos con la nutación sacra y retracción y depresión de la escápula.
- La técnica puede aplicarse en bipedestación si el paciente tiene muchas dificultades en subir y bajar de una posición acostada.

Línea de tracción

- Empezar en la escápula.
- Pasar por debajo y oblicuamente para cruzar la parte baja de la columna lumbar y la ASI contralateral.
- Continuar descendiendo por la línea media del muslo para contribuir al componente de la extensión de la cadera.
- Repetir en el otro lado.
- Los *tapes* deben cruzarse en la región lumbar baja, por lo que resistirán la pérdida de la lordosis lumbar.

Reevaluación

- Flexión lumbar y recuperación de la extensión, en particular si con anterioridad había una inversión del ritmo lumbopélvico, indicando la falta de capacidad de transferir la carga con un patrón de movimiento normal.

Observación

- Rociar ligeramente el dorso de la capa primera con el spray adhesivo antes de aplicar la segunda capa.

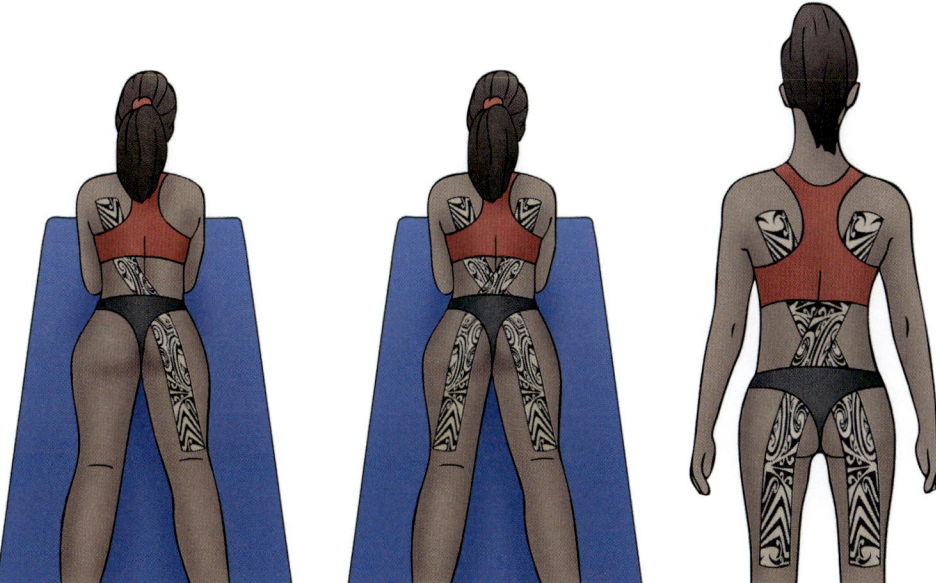

Figura 6.17: Los diagramas muestran la modelo vestida por motivos de pudor; sin embargo, el tape *debe fijarse a la piel. Esto resulta más sencillo si el atleta lleva ropa interior ajustada;* el tape *puede pasar por debajo de la ropa interior y fijarse a la piel.*

Taping dinámico para el cierre de la pelvis

Objetivo

- Proporcionar una fuerza de compresión pélvica externa para aumentar el cierre de fuerza y así mejorar el momento y la activación de los músculos GM y bíceps femoral.

Equipo

- Dynamic Tape® de 5 a 7,6 cm en función del tamaño del paciente y las necesidades de generación de fuerza.
- Para generar suficiente fuerza puede hacerse necesario aplicar un *PowerBand* de doble capa.

Posición

- En general, aplicar con el paciente en bipedestación y aumento de la lordosis lumbar para crear una nutación sacra.

Línea de tracción

- El *tape* debe posicionarse justo proximal al trocánter mayor, en el ala de la pelvis, y continuar circunferencialmente (terminar en la piel para mejorar la adhesión) para crear un efecto compresivo.

Reevaluación

- Reevaluar la elevación recta activa u otras tareas funcionales que han demostrado una falta de capacidad de transferencia de carga (por ejemplo, bipedestación sobre una pierna, escaleras).

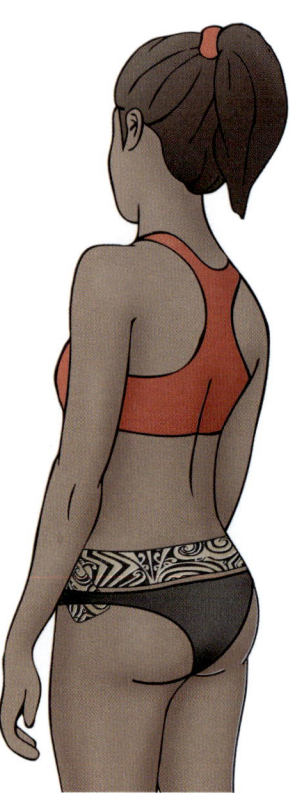

Taping dinámico para reducir la carga en las estructuras ligamentosas posteriores

Objetivo

- Proporcionar una fuerza compresiva posterior para reducir la carga en las estructuras ligamentosas posteriores que muestran un aumento de la absorción en caso de incompetencia de la ASI.
- Resistir la contranutación y fomentar el mantenimiento de la lordosis lumbar para permitir un cierre efectivo de forma y fuerza, y resistir el momento de flexión lumbar para ayudar a la función de los multífidos lumbares y los erectores de la columna.
- Contribuir al control de la flexión y la rotación medial de la cadera (en particular, en la pierna que carga) para asistir al GM débil, retardado pero hiperactivo y la actividad de sobrecarga y compensatoria del bíceps femoral.
- Puede proporcionar un respaldo firme frente al que puede desarrollarse presión debido a la contracción y la hinchazón de los elementos musculares, con lo que aumenta la estabilidad.

Equipo

- Dynamic Tape® de 5 a 7,6 cm.

Posición

- Paciente en decúbito prono, acostado o sobre los codos con nutación sacra.

Línea de tracción

- Las tiras en la pelvis deben empezar en la EIAS, pasan directamente por encima de la ASI, detrás del eje de la cadera contralateral (para contribuir a la extensión y resistir la flexión) y terminar anterior e inferior al trocánter mayor contralateral.
- Manualmente elevar y reunir el tejido blando cuando se aplica el *tape* para aumentar el estiramiento y así la tensión en el *tape* cuando los músculos se contraen debajo de él.
- Las tiras lumbosacras deben empezar ligeramente distal a la EIPS y discurren hacia arriba y medial para terminar la tensión en L3/4. Percibir que el punto de anclaje se puede extender por encima y por debajo de estos puntos.
- Este *tape* puede aplicarse de forma ipsolateral y unilateral si se sospecha asimetría. El objetivo es resistir la contranutación y fomentar la extensión de la parte lumbar baja en ese lado; sin embargo, a menudo se realiza bilateralmente.

Reevaluación

- Reevaluar la elevación recta activa de la pierna u otras tareas funcionales que habían demostrado una escasa capacidad de transferencia de la carga (por ejemplo, bipedestación sobre una pierna, escaleras).

Figura 6.18: Taping *dinámico para el cierre de la pelvis.*

Cadena oblicua anterior

Oblicuo interno

Inserciones

- Profundo al oblicuo externo.
- Las fibras emergen de los dos tercios externos del ligamento inguinal, la cresta ilíaca y la FTL.
- Las fibras posteriores pasan casi verticalmente para penetrar en los tejidos que rodean los bordes inferiores de las cuatro costillas inferiores.
- Las fibras anteriores e inferiores discurren hacia arriba y medial, dando lugar a una aponeurosis (vaina del recto) y entrelazándose con la línea alba.
- Las fibras que surgen del ligamento inguinal pasan medialmente y hacia abajo, mezclándose con la parte inferior del transverso del abdomen y formando el tendón conjunto.
- El tendón conjunto entra en los tejidos que rodean la cresta púbica y el pubis.

Inervación

- Seis nervios torácicos inferiores (D7-D12).
- Primer nervio lumbar (L1).

Acción

- Flexiona el tronco (contracción concéntrica bilateral de oblicuo externo, oblicuo interno y recto del abdomen).
- Si las costillas están fijas, eleva la pelvis anterior, alterando el grado de basculación de la pelvis (reduciendo la lordosis lumbar).
- Rotación y flexión lateral del tronco.

Oblicuo externo

Inserciones

- Localizadas en la cara anterolateral de la pared abdominal.
- Las fibras descienden medialmente desde las costillas hacia la línea media.
- La inserción superior se sitúa en los bordes superiores de las ocho costillas inferiores y sus cartílagos; las fibras se interdigitan con el serrato anterior arriba y con el dorsal ancho abajo.
- A continuación, las fibras descienden medialmente. Las fibras de las dos costillas inferiores pasan casi verticalmente para insertar en el labio externo de los dos tercios anteriores de la cresta ilíaca, dejando un borde posterior libre del músculo que discurre entre la doceava costilla y la cresta ilíaca.
- Las fibras restantes dan lugar a una aponeurosis grande que es más amplia abajo que arriba.
- Cada aponeurosis pasa por el recto del abdomen (vaina del recto) hacia la línea media para fusionarse con las del lado opuesto en la línea alba (rafe fibroso que transcurre desde la punta de la apófisis xifoides hacia la sínfisis del pubis).
- El borde inferior libre de la aponeurosis se extiende entre el tubérculo púbico y la EIAS, formando el ligamento inguinal.

Inervación

- Por las ramas anteriores primarias de los nervios D7-D12.
- Piel inervada por las mismas raíces nerviosas.

Acción

- Flexión del tronco (contracción concéntrica bilateral del oblicuo externo el oblicuo interno y el recto del abdomen).
- Si las costillas están fijas, eleva la pelvis anterior, alterando el grado de basculación de la pelvis (reduciendo la lordosis lumbar).
- Rotación y flexión lateral del tronco.

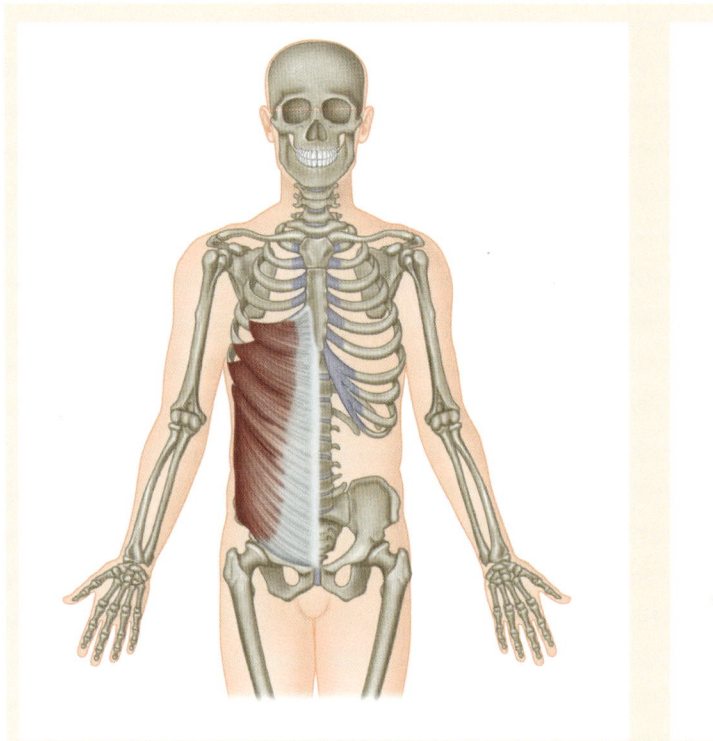

Figura 6.19: Oblicuo externo.

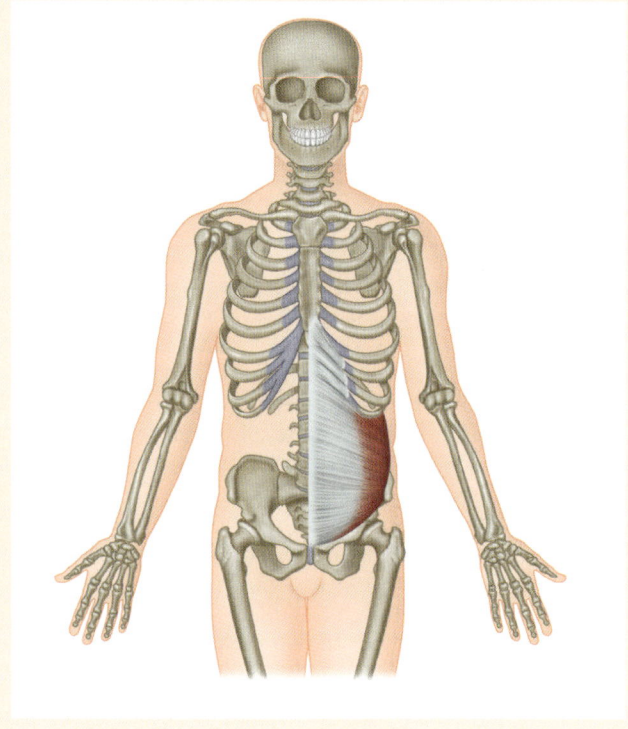

Figura 6.20: Oblicuo interno.

Evaluación de la fuerza

1. Colocar al atleta en decúbito supino con las caderas y las rodillas extendidas.
2. Estabilizar la pelvis y las extremidades inferiores del atleta.
3. El atleta intenta realizar un *sit up* diagonal (brazos en los lados).
4. Ofrecer resistencia en el hombro y la cadera contralateral.
5. Se clasifica en:
    - 5/5: contracción fuerte (normal).
    - 4/5: contracción firme (bueno).
    - 3/5: contracción suave (bastante o suficiente).
    - 2/5: contracción leve (escaso).
    - 1/5: parpadeo (trazas).
    - 0/5: sin detección de una contracción.
6. Comparar con el otro lado.
7. Reevaluar después del tratamiento.

Tratamiento del tejido blando: atleta en decúbito lateral

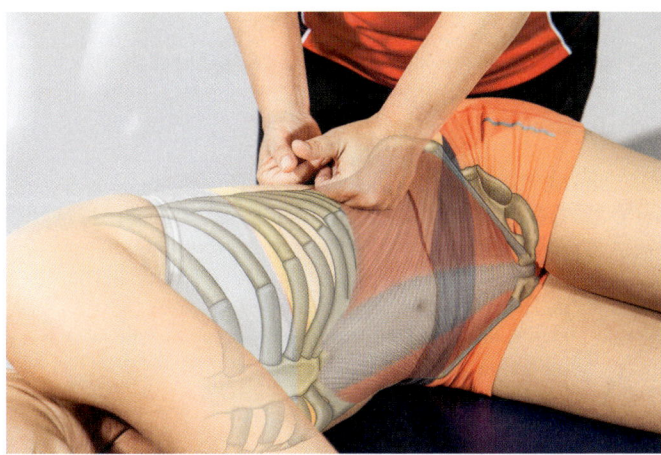

1. Colocar al atleta en decúbito lateral con las caderas y las rodillas levemente flexionadas para equilibrar.
2. Hundir los nudillos de ambas manos en los tejidos justo por encima de la cresta ilíaca (también se puede utilizar el borde cubital del antebrazo).

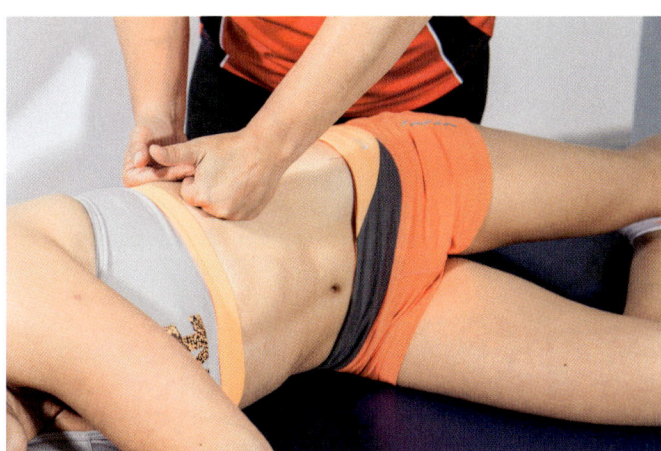

3. Dirigir lentamente los tejidos en dirección proximal, levantando los tejidos por encima de la caja torácica.

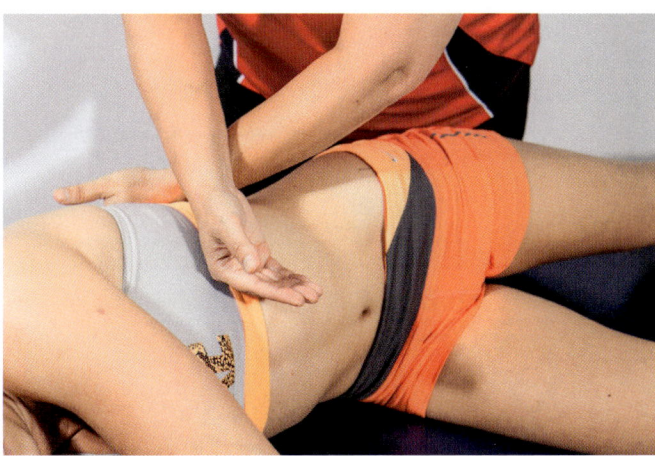

4. Por encima de las costillas, cruzar las manos con los nudillos blandos sobre la piel y abrir lentamente los tejidos haciendo que las manos se muevan en dirección anterior y posterior por encima de las costillas cuando lo permiten los tejidos.

Aductor mayor

Posición e inserciones

- Es el más grande y posterior del grupo aductor.
- El aductor corto y el largo se sitúan por delante.
- El semimembranoso y el semitendinoso se sitúan por detrás.
- Está compuesto por fibras aductoras extensoras.
- Las fibras superiores emergen de la superficie femoral de la rama isquiopubiana.
- Las fibras descienden hacia la superficie inferior externa de la tuberosidad isquiática.
- Las fibras isquiopubianas se abren en abanico y forman una gran hoja triangular.
  - *Las fibras anteriores pasan hacia el lateral y ligeramente hacia la parte posterior para entrar en el tejido que rodea la parte superior de la línea áspera y después continuar al trocánter mayor.*
  - *Las fibras pueden fusionarse con el cuadrado femoral.*
  - *Las fibras posteriores se combinan con toda la longitud de los tejidos de la línea áspera y la cresta supracondilar interna.*
  - *Las fibras descienden y se mezclan con los tejidos que rodean el tubérculo aductor.*
  - *Algunas fibras se fusionan con el ligamento colateral interno de la rodilla.*

Inervación

- Porción aductora: división posterior del nervio obturador (L3, L3).
- Porción isquiotibial: división tibial del nervio ciático (L4).
- Piel que cubre la cara interna del muslo (L3).

Acción

- En su conjunto: aducción de la articulación de la cadera.
- La porción posterior contribuye a la extensión de la cadera.
- Junto con el aductor largo da lugar a la rotación medial de la articulación de la cadera.
- Prevención del sobreequilibrio lateral durante la fase de apoyo de la marcha.

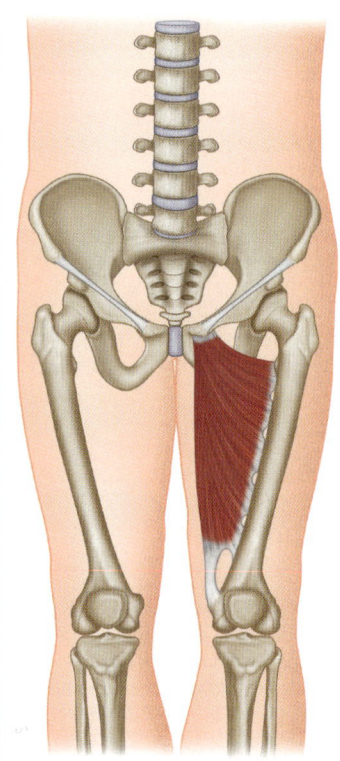

Figura 6.21: Aductor mayor.

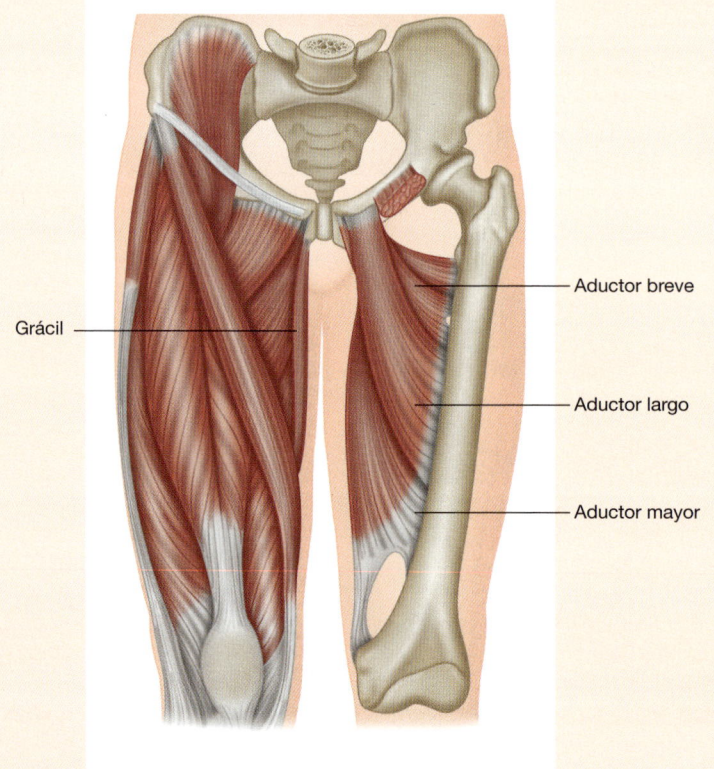

Grácil

Aductor breve

Aductor largo

Aductor mayor

Figura 6.22: Aductores; relación entre el mayor y el breve y el largo.

Palpación

1. Este músculo está localizado en la profundidad, por lo que puede resultar complicado palparlo.
2. El atleta se encuentra en decúbito lateral descansando sobre la camilla, con la cadera superior y la rodilla flexionadas.
3. La pierna de debajo está extendida.
4. Localizar la tuberosidad isquiática en la pierna de debajo.
5. El atleta aduce la cadera; el terapeuta sentirá la banda potente del aductor largo y grácil.
6. Palpar detrás de este tendón y hundir lentamente los dedos hasta que lleguen a los tejidos justo por encima del cóndilo medial del fémur.
7. El atleta efectúa una aducción para confirmar la localización.

Evaluación de la longitud

1. El atleta se encuentra en decúbito supino con las caderas y las rodillas flexionadas.
2. Las caderas se encuentran en rotación lateral y las superficies plantares de los pies encaradas entre sí.
3. Basculación posterior de la pelvis.
4. El atleta desciende lentamente las rodillas hacia la camilla.
5. ¿El atleta bascula la pelvis hacia ventral para mantener la posición?
   - Indicativo de que el aductor esta acortado y que hay una debilidad abdominal.
   - El glúteo medio y los rotadores laterales de la cadera pueden experimentar una inhibición recíproca, causando un desequilibrio muscular y un patrón de movimiento modificado.
6. La cadera superior y el muslo (posiblemente la rodilla en función de la flexibilidad) deben estar descansando sobre la camilla.
7. Reevaluar después del tratamiento.

Evaluación de la fuerza

1. El atleta se encuentra en decúbito lateral con ambas piernas extendidas.
2. El atleta abduce la cadera de arriba a aproximadamente 25 grados; mantener la pierna del atleta en esta posición.
3. El atleta aduce la cadera de debajo mientras que el terapeuta aplica resistencia.
   - No se permite la rotación medial o lateral de la cadera.
   - No se permite la elevación ipsolateral de la pelvis.
   - No se permite la flexión lateral del tronco contralateral.
4. Estabilizar la pelvis del atleta y proporcionar la resistencia proximal de la articulación de la rodilla.
5. Se clasifica en:
   - 5/5: contracción fuerte (normal).
   - 4/5: contracción firme (bueno).
   - 3/5: contracción suave (bastante o suficiente).
   - 2/5: contracción leve (escaso).
   - 1/5: parpadeo (trazas).
   - 0/5: sin detección de una contracción.
6. La debilidad puede deberse a la inhibición, los puntos gatillo, el dolor o la longitud muscular.
7. Reevaluar después del tratamiento.

Para el tratamiento del pectíneo, véase la página 145.

Tratamiento del tejido blando: atleta en decúbito supino 1

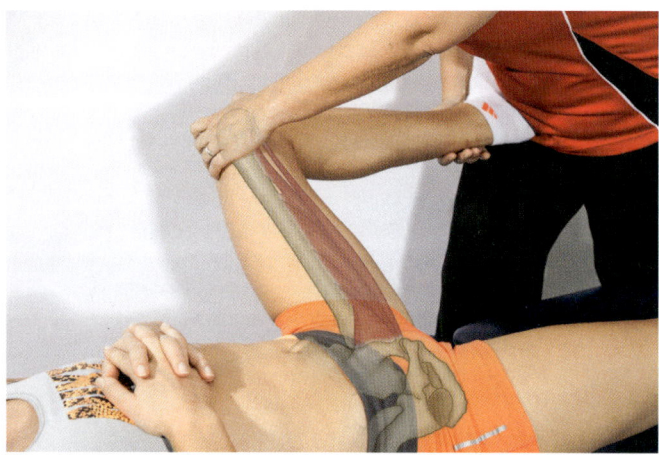

1. Colocarse en el lado del atleta que se va a tratar.
2. El atleta flexiona la cadera y la rodilla.
3. Situar una toalla entre las piernas del atleta por razones de pudor.
4. Apoyar el pie del atleta en el muslo o la cadera y sostener la rodilla ipsolateral

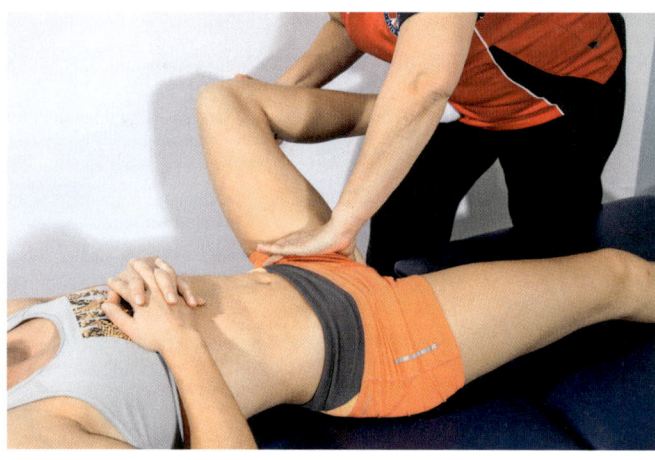

5. Hundir los dedos en los tejidos justo distales a la rama del pubis y trabajar a lo largo de la longitud de los tejidos hacia distal.

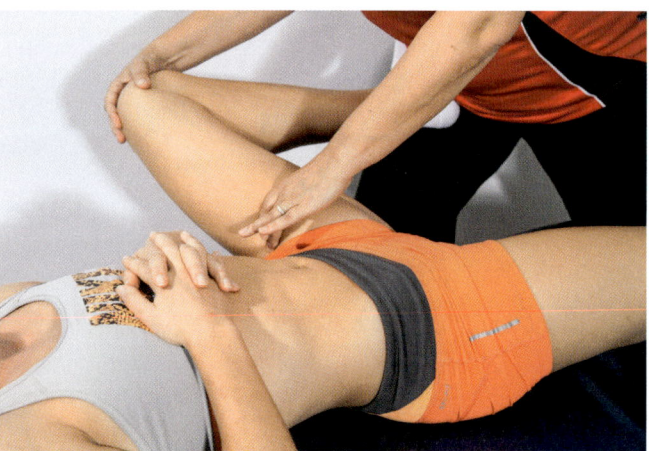

6. Al llegar a la profundidad requerida, provocar la flexión y rotación lateral pasiva de la cadera ipsolateral mediante un lunging o empuje, hacia delante.
7. Facilitar el movimiento acompañándolo con la mano de contacto (mantenimiento de la presión): bueno para los movimientos dolorosos en principio.
8. Resistir el movimiento bloqueando los tejidos y manteniendo esa posición, mientras que los tejidos se llevan activa o pasivamente a la posición.

Tratamiento del tejido blando: atleta en decúbito supino 2

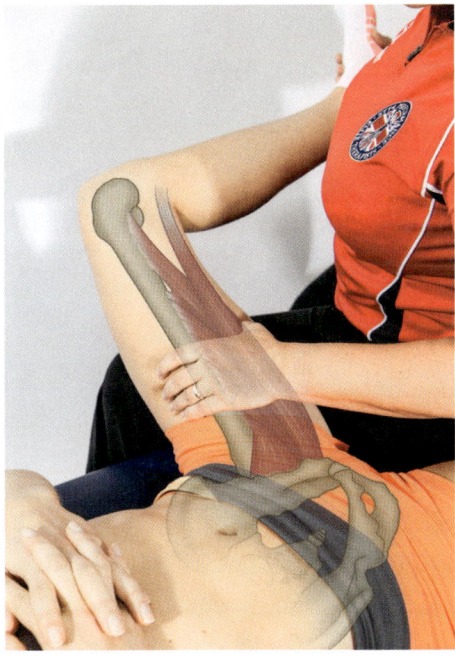

1. Abducción y rotación lateral pasivas de la cadera del atleta con la rodilla flexionada.

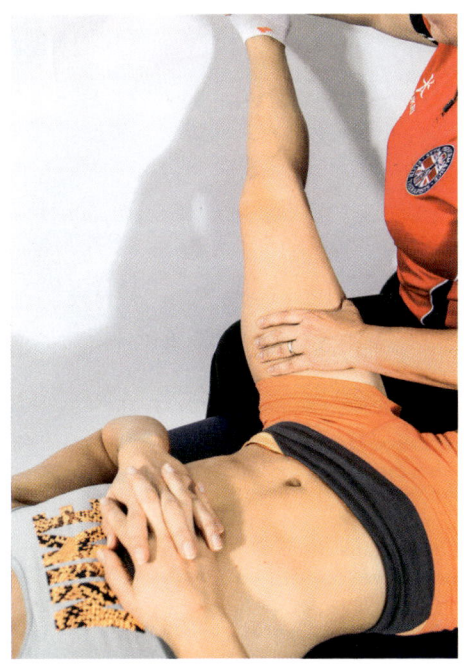

2. Contactar el vientre del aductor mayor igual que arriba y después extender pasivamente la rodilla del atleta utilizando el pie.

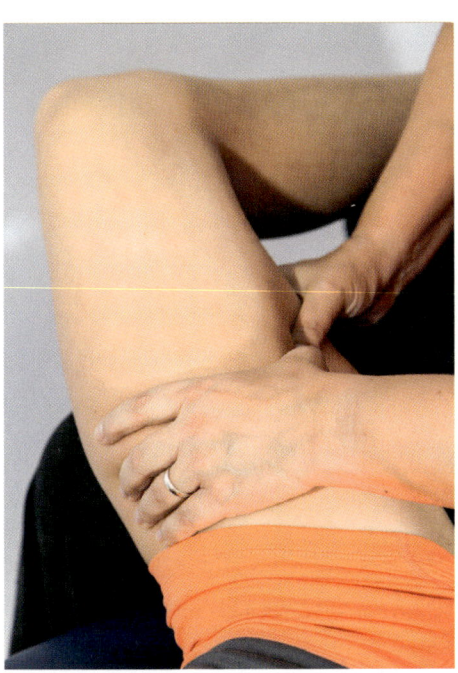

3. Sentarse o apoyarse en la camilla con la cadera del atleta en abducción y rotación lateral sobre los muslos. Después, contactar el vientre del aductor mayor.

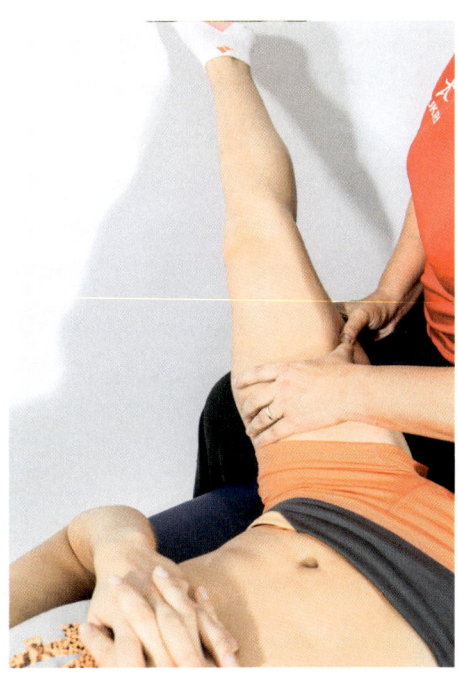

4. El atleta extiende activamente la rodilla.

Tratamiento del tejido blando: atleta en decúbito lateral 1

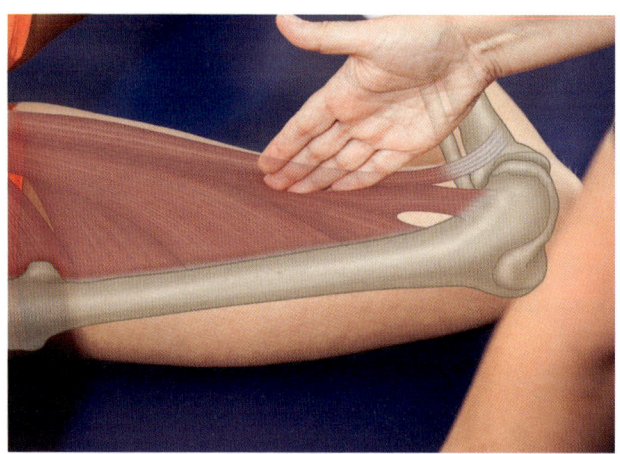

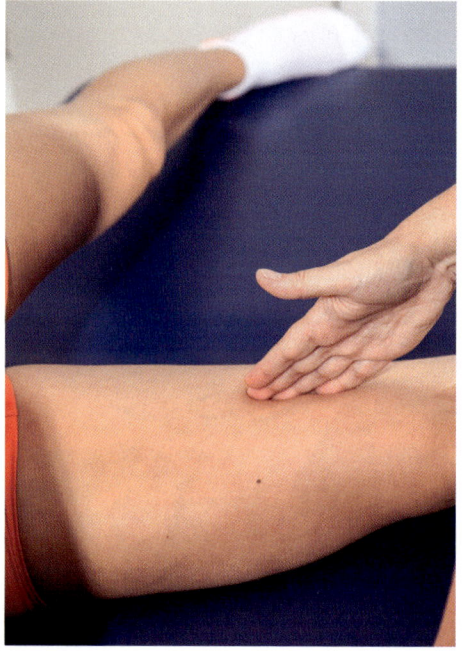

1. El atleta tiene la cadera inferior y las rodillas flexionadas, la cadera de arriba en posición neutra y la rodilla de arriba extendida.
2. Colocar los cuatro dedos en aproximadamente 45 grados, justo por encima del tubérculo aductor en la pierna de debajo (lado que se va a tratar).
3. Hundir lentamente los dedos en los tejidos (recordar la puntuación VAS).

4. Dirigir la tensión proximalmente (en dirección cefálica); conforme los tejidos vayan respondiendo, los dedos se deslizan sin esfuerzo; trabajar entre las capas tisulares con énfasis en los tejidos que se perciben restringidos.
5. Trabajar cuidadosamente a este nivel; revisar la anatomía neurovascular (hiato del aductor).
6. El atleta flexiona lentamente y extiende la rodilla.
7. Repetir en caso de necesidad.

Hiato del aductor

No se recomienda la compresión en estos tejidos delicados.

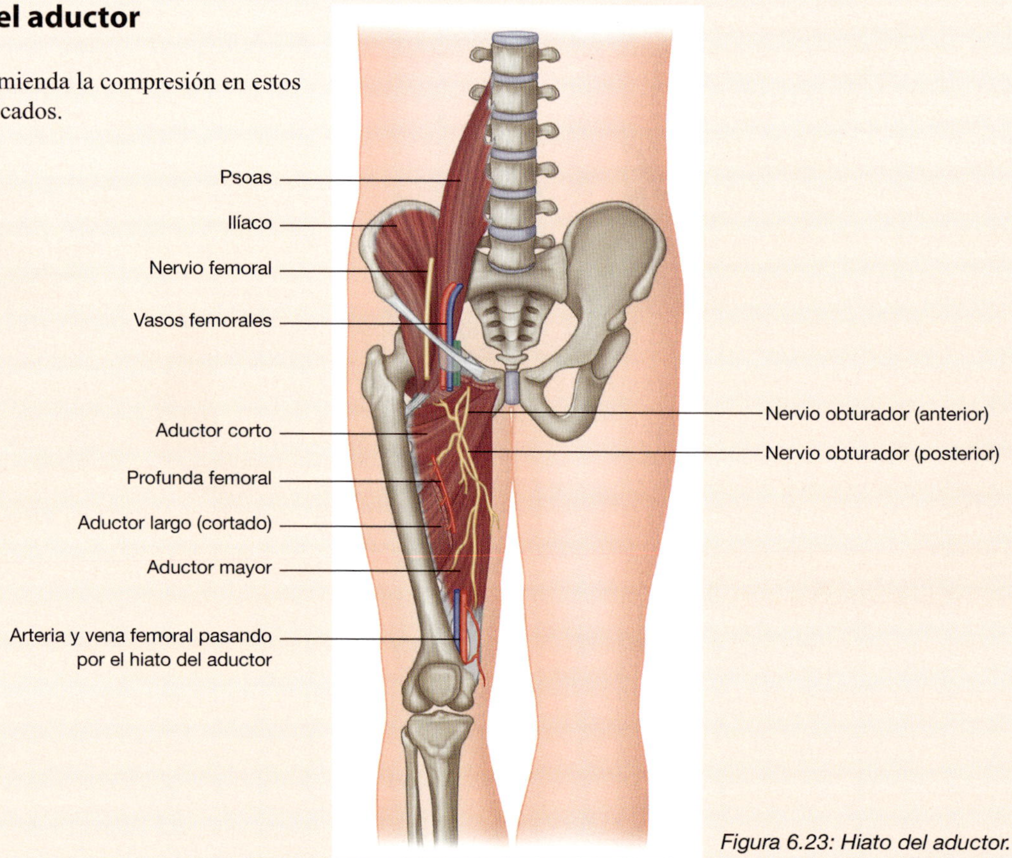

Psoas

Ilíaco

Nervio femoral

Vasos femorales

Aductor corto

Profunda femoral

Aductor largo (cortado)

Aductor mayor

Arteria y vena femoral pasando por el hiato del aductor

Nervio obturador (anterior)

Nervio obturador (posterior)

Figura 6.23: Hiato del aductor.

Tratamiento del tejido blando: atleta en decúbito lateral 2

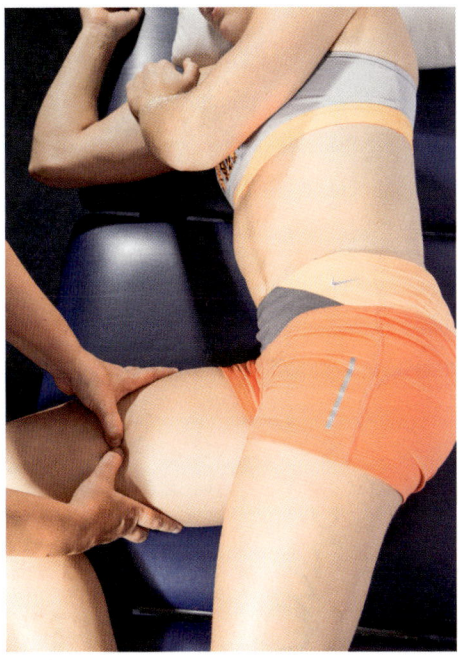
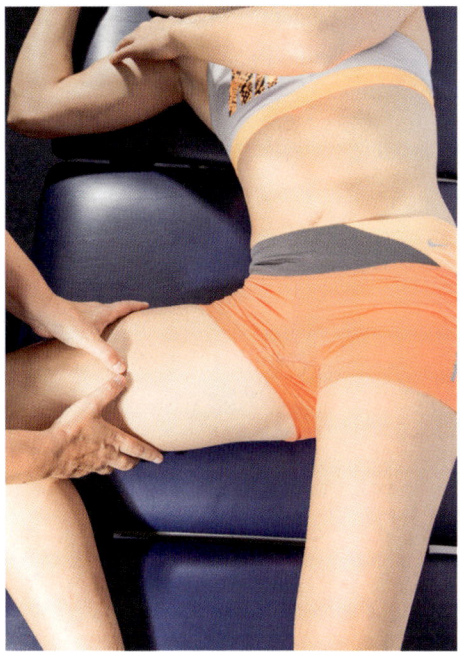

1. *El atleta sitúa la cadera y la rodilla de debajo en flexión, mientras que la cadera de arriba está en posición neutra y la rodilla de arriba en extensión.*
2. *Las caderas del atleta se sitúan perpendiculares a la camilla.*
3. *Hundir los pulgares blandos en los tejidos por encima del tubérculo aductor (recordar que hay que evitar el hiato del aductor) y mantener la profundidad (VAS).*
4. *El atleta rota la pelvis de arriba hacia dorsal, controlando las molestias (que nunca deben ser superiores a un grado moderado).*

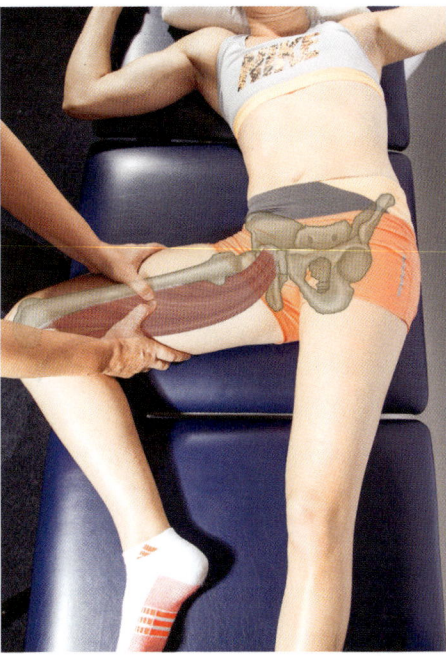

5. *Cuando remiten las molestias, el atleta amplía la rotación de la cadera y lleva la cadera a rotación lateral.*
   - *Es posible que el atleta tenga que colocar el pie contralateral en la camilla para rotar completamente la pelvis.*
6. *¿El atleta puede completar esta rotación lateral completa?*
   - *Sí. El atleta añade una abducción horizontal completa del brazo contralateral.*
   - *No. El movimiento termina a este nivel ya que habrá demasiada tensión en los tejidos.*
7. *Volver a la posición inicial y repetir trabajando distalmente a través de los tejidos.*

Tratamiento del tejido blando: atleta en decúbito prono 1

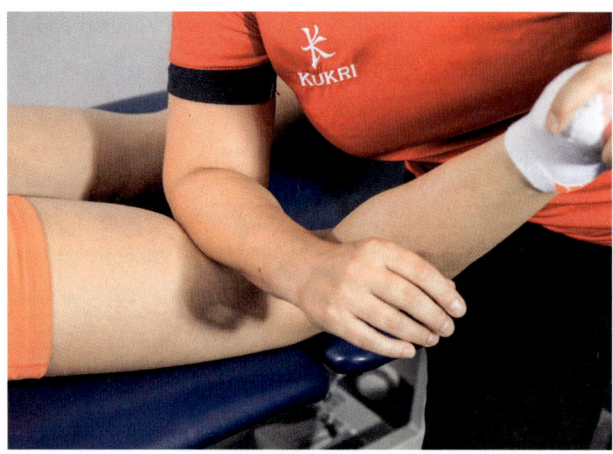 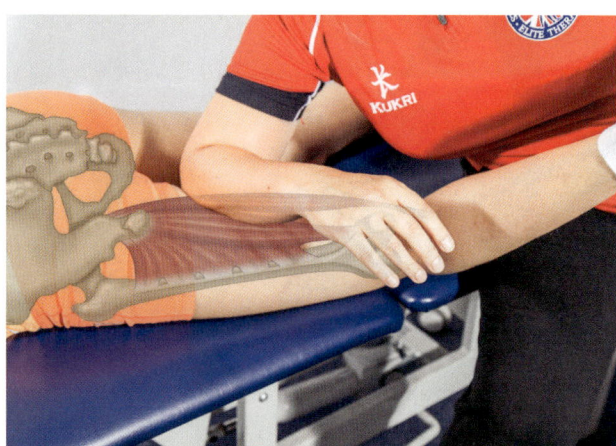

1. Situar al atleta en decúbito prono.
2. Colocarse en el lado del atleta que se va a tratar.
3. Flexión pasiva de la rodilla del atleta y rotación medial de la cadera.
4. Aplicar el borde cubital del antebrazo para contactar el vientre del aductor mayor y deslizar lentamente (lo que permita el tejido) en dirección cefálica.

Tratamiento del tejido blando: atleta en decúbito prono 2

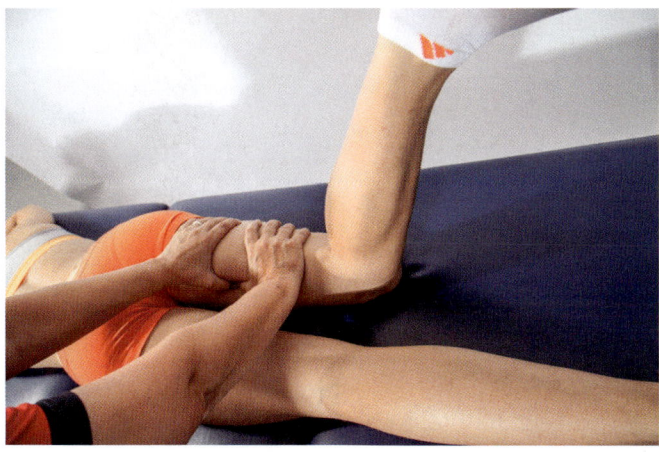

1. *Colocarse en el lado del atleta opuesto al que se va a tratar.*
2. *El atleta flexiona la rodilla del lado que se va a tratar.*
3. *Hundir los pulgares en los tejidos del aductor mayor (el contacto con los isquiocrurales internos es inevitable) en el área entre el pubis y la tuberosidad isquiática (VAS 6/10).*

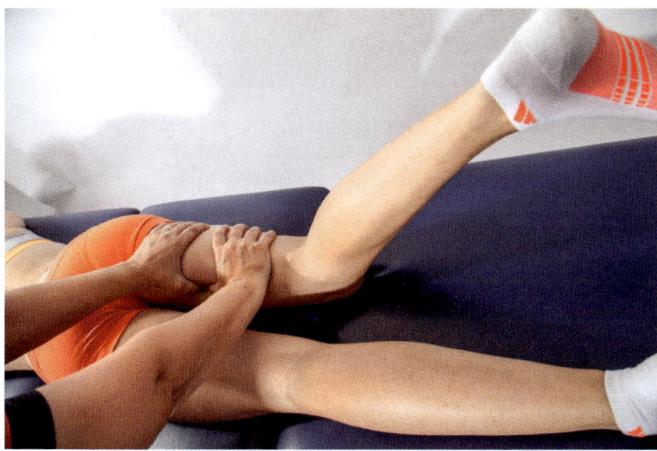

4. *Una vez que el atleta se siente cómodo, bajar lentamente la pierna (de forma activa).*
5. *Si se percibe un aumento de las molestias, mantener la extremidad en esta posición hasta que el malestar remita, para entonces continuar con la extensión de la pierna (VAS 2/10).*

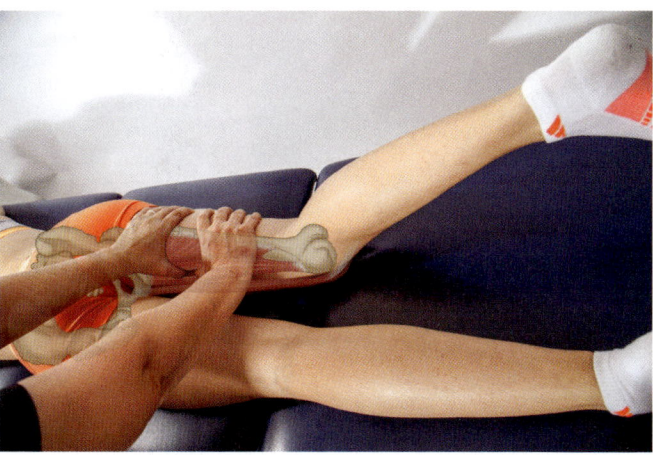

6. *Facilitar el movimiento acompañándolo con la mano de contacto (mantenimiento de la presión). Bueno para los movimientos dolorosos en principio.*
7. *Resistir el movimiento bloqueando los tejidos y manteniendo esa posición, mientras que los tejidos se llevan activa o pasivamente a la posición.*
8. *Continuar esta acción hasta haber abordado toda la longitud de los músculos.*

Tratamiento del tejido blando: atleta en bipedestación

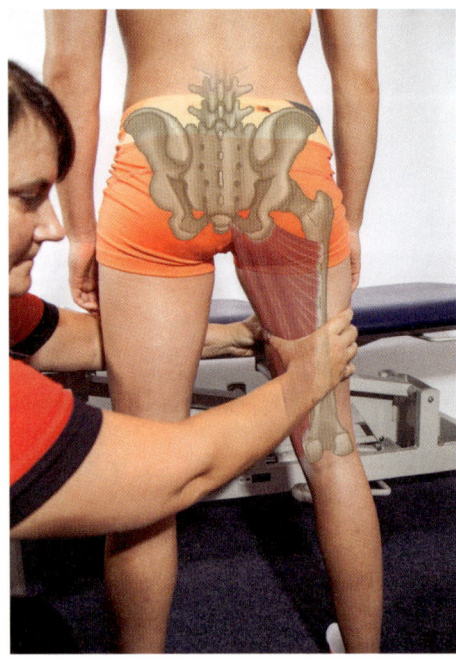

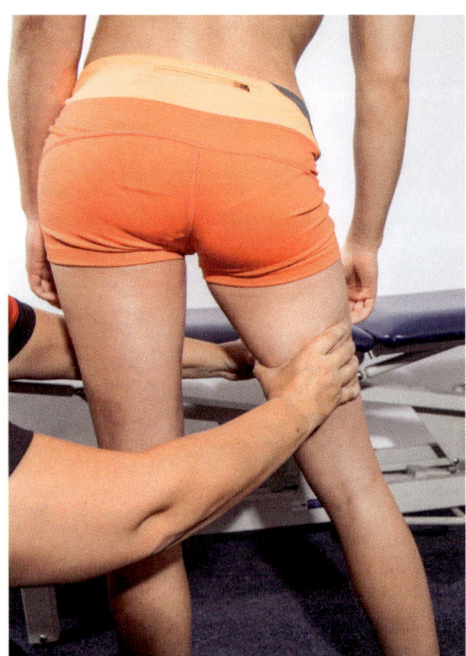

1. El atleta está de pie con los pies algo más alejados que la anchura de la cadera.
2. Arrodillarse en el suelo justo detrás de las piernas del atleta.
3. Contactar el grupo aductor con los pulgares o los dedos blandos debajo del pubis.

4. El atleta deja caer la cadera ipsolateral (manteniendo la pierna extendida) y efectúa lunges laterales con la pierna contralateral flexionando la rodilla.

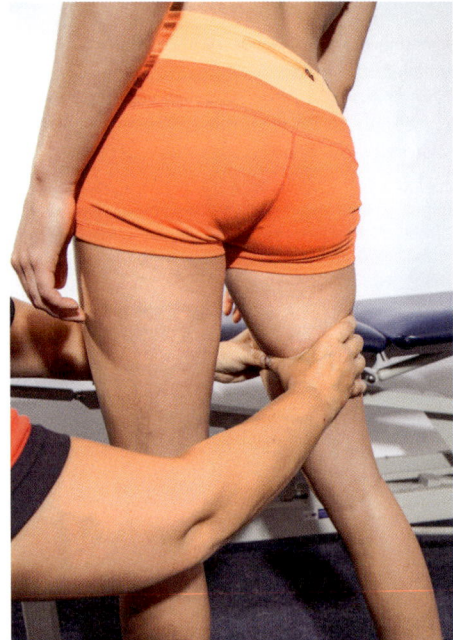

5. A continuación, el atleta rota el tronco hacia el lado contralateral (rotación lateral de la cadera).
6. Trabajar a través de los tejidos, avanzando distalmente.

Punción seca de los aductores

La punción seca solo debe ser efectuada por un fisioterapeuta cualificado y competente, debido a la naturaleza invasiva de la técnica y las relaciones anatómicas relevantes.

1. Percibir el patrón de referencia. ¿Esto representa el dolor del atleta?
2. El atleta se encuentra en decúbito supino con flexión de cadera y rodilla, y rotación lateral de la cadera.
    -   Evitar el nervio ciático, el nervio, la arteria y la vena femorales (véase Figura 6.36) y el conducto del aductor.
3. Aductor largo y corto:
    -   Referencia común a la rodilla.
    -   Agarre del músculo.

-   Aductor largo. Aguja insertada de anterior a posterior (A/P) en la banda tensa o el punto gatillo.
-   Aductor corto. Aguja entre el aductor largo y el pectíneo A/P.

4. Aductor mayor:
    -   Referencia habitual a la cara anterior/medial del muslo.
    -   Efectuar la punción perpendicular, directamente en la banda tensa.
5. Grácil:
    -   Efectuar la punción perpendicular, directamente en la banda tensa.

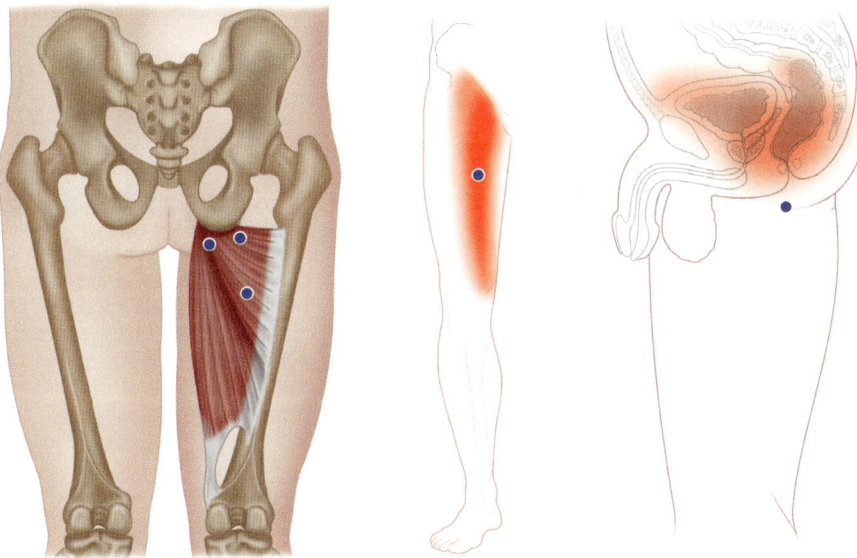

Figura 6.24: Puntos gatillo y patrón de referencia del aductor mayor.

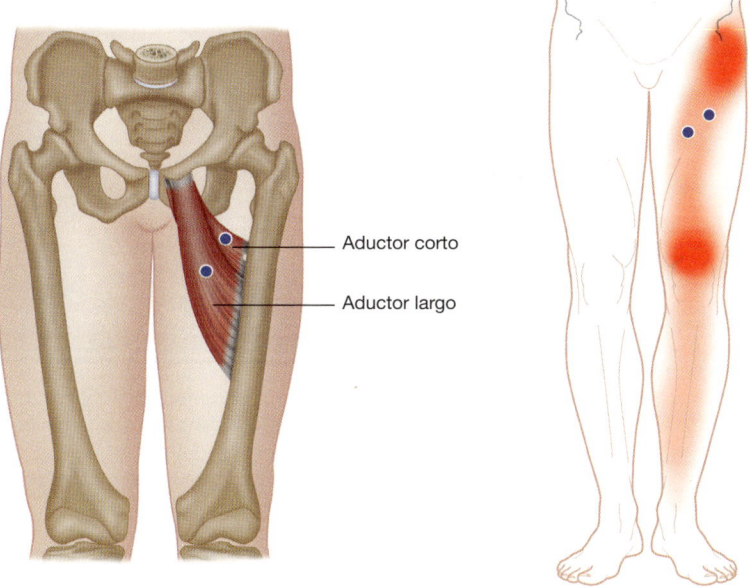

Aductor corto

Aductor largo

Figura 6.25: Puntos gatillo y patrón de referencia del aductor largo y del aductor corto.

123

Movilización del tejido blando asistida con instrumentos (IASTM): atleta en bipedestación

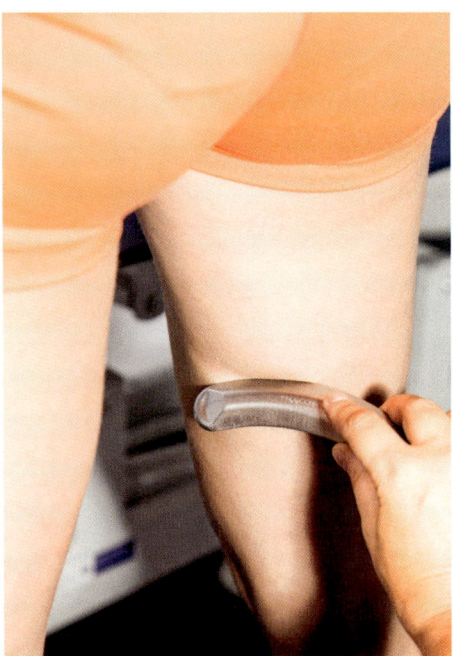

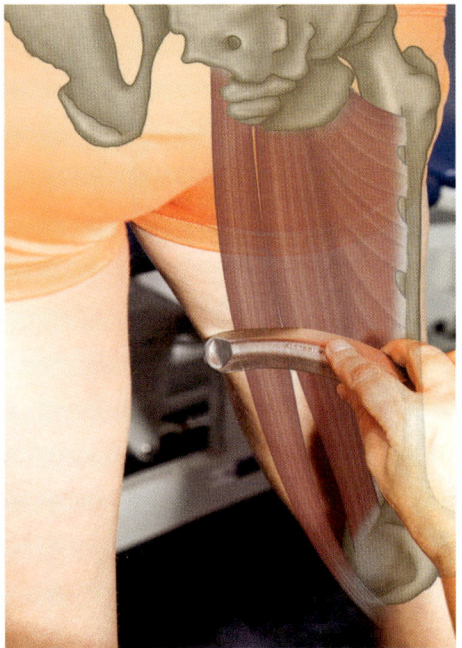

1. Colocar al atleta en bipedestación con los pies alejados algo más que la anchura de la cadera.
2. Arrodillarse en el suelo justo detrás de las piernas del atleta.
3. Aplicar amplios movimientos de roce hacia arriba y abajo, así como en una dirección oblicua (utilizando la curva larga).

4. Simultáneamente, el atleta deja caer la cadera ipsolateral (manteniendo la pierna extendida) y efectúa lunges laterales con la pierna contralateral flexionando la rodilla.
5. A continuación, el atleta rota el tronco hacia el lado contralateral (rotación lateral de la cadera).
6. Repetir los movimientos amplios de roce, evitando provocar hematomas.

Técnicas de energía muscular (MET): atleta en decúbito supino

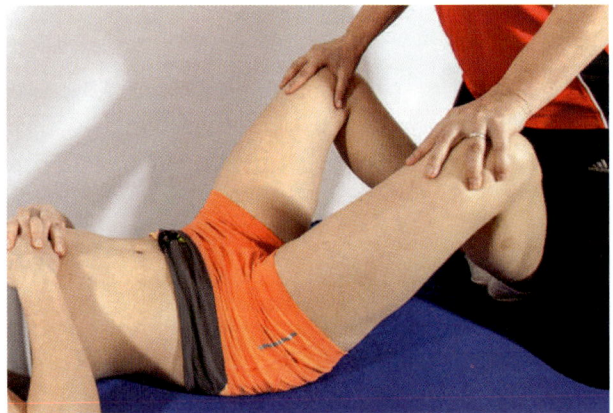

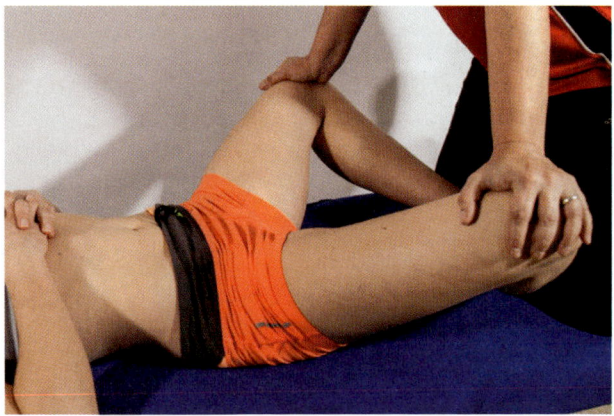

1. El atleta se encuentra en decúbito supino con la cadera y las rodillas en flexión y rotación lateral y las superficies plantares de los pies encaradas entre sí.
2. La gravedad contribuye a esta posición inicial, pero hay que abrir las rodillas del atleta (las manos contactan la cara medial de las rodillas) para llevarlas a abducción y rotación lateral hasta sentir resistencia (punto de partida).
3. El atleta aduce la cadera en contra de la resistencia del terapeuta, utilizando alrededor del 20% de la fuerza global de 10 a 12 segundos.

4. Aprovechar el periodo RPI (alrededor de veinte segundos) y llevar ambos fémures a una mayor abducción y rotación lateral.
5. Repetir estos pasos hasta que no se consigan más avances.

Otras estructuras que influyen en la función de la ASI

Cuadrado lumbar

Inserciones

- Entra en los tejidos que rodean el ligamento iliolumbar y la superficie posterior adyacente a la cresta ilíaca.
- Las fibras discurren hacia arriba y medial para entrar en los tejidos que rodean la superficie anterior externa de las apófisis transversas de L1-L5 y el borde inferior interno de la doceava costilla.
- Englobado en las capas anteriores y medias de la FTL.

Inervación

- Ramas anteriores principales del nervio subcostal y tres o cuatro nervios lumbares superiores (D12, L1-L4).

Acción

- Flexión lateral del tronco del lado ipsolateral.
- En bipedestación sobre una pierna: impide que la pelvis caiga hacia abajo en el lado contralateral.
- Estabiliza la doceava costilla durante la inspiración profunda (diafragma fijo).
- La acción bilateral contribuye a la extensión lumbar y procura estabilidad lateral.

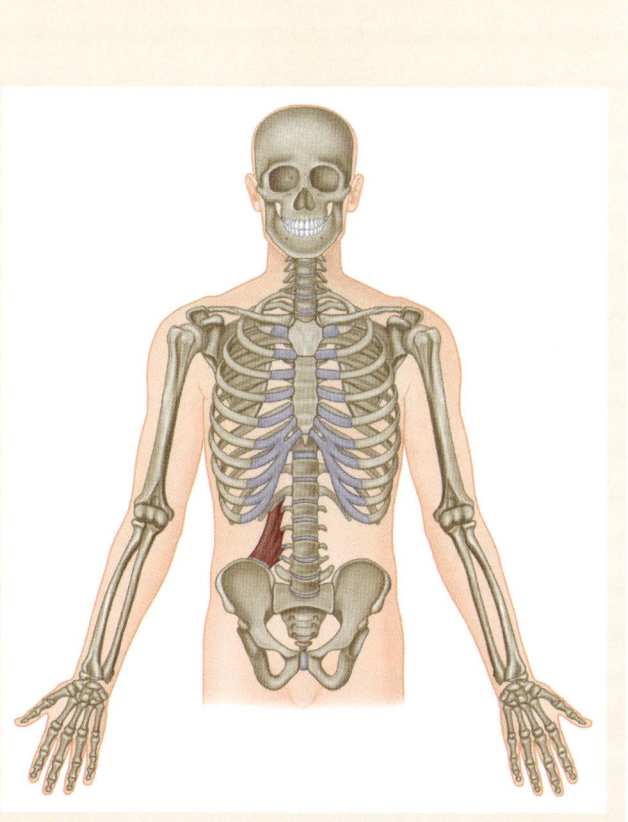

Figura 6.26: Cuadrado lumbar.

Palpación

1. El atleta se sitúa en decúbito prono.
2. Localizar la doceava costilla, la apófisis transversa de las vértebras lumbares y la cresta ilíaca posterior.
3. Los tejidos del cuadrado lumbar se sitúan entre estos puntos.
4. Visualizar los tejidos y hundir los pulgares lentamente, pero con firmeza a través de la fascia lumbar hacia las vértebras.
5. El atleta puede subir su pelvis (basculación lateral craneal) para iniciar una contracción y confirmar la localización.

Tratamiento del tejido blando: atleta en decúbito prono 1

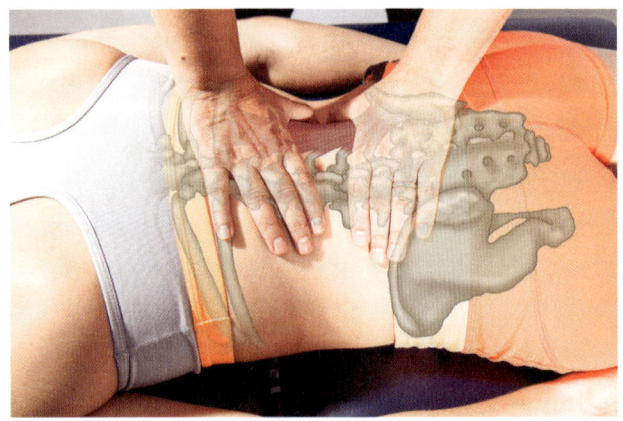

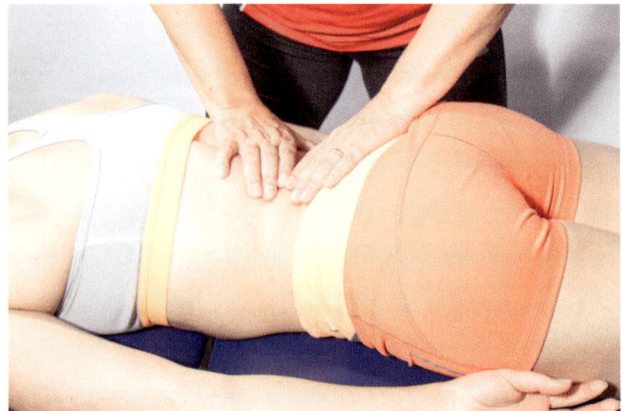

1. Con las yemas de los pulgares, penetrar lentamente en los tejidos distales a la doceava costilla y laterales al cuadrado lumbar.
2. Hundir más los pulgares al desplazarlos medialmente hacia las vértebras (aplicando la puntuación VAS).

3. Una vez que el atleta se sienta cómodo con esta profundidad, tirar lentamente la cadera hacia abajo (basculación caudal).
   - Facilitar el movimiento acompañándolo con la mano de contacto (mantenimiento de la presión). Bueno para los movimientos dolorosos en principio.
   - Resistir el movimiento bloqueando los tejidos y manteniendo esa posición, mientras que estos se llevan activa o pasivamente a la posición.
4. Repetir esta secuencia, trabajando cuidadosamente desde la doceava costilla al borde del ilion.

Tratamiento del tejido blando: atleta en decúbito prono 1 (si hay una tercera persona)

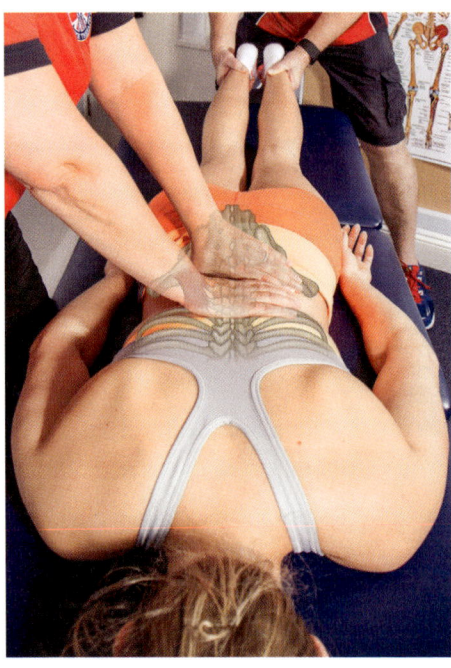

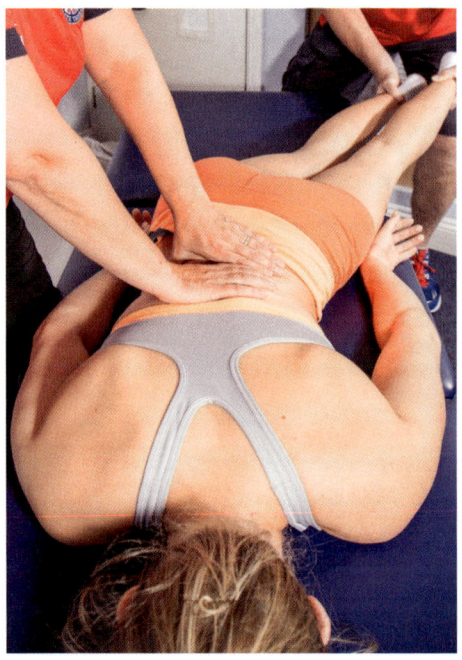

1. Seguir las instrucciones arriba indicadas (puntos 1-3).

2. El segundo terapeuta sostiene ambas piernas (justo por encima de los tobillos) y lleva lentamente la pierna ipsolateral a aducción y la pierna contralateral a abducción (moviendo ambas piernas al mismo tiempo).

Tratamiento del tejido blando: atleta en decúbito lateral 1

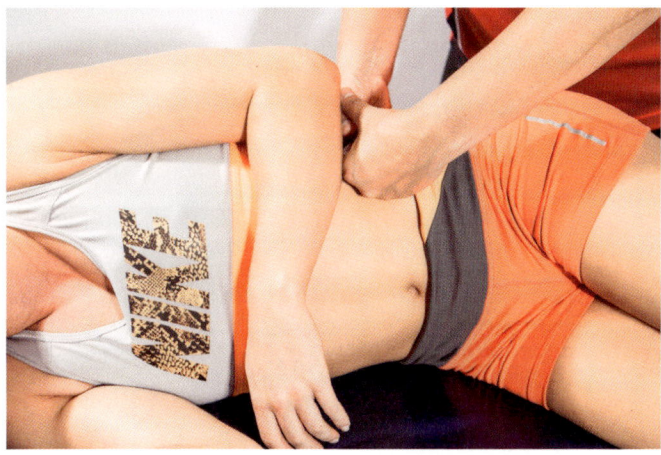

1. Colocar una almohada entre las rodillas del atleta.
2. Flexión del codo de arriba del atleta y aducción del brazo.
3. Contactar los tejidos laterales en el borde del ilíaco con los nudillos blandos o el antebrazo.
4. Penetrar lentamente en los tejidos (VAS) y deslizar las manos (con gran lentitud) hacia arriba a las costillas.

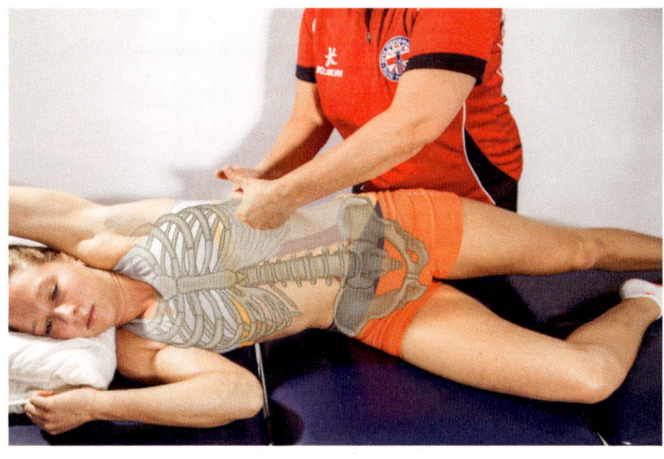

5. Si se lleva desde un principio el hombro a aducción y la pierna a extensión, se provoca una tensión de la fascia encima de las costillas; sin embargo, después de varias pasadas, es eficaz añadir la abducción del hombro, siempre que se realice lentamente.

Tratamiento del tejido blando: atleta en decúbito lateral 2

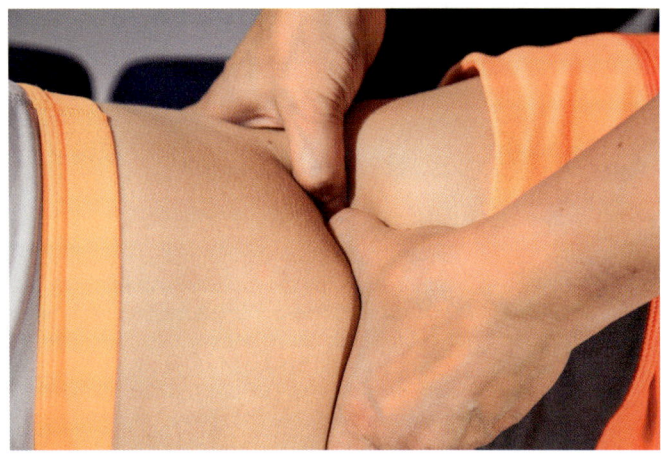

1. *La cadera y las rodillas del atleta están flexionada y el brazo se sitúa relajado igual que arriba.*
2. *Encarar al atleta hacia craneal y hundir las yemas de los pulgares en los tejidos laterales (una mano se sitúa por encima del abdomen y la otra encima de los tejidos lumbares).*
3. *Mantener la presión.*

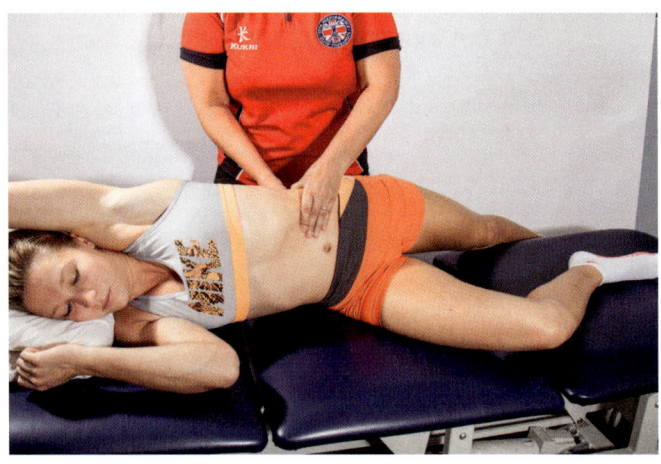

4. *El atleta extiende activamente la cadera y flexiona con lentitud el hombro...*

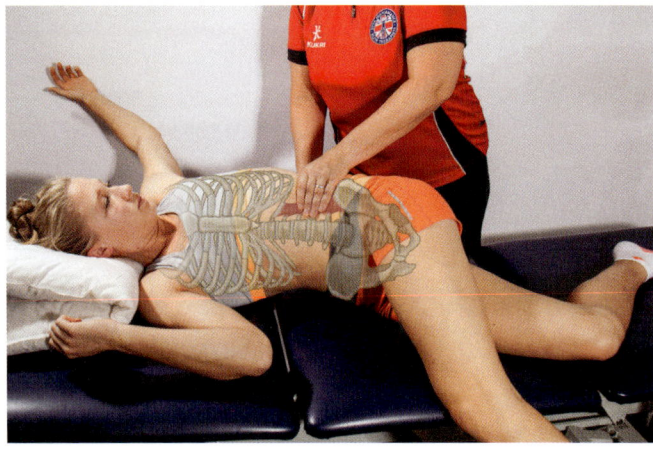

5. *...y después efectúa una flexión y aducción de la cadera con una abducción horizontal del hombro.*

Tratamiento del tejido blando: atleta en bipedestación

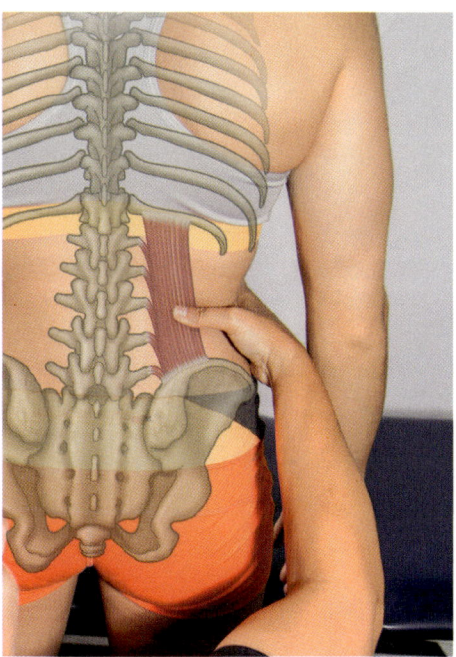

1. El atleta se coloca en bipedestación neutra.
2. Rodear los tejidos laterales con la punta de los dedos o el pulgar planos.

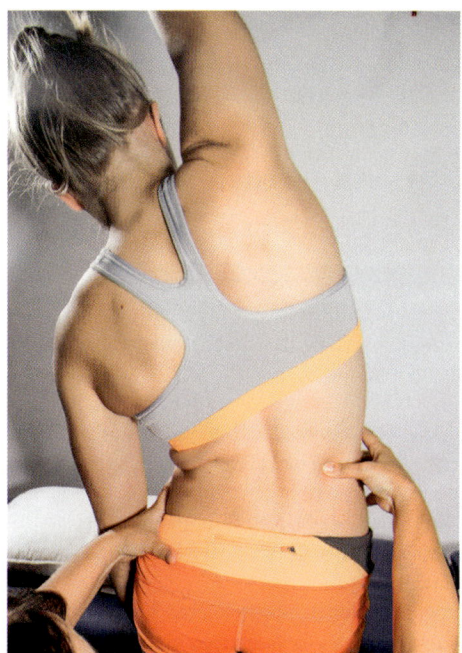

3. El atleta empieza a levantar el brazo hacia arriba y a pasar a una flexión hacia el lado conforme los tejidos se llevan en la misma dirección.

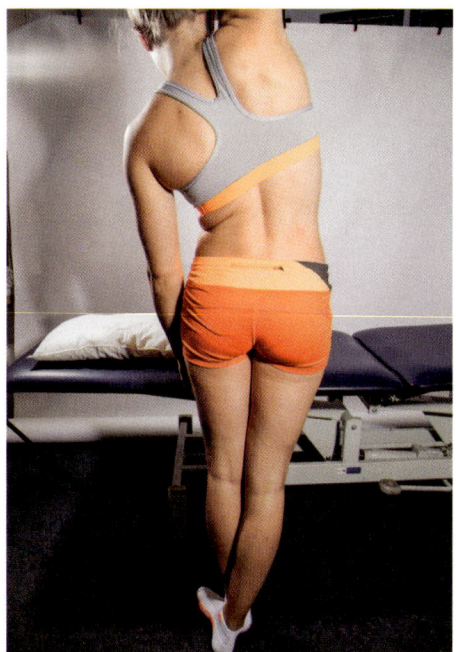

4. A continuación, el atleta puede añadir una aducción de la cadera ipsolateral, cruzando esa pierna por detrás de la otra.

Relación fascial del cuadrado lumbar con el ilíaco

Debido a las relaciones fasciales (véase Figura 6.27), hay que cumplir paso a paso con las instrucciones para el ilíaco, presentadas en este capítulo. Es obligatorio trabajar en esta zona ya que contribuye a reducir la hipertonía del cuadrado lumbar.

Punción seca del cuadrado lumbar

La punción seca solo debe ser efectuada por un fisioterapeuta cualificado y competente, debido a la naturaleza invasiva de la técnica y por las relaciones anatómicas relevantes.

1. Colocar al atleta en decúbito prono/supino/lateral.
2. Percibir el patrón de referencia. ¿Esto representa el dolor del atleta?
3. La referencia suele ser profunda dolorosa.
4. Habitualmente se proyecta a ingle y ASI (puntos gatillos mediales).
5. Con el atleta en decúbito lateral, localizar siguiendo las instrucciones de palpación arriba indicadas.
6. Utilizar una aguja larga (ha de pasar a través del dorsal ancho, si se sitúa por encima de L4).
7. Puncionar directamente hacia la apófisis transversa.
8. Evitar penetrar en riñones, diafragma y pleuras (puncionar por debajo de L2).

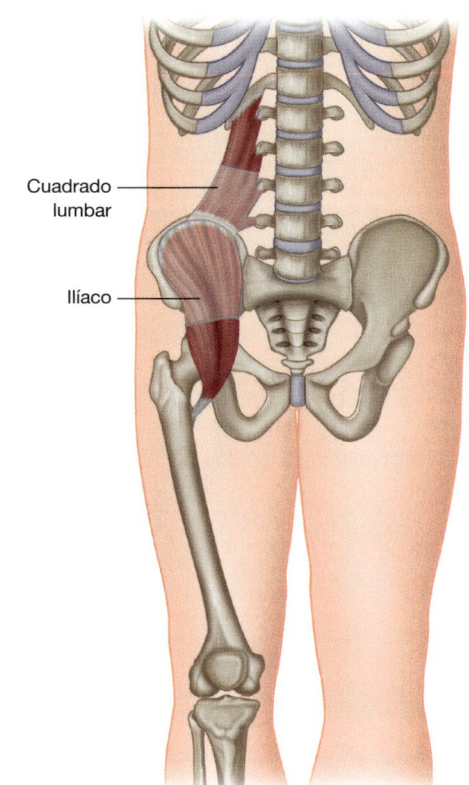

Cuadrado lumbar

Ilíaco

Figura 6.27: Relación fascial del cuadrado lumbar con el ilíaco.

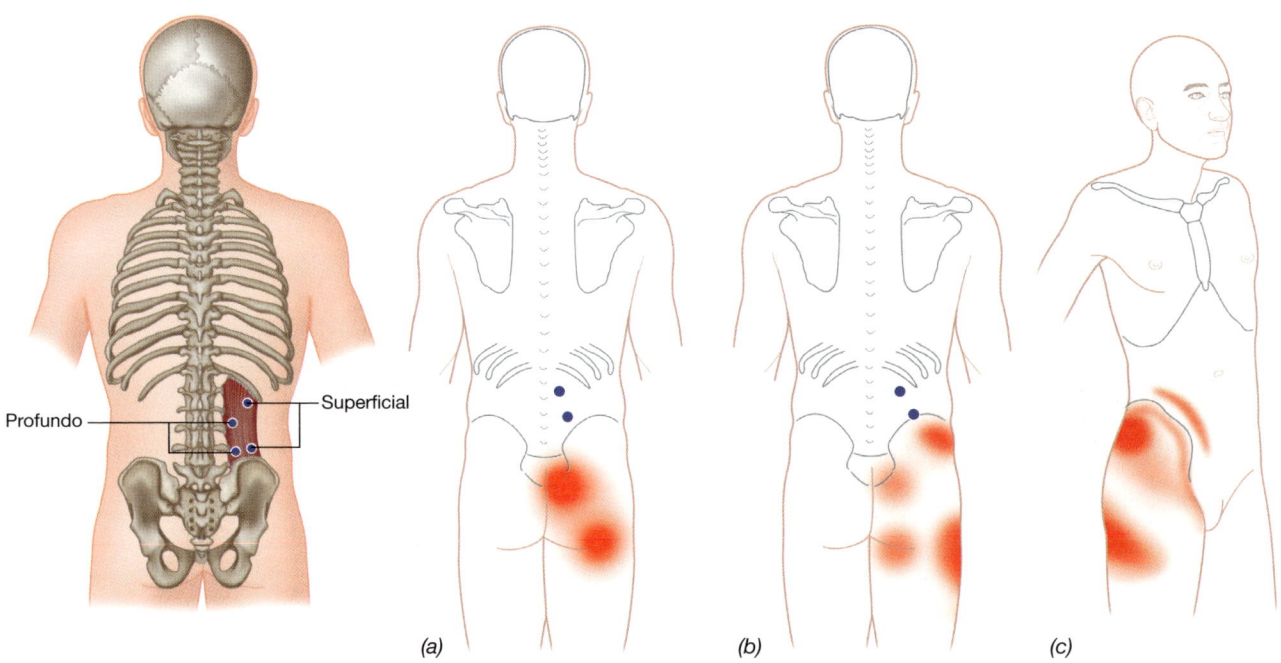

Profundo
Superficial

(a)　　(b)　　(c)

Figura 6.28: Puntos gatillo y patrón de referencia del cuadrado lumbar, a) profundo, b) superficial, c) superficial.

Técnicas de energía muscular (MET): atleta en decúbito lateral

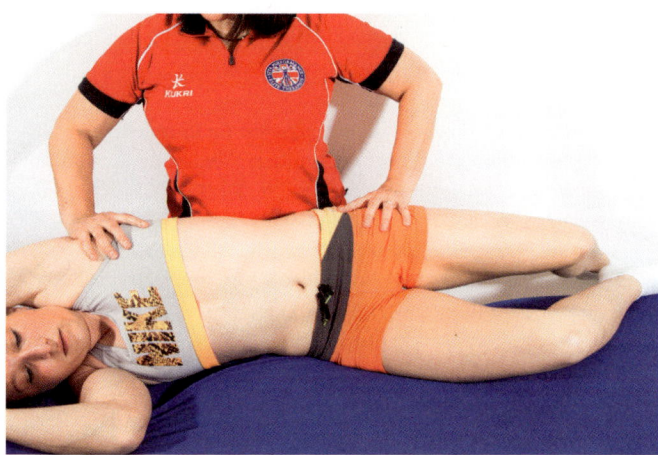

1. Flexionar la pierna de abajo en la cadera y la rodilla.
2. Aducir la pierna de arriba por encima del borde de la camilla.
3. Sostenerse con el brazo de arriba en el extremo superior de la camilla.
4. Estabilizar el tórax del atleta con una mano y con la otra mano contactar el fémur justo por encima de la rodilla.
5. El atleta abduce el fémur utilizando alrededor del 20% de la fuerza global de 10 a 12 segundos.
6. Aprovechar el periodo RPI (alrededor de veinte segundos) y llevar el fémur a una mayor aducción (manteniendo la posición del tórax con la otra mano).
7. Repetir estos pasos hasta que no se consigan más avances.

Técnicas de energía muscular (MET): alternativa

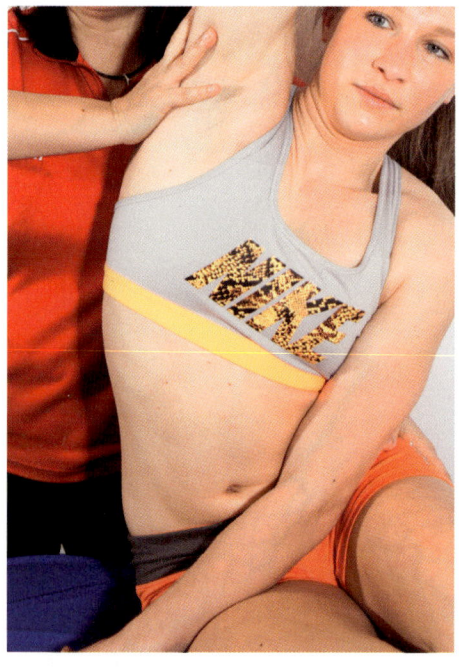

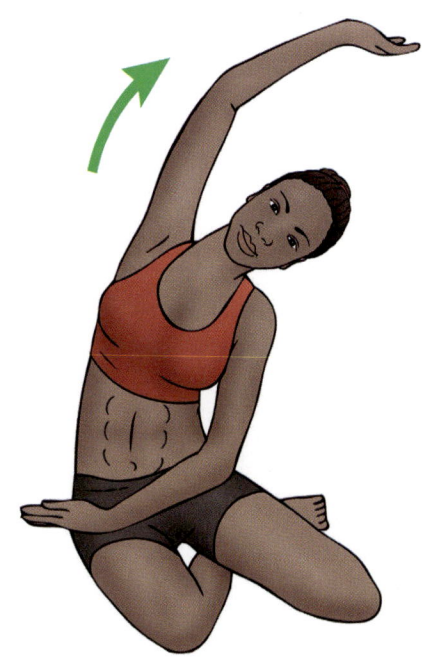

1. El atleta se encuentra en sedestación en la posición de sirena de Pilates (véase ilustración).
2. Repetir los pasos arriba indicados, esta vez resistiendo la flexión lateral del tórax.

Psoas mayor

Inserciones y localización

- Dentro de su sustancia se encuentra el plexo lumbar.
- En su extremo superior el diafragma y el ligamento arqueado interno se sitúan ventralmente.
- Su lado derecho está solapado por la vena cava inferior y el íleon.
- Las fibras superiores entran en los márgenes adyacentes de los cuerpos vertebrales D12-L5 y los discos entremedio, así como en las partes anteriores y mediales de cada apófisis transversa.
- Las fibras se dirigen hacia caudal y ventral a la pelvis (en donde conectan con las fibras del ilíaco) debajo del ligamento inguinal.
- En este punto, las fibras pasan a ser más verticales para dirigirse después hacia caudal y dorsal lateralmente.
- Una bolsa amplia lo separa del pubis y la cápsula de la articulación de la cadera.
- Sus fibras entran en el tejido que rodea la cara posterior del trocánter menor del fémur.

Inervación

- Ramas anteriores de L1-L3 (a veces, L4).
- Pequeñas zonas de la piel (zona inguinal) L1.

Acción

- Principal flexor de la articulación de la cadera.
- Inserción en la columna lumbar. Flexión de la columna lumbar.
- Erguirse de la posición acostada; contribuye bilateralmente a tirar el tronco hacia arriba.
  - Los músculos abdominales también trabajan duro para flexionar el tronco.
  - Es importante que trabajen bien, dado que impiden que la columna lumbar se tire hacia delante antes de que el tronco se empiece a incorporar.
  - Tirar primero la cabeza hacia arriba impedirá que se produzca este movimiento indeseado y potencialmente lesivo.
- Muestra claramente porqué levantar ambas extremidades al mismo tiempo en posición de decúbito supino puede dar lugar a dolor de espalda.

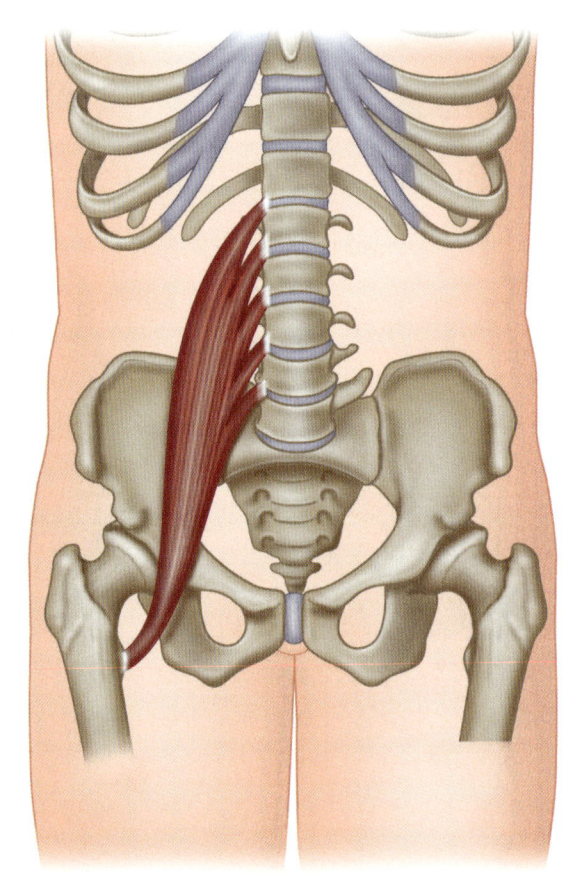

Figura 6.29: Psoas mayor.

Inhibición del psoas

Debido a la relación recíproca entre el GM y el psoas (en donde uno inhibe al otro), se puede obtener una información importante con la evaluación para determinar si el psoas está inhibido. Esto puede efectuarse colocando al atleta en decúbito supino con la cadera flexionada (rodillas extendidas) y en ligera rotación lateral (la imagen muestra una posición de mano compensatoria común que adoptará el atleta; cuando se realiza la prueba, hay que asegurar que las manos del atleta están a ambos lados). Una mano estabiliza la pelvis contralateral, mientras que la otra empuja la pierna ipsolateral hacia la camilla (mientras que el atleta intenta mantener la posición inicial). Se dan signos de inhibición cuando la pierna es empujada hacia la mesa con facilidad o cuando hay movimientos compensatorios de cuello, torso, hombros o brazos.

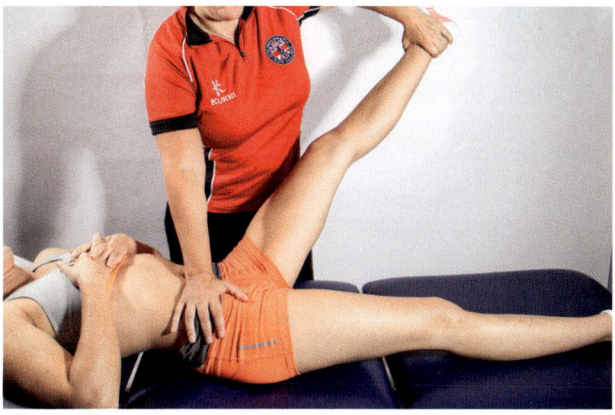

Figura 6.30. Proceso de activación.

1. El atleta debe ser capaz de mantener la posición en contra de la resistencia.
2. En caso contrario, esto no significa necesariamente debilidad (en la mayoría de los casos, esto no es así en los atletas), aunque con mayor frecuencia es índice de inhibición.
3. El atleta debe realizar una respiración diafragmática en posición supina antes de los entrenamiento hasta que sea capaz de realizarlo sentado o de pie sin ningún esfuerzo (Figura 6.33).

Diafragma

El diafragma tiene múltiples orígenes: las superficies mediales de las costillas séptima a doceava, las superficies mediales de los cuerpos vertebrales L1-L3, el ligamento longitudinal anterior, la superficie posterior de la apófisis xifoides y el ligamento arqueado, conectando con la aorta, el psoas y el cuadrado lumbar para insertar en el tendón central.

El ligamento arqueado interno es una continuación de la fascia superior del psoas que sigue hacia craneal al diafragma. Los pilares derecho e izquierdo conforman la inserción del diafragma en la columna. Insertan en los componentes anterolaterales de las tres vértebras lumbares superiores y sus cuerpos. Los pilares y sus fascias se solapan al psoas y continúan con el psoas hasta que se ventralizan y se mezclan con el ligamento longitudinal anterior (Gibbons, 2001). Conforme desciende el psoas, su fascia inferomedial se engrosa en su porción baja y continúa con la fascia del suelo pélvico. Esta también forma una unión con el tendón conjunto, el transverso del abdomen y el oblicuo interno.

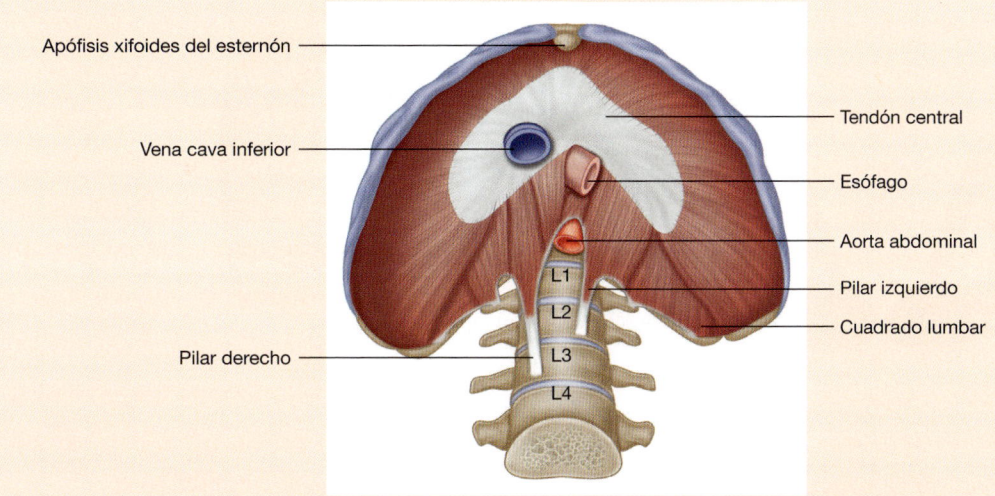

Figura 6.31 Muestra de los múltiples orígenes del diafragma.

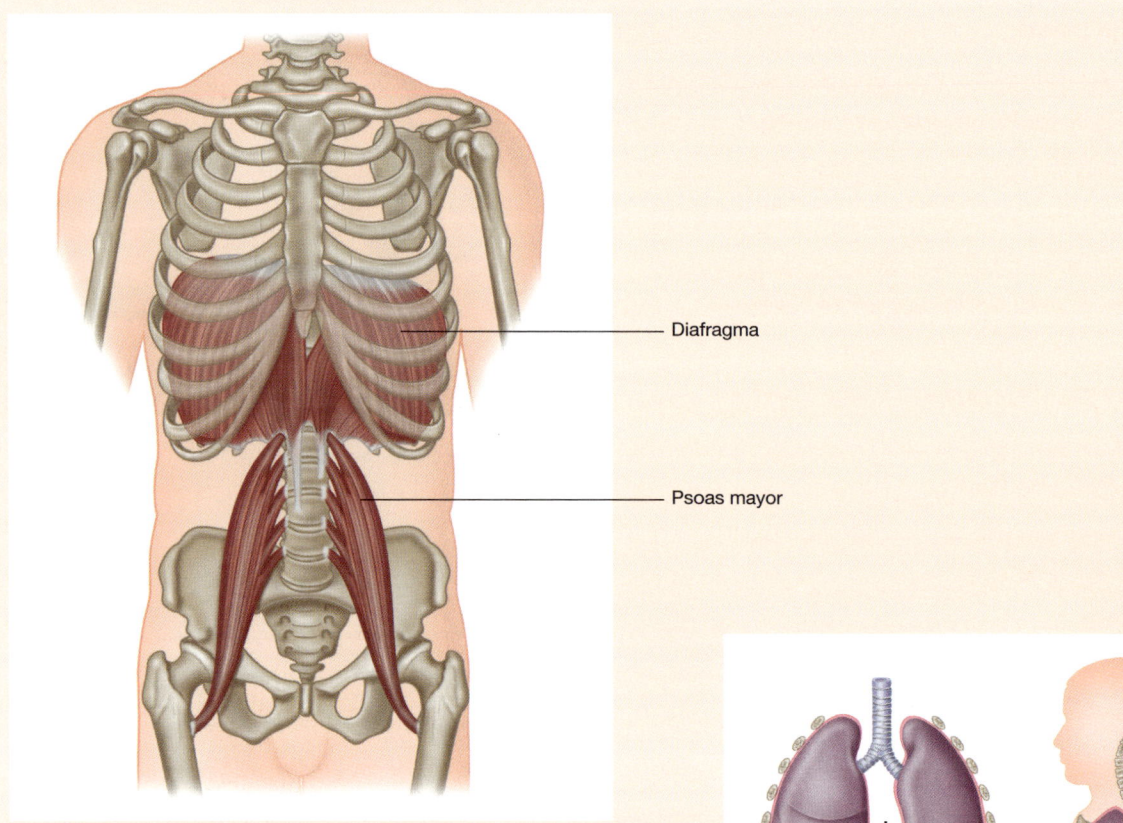

Diafragma

Psoas mayor

Figura 6.32. Muestra de la relación íntima entre el diafragma y el psoas.

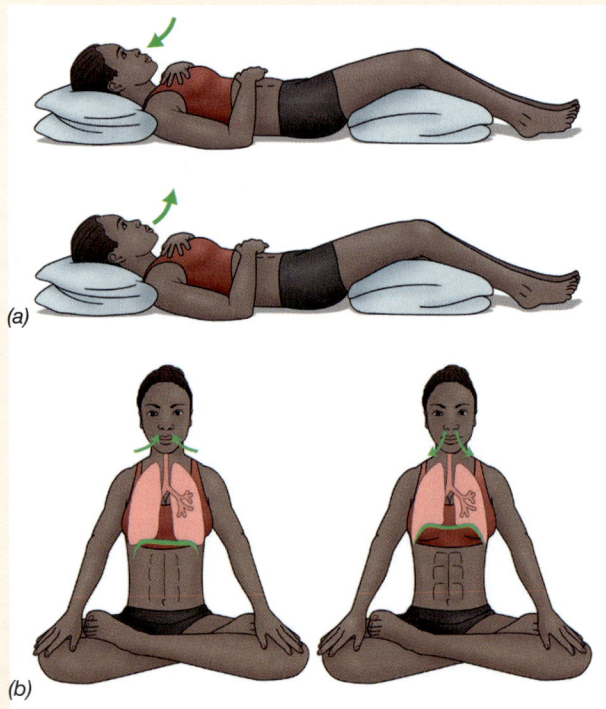

(a)

(b)

Figura 6.33: El movimiento diafragmático es mayor en decúbito supino (a) que en una posición erguida o sedestación (b) porque el control postural ejercido por la porción crural del diafragma se elimina en la posición de decúbito supino, permitiendo una mayor excursión (Takazakura et al., 2004).

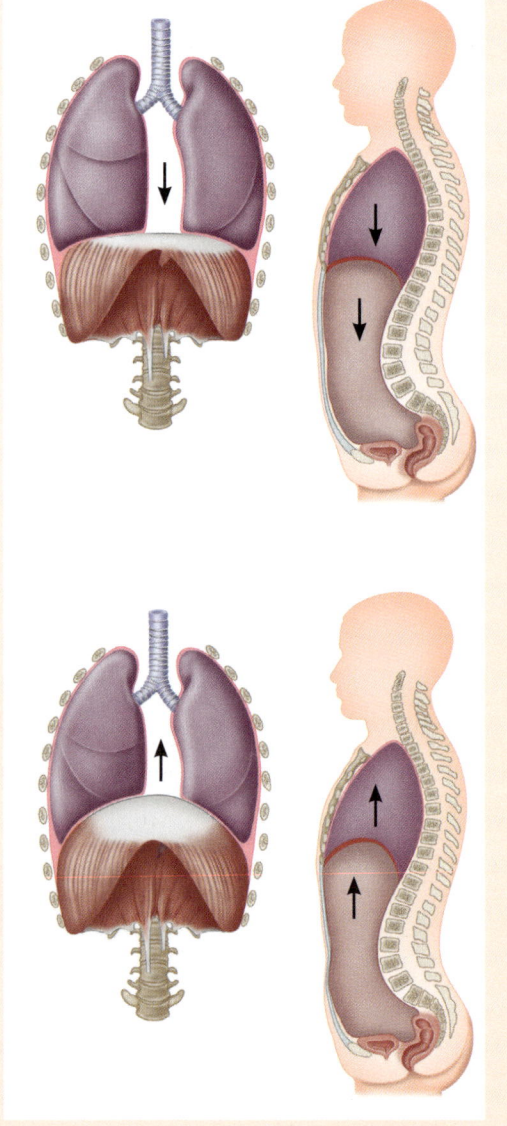

Figura 6.34: Respiración diafragmática.

Palpación

1. El atleta se encuentra en decúbito supino con las piernas dobladas *(crook lying)*.
2. Localizar el ombligo y la EIAS.
3. Hundir lentamente las yemas de los dedos entre estos dos puntos (ligeramente medial hacia la columna), haciendo que la aponeurosis abdominal se ablande y el contenido abdominal se desplace hacia un lado.
4. Dado que el psoas se sitúa en estrecha proximidad con la aorta abdominal, ha de efectuarse la palpación lentamente; en el momento en que se palpe un pulso, hay que alejar los dedos.
5. El atleta inspira profundamente y, al espirar, hundir más los dedos.
6. El atleta puede flexionar la cadera para iniciar una contracción y confirmar la localización.

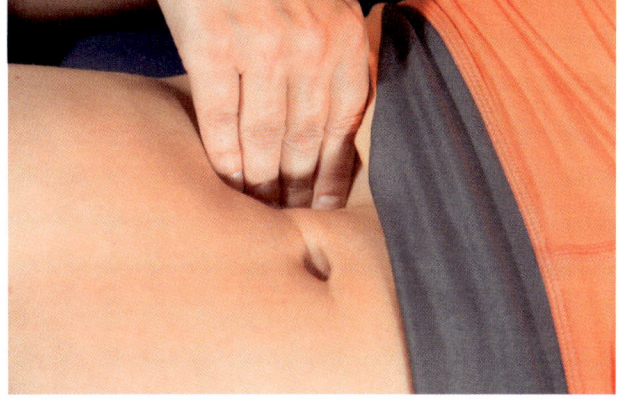

Figura 6.35: Palpación del psoas.

Evaluación de la longitud

Prueba de Thomas modificada

1. El atleta se encuentra en sedestación en el extremo de la camilla.
2. El atleta flexiona una cadera y rodilla; ayudar al atleta a acostarse en la camilla.
3. El atleta está completamente relajado con la pierna extendida.
   - No se permite la extensión lumbar.
   - ¿El muslo se apoya en la camilla?
     - *Sí, y el muslo está en posición neutra = normal.*
     - *Sí, pero el muslo está en rotación lateral = acortamiento del sartorio.*
     - *Sí, pero la rodilla está en extensión = acortamiento del recto femoral.*
     - *Sí, pero la cadera está en rotación medial / abducción = acortamiento del tensor de la fascia lata.*
     - *Sí, pero la cadera está aducida = acortamiento de pectíneo o aductor largo.*
     - *No = acortamiento de iliopsoas, aductor largo y pectíneo.*
4. Reevaluar después del tratamiento.

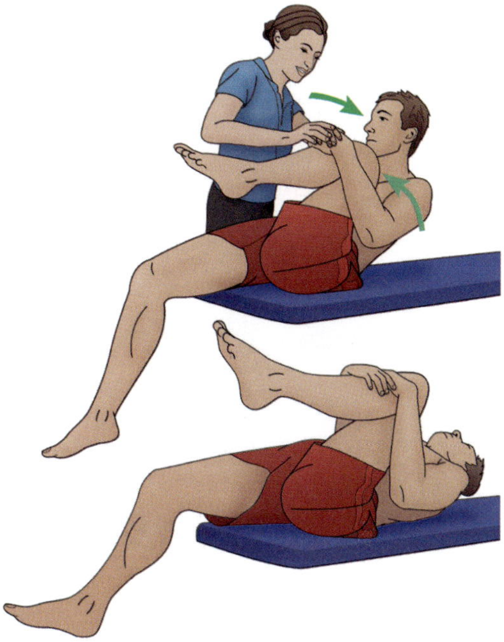

Figura 6.36: Prueba de Thomas modificada.

Evaluación de la fuerza

1. El atleta se encuentra en sedestación.
2. El atleta flexiona la cadera y la rodilla por encima de 90 grados.
3. Estabilizar la pelvis contralateral del atleta.
4. El atleta flexiona la cadera en contra de la resistencia del terapeuta (proximal a la rodilla).
5. Se clasifica en:
   - 5/5: contracción fuerte (normal).
   - 4/5: contracción firme (bueno).
   - 3/5: contracción suave (bastanteo suficiente).
   - 2/5: contracción leve (escaso).
   - 1/5: parpadeo (trazas).
   - 0/5: sin detección de una contracción.
6. La debilidad puede deberse a la inhibición, los puntos gatillo, el dolor o la longitud muscular.
7. Reevaluar después del tratamiento.

Tratamiento del tejido blando: atleta en decúbito supino 1

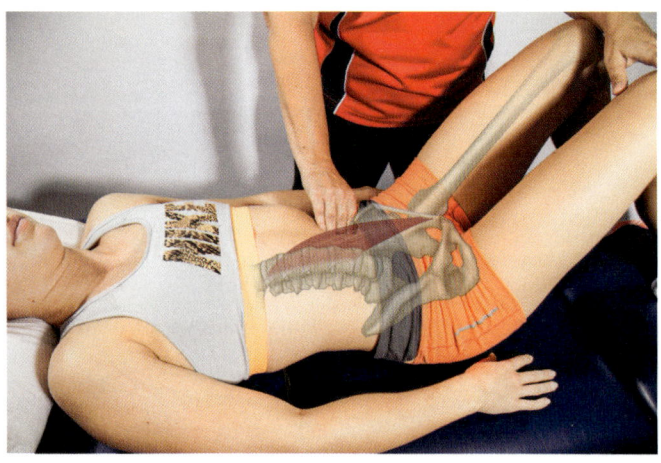

1. El atleta se encuentra en posición de decúbito supino con las piernas dobladas (crook-lying).
2. Palpar el psoas igual que arriba.
3. Mantener la presión, mientras que el atleta flexiona ambos brazos 90 grados.

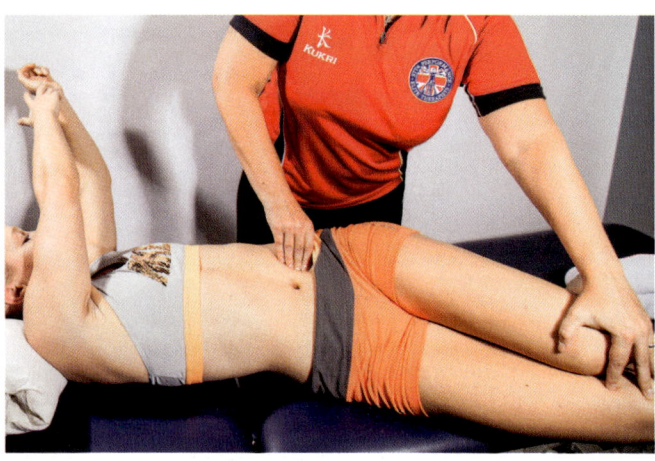

4. Mantener la presión, mientras que el atleta dobla las rodillas de forma lenta e ipsolateral y a la vez abduce y aduce horizontalmente los brazos hacia el lado contralateral (desplazar ambos brazos al mismo tiempo).

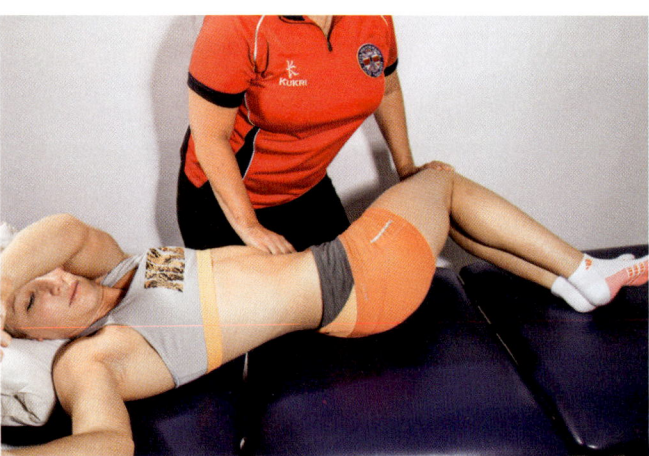

5. Esto se sigue inmediatamente del movimiento exacto opuesto de las rodillas y los brazos.

Tratamiento del tejido blando: atleta en decúbito supino 2

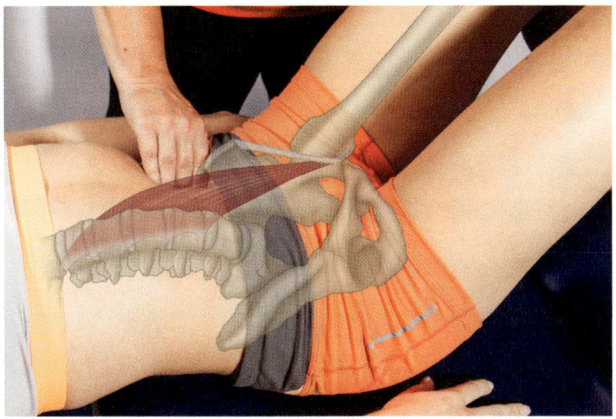

1. El atleta se encuentra en posición de decúbito supino con las piernas dobladas (crook-lying).
2. Palpar el psoas igual que arriba.
3. Mantener la presión, mientras que el atleta bascula lentamente la pelvis hacia anterior y posterior, dos o tres veces.

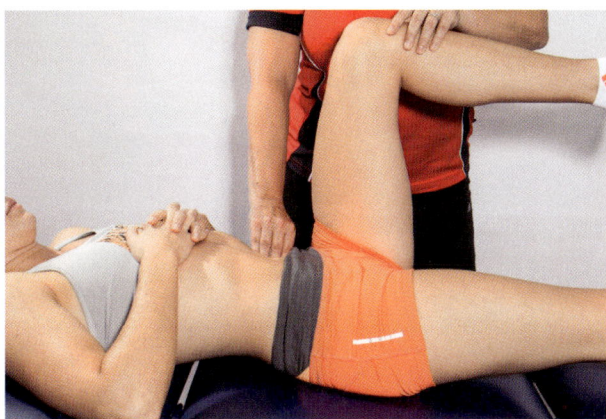

4. Mantener la presión, mientras que el atleta flexiona la cadera ipsolateral (rodilla flexionada).

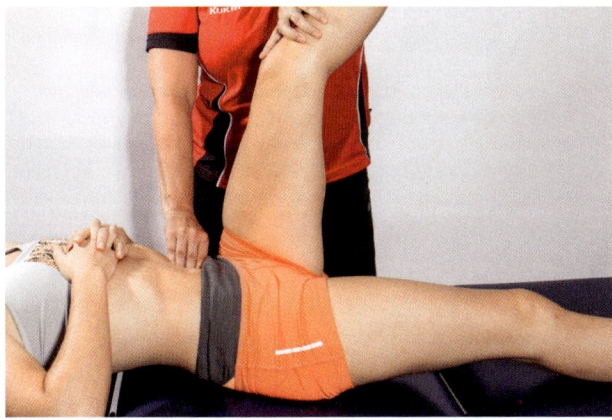

5. El atleta extiende la rodilla.

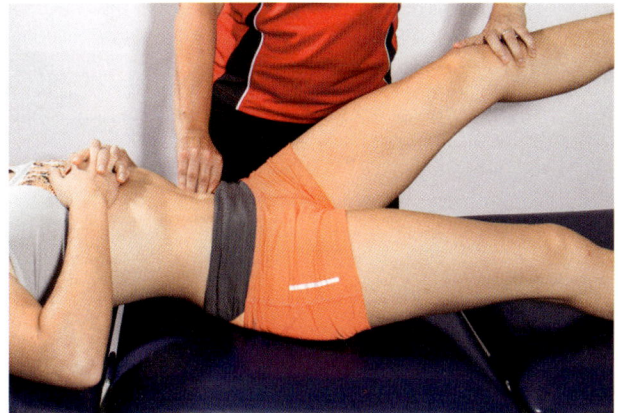

6. El atleta extiende lentamente la cadera descendiendo la pierna hacia la camilla.

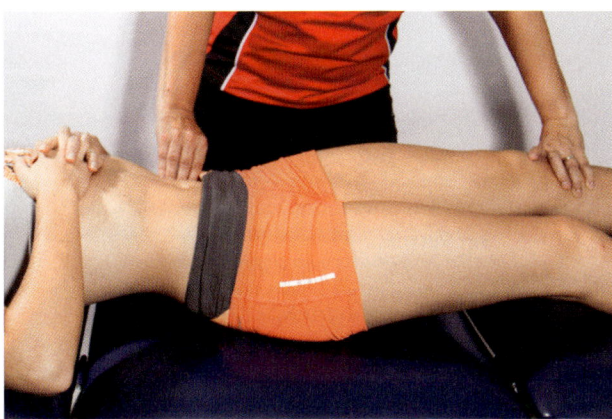

7. Esto se sigue de una basculación caudal de la pelvis ipsolateral.
8. Facilitar el movimiento acompañándolo con la mano de contacto (mantenimiento de la presión): bueno para los movimientos dolorosos en principio.

Tratamiento del tejido blando: atleta en decúbito supino 3 (si hay otra persona disponible)

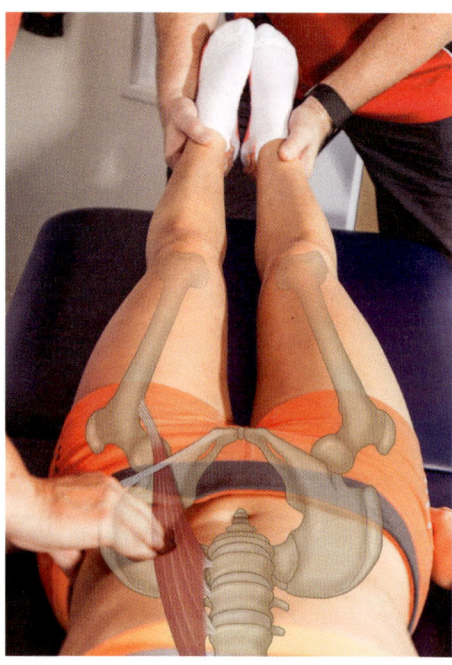

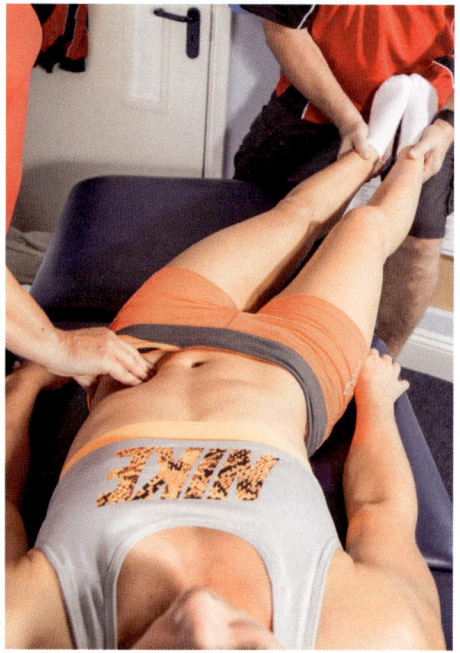

1. Seguir las indicaciones de palpación (véase página 135).
2. El primer terapeuta mantiene la presión en los tejidos por encima del psoas.

3. El segundo terapeuta sostiene ambas piernas (justo por encima de los tobillos) y lleva lentamente la pierna ipsolateral a aducción y la pierna contralateral a abducción.
4. El segundo terapeuta lleva las piernas por debajo del nivel de la camilla ampliando la flexión bilateral de las rodillas.

Tratamiento del tejido blando: atleta en decúbito lateral

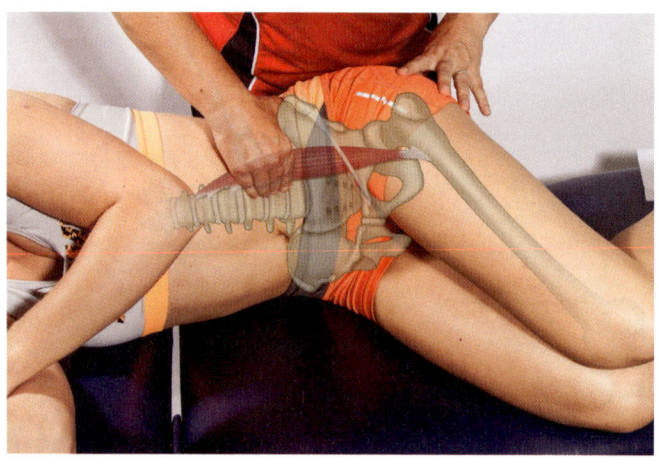

1. Esta es una posición idónea para toda persona con un aumento de la adiposidad abdominal, dado que la gravedad provoca que estos tejidos y los tejidos abdominales (mesenterio) se alejen del psoas.
2. El atleta tiene la cadera y las rodillas flexionadas y una almohada entre las rodillas.
3. Localizar el psoas igual que arriba, aunque esta vez hay que deslizar los dedos hacia el ilíaco (a la misma velocidad y con el mismo cuidado).
4. Mantener la presión, mientras que el atleta lleva lentamente la cadera ipsolateral a extensión y rotación medial.

Punción seca del psoas mayor

La punción seca del psoas (yo la efectúo únicamente en el punto gatillo inferior) debe ser realizada por un fisioterapeuta cualificado y competente, debido a la naturaleza invasiva de la técnica y por las relaciones anatómicas relevantes.

1. Percibir el patrón de referencia. ¿Esto representa el dolor del atleta?
2. El atleta se encuentra en decúbito supino.
3. La cadera del atleta se encuentra en flexión, rotación lateral y apoyada en una almohada.
4. Evitar la arteria femoral en el triángulo femoral (véase Figura 6.37; verificar el pulso).
5. Efectuar la punción del punto gatillo inferior teniendo en cuenta que se sitúa alrededor de una anchura de un dedo transversal de la arteria femoral. Después, dirigir la aguja hacia lateral.

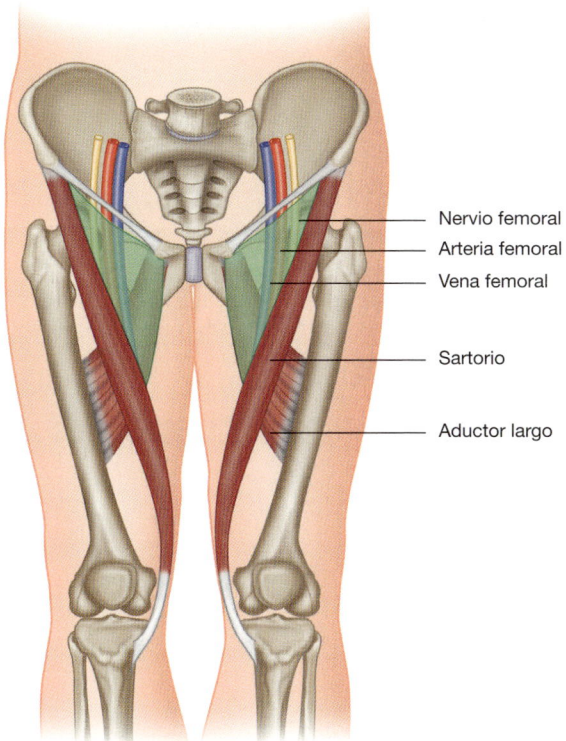

Nervio femoral
Arteria femoral
Vena femoral

Sartorio

Aductor largo

Figura 6.37: Triángulo femoral.

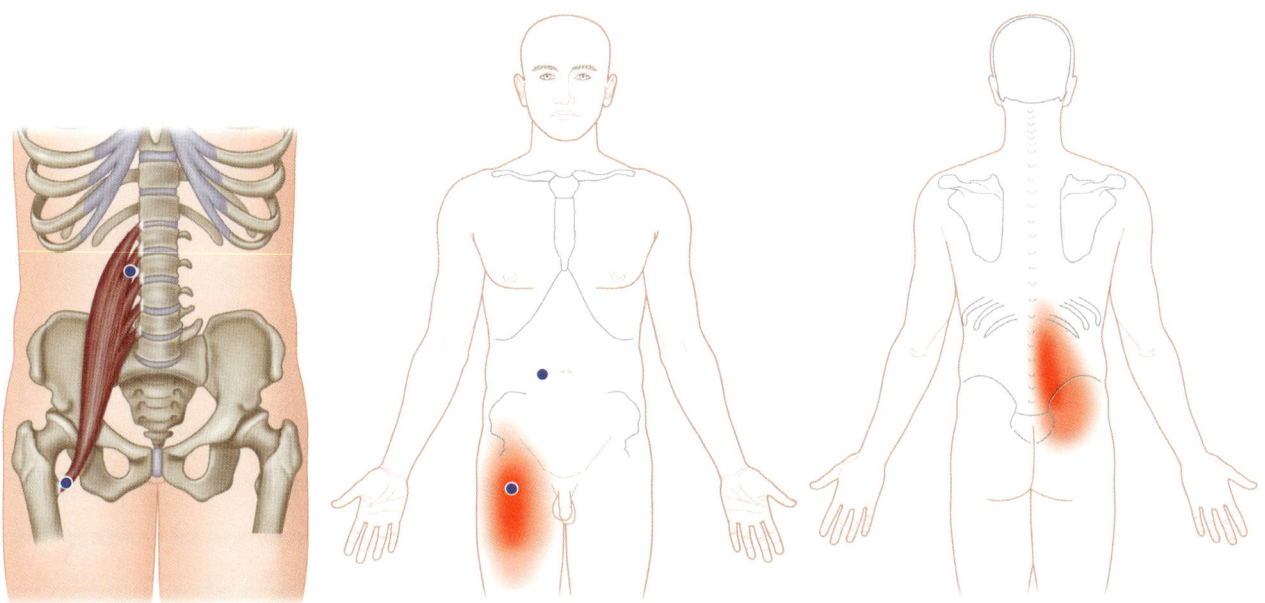

Figura 6.38: Puntos gatillo y patrón de referencia del psoas.

Técnicas de energía muscular (MET) (psoas e ilíaco): atleta en decúbito supino

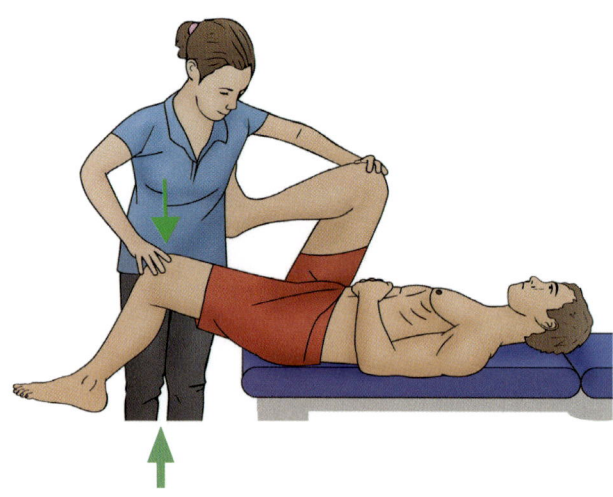

1. *El atleta adopta la posición de la prueba de Thomas modificada (véase Figura 6.36).*
2. *Evaluar la cadera en cuanto a hipertonía:*
   - *Psoas: fémur superior a la cadera, sin descansar sobre la camilla.*
   - *Tensor de la fascia lata (TFL)/tracto iliotibial TIT):cadera abducida.*
   - *Aductores: cadera aducida.*
   - *Cuádriceps femoral: rodilla extendida, o*
   - *combinaciones de lo indicado arriba.*
3. *En caso de hipertonía o acortamiento del psoas, la posición de la prueba de Thomas modificada es el punto de partida.*
4. *La gravedad ayuda a determinar cuándo empieza la resistencia de los tejidos, aunque esta resistencia también debe determinarse llevando pasivamente la cadera a extensión hasta percibir la resistencia.*
5. *El atleta flexiona la cadera y el fémur utilizando alrededor del 20% de la fuerza global de 10 a 12 segundos.*
6. *Aprovechar el periodo RPI (alrededor de veinte segundos) para llevar el fémur a extensión (con la otra mano, mantener la posición de la pelvis).*
7. *Repetir estos pasos hasta que no se consigan más avances.*

Ilíaco

Inserciones

- Dos tercios superiores posteriores del tejido que rodea la fosa ilíaca.
- Algunas fibras proceden del ala del sacro y el ligamento sacroilíaco anterior.
- Las fibras adoptan una dirección caudal, ventral y medial, mezclándose con la cara lateral del psoas mayor.

Inervación

- Nervio femoral (L2 y L3).
- Piel que cubre (L1).

Acción

- Si la inserción superior está fija, tira el muslo en dirección ventral como en la flexión de la cadera.
- Si la inserción inferior está fija, tira la pelvis hacia ventral (basculación).
- Idéntica actividad funcional que el psoas mayor.

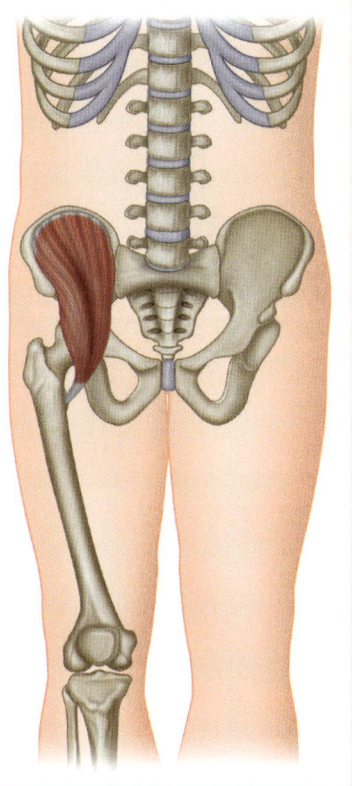

Figura 6.39: Ilíaco.

Palpación

1. El atleta se encuentra en decúbito supino con las rodillas dobladas *(crook lying)*.
2. El lado que se va a palpar esta en rotación lateral y apoyada en el muslo del terapeuta.
3. Localizar la cresta ilíaca.
4. El atleta inspira; al espirar lentamente, el terapeuta hunde los dedos doblados hacia la fosa ilíaca.
5. El atleta puede flexionar la cadera para iniciar una contracción y confirmar la localización.

Tratamiento del tejido blando: atleta en decúbito supino 1

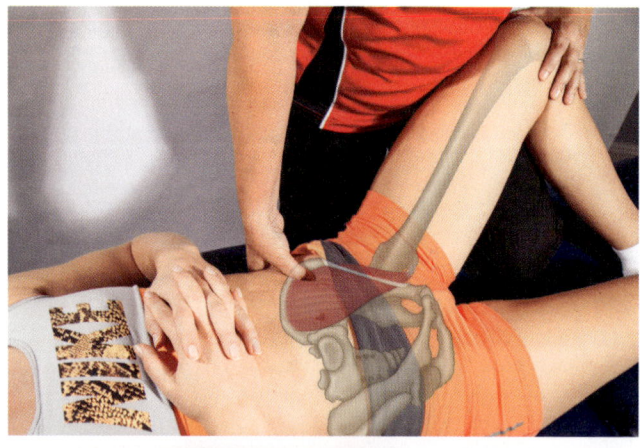

1. Palpar los tejidos tal y como se indica arriba.
2. Mantener la presión, mientras que el atleta efectúa una aducción de la rodilla ipsolateral contra la resistencia que ofrece el terapeuta.

3. A continuación, empujar la rodilla a aducción aprovechando el periodo RPI.

4. Inmediatamente después, llevar la rodilla a rotación lateral, la cadera y rodilla a extensión (pegar el brazo debajo de la rodilla del atleta) y tirar desde la rodilla realizando una tracción de la cadera.
5. Repetir esta acción después de desplazar los dedos de contacto hacia distal y más profundo en los tejidos ilíacos.

Tratamiento del tejido blando: atleta en decúbito supino 2

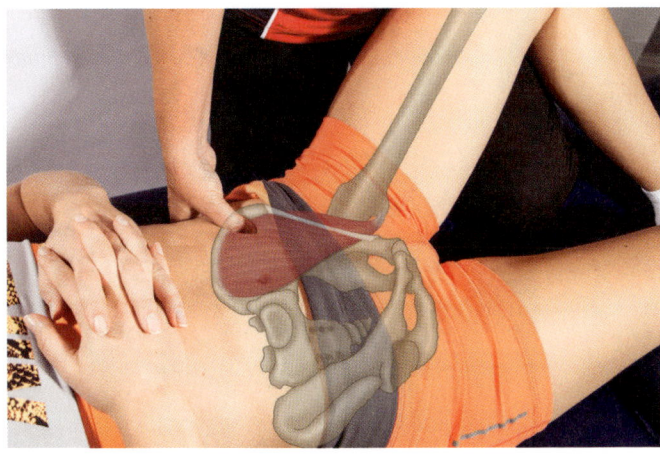

1. *Colocar al atleta igual que arriba.*
2. *Mantener la presión mientras que el atleta bascula lentamente la pelvis hacia anterior y posterior dos o tres veces.*
3. *Mantener la presión cuando el atleta ejecuta un movimiento muy reducido de puente (bridging).*
   - *Facilitar el movimiento acompañándolo con la mano de contacto (mantenimiento de la presión): bueno para los movimientos dolorosos en principio.*
   - *Resistir el movimiento bloqueando los tejidos y manteniendo esa posición, mientras que los tejidos se llevan activa o pasivamente a la posición.*
4. *Retornar la pelvis a la posición neutra.*
5. *Mantener la presión mientras que el atleta ejecuta una basculación caudal de la pelvis.*

Tratamiento del tejido blando: atleta en decúbito lateral

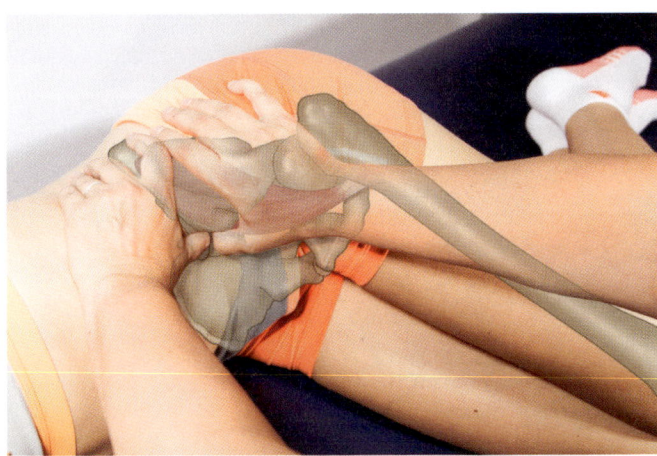

1. *El atleta sitúa las caderas y las rodillas en flexión y tiene una almohada entre las rodillas.*
2. *Palpar los tejidos que rodean el ilíaco igual que antes.*

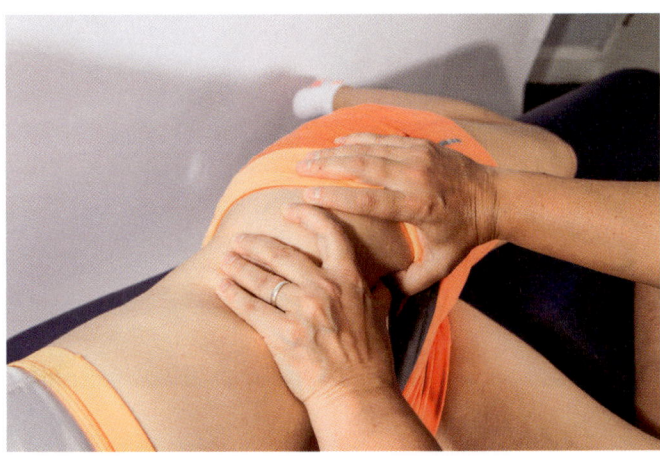

3. *De forma alternativa, girarse y encarar al atleta para palpar los tejidos con las yemas de ambos pulgares (con la misma lentitud y suavidad que antes).*
4. *Mantener la presión, mientras que el atleta extiende lentamente la cadera.*

Tratamiento del tejido blando: atleta en bipedestación

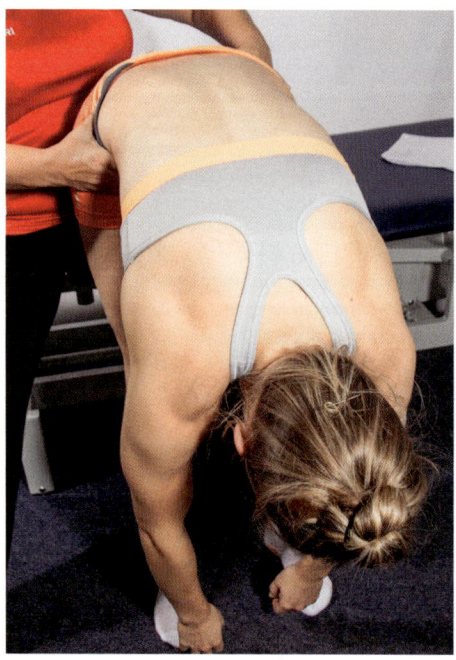

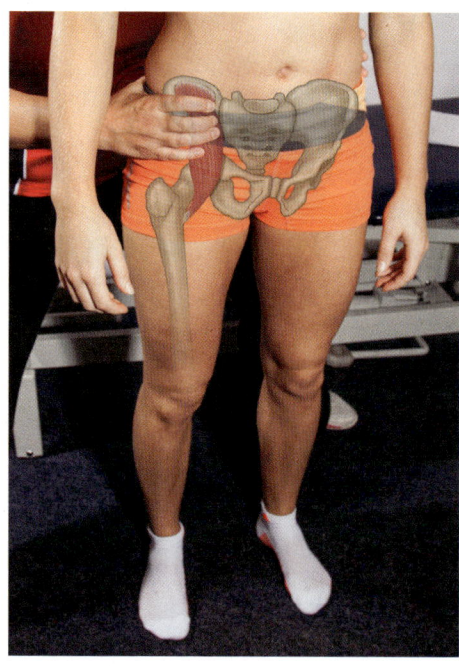

1. El atleta adopta una flexión lumbar.
2. Sostener los tejidos de la manera arriba indicada.

3. Mantener la presión, mientras que el atleta vuelve lentamente a la posición neutra.

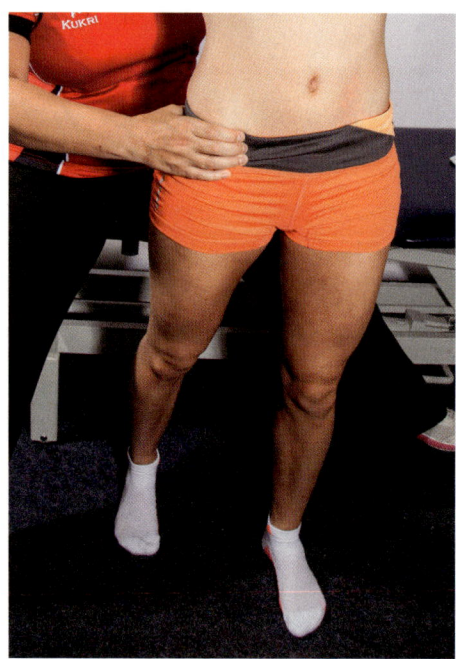

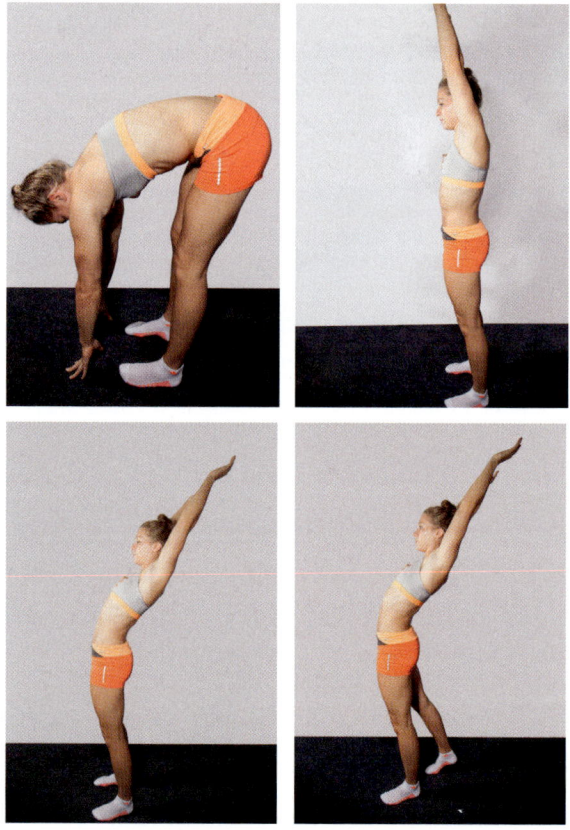

4. A continuación, el atleta amplia la extensión lumbar y torácica.
5. Esto puede seguirse de una extensión de la cadera ipsolateral.
6. Esta es una técnica potente, no indicada en personas muy sensibles.

Punción seca del ilíaco

La punción seca solo debe ser efectuada por un fisioterapeuta cualificado y asegurado, debido a la naturaleza invasiva de la técnica y por las relaciones anatómicas relevantes.

1. Percibir el patrón de referencia. ¿Esto representa el dolor del atleta?
2. El atleta se encuentra en decúbito supino.
3. La cadera del atleta se encuentra en flexión rotación lateral y apoyada sobre una almohada.
4. Palpar la zona de tejido blando adyacente a la EIAS.
5. Dirigir la aguja hacia dorsal a la fosa ilíaca.
6. Tener cuidado en no puncionar las estructuras neurovasculares ciáticas y femorales.

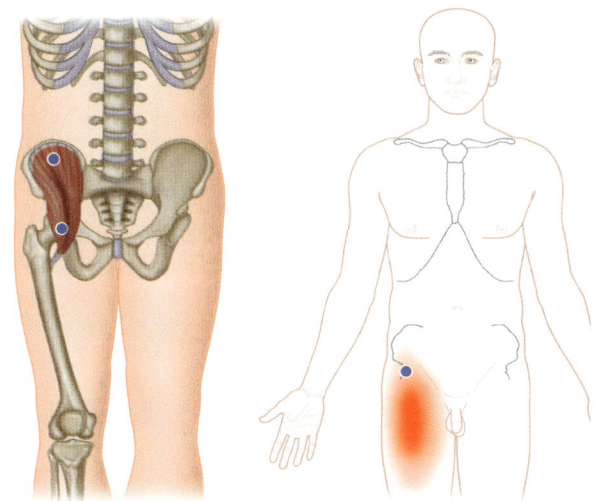

Figura 6.40: Puntos gatillo y patrón de referencia del ilíaco.

Pectíneo

En lugar de incluir el pectíneo en los aductores, este músculo se comenta aquí dada su íntima relación con el psoas y la posición de la pelvis.

Inserciones

- Las fibras superiores entran en la rama superior del pubis, la eminencia iliopúbica y el tubérculo púbico.
- Las fibras también entran en la fascia que cubre el pectíneo.
- Las fibras discurren hacia abajo, dorsal y lateral entre el psoas mayor y el aductor largo.
- Las fibras entran en los tejidos que rodean el trocánter menor y la línea áspera del fémur.

Inervación

- Nervio femoral (L2 y L3).
- Ocasionalmente nervio obturador o nervio obturador accesorio (L3).
- Piel que cubre (L1).

Acción

- Flexión y aducción de la articulación de la cadera.
- Tira el muslo hacia dentro y delante (elemento rotacional no confirmado).

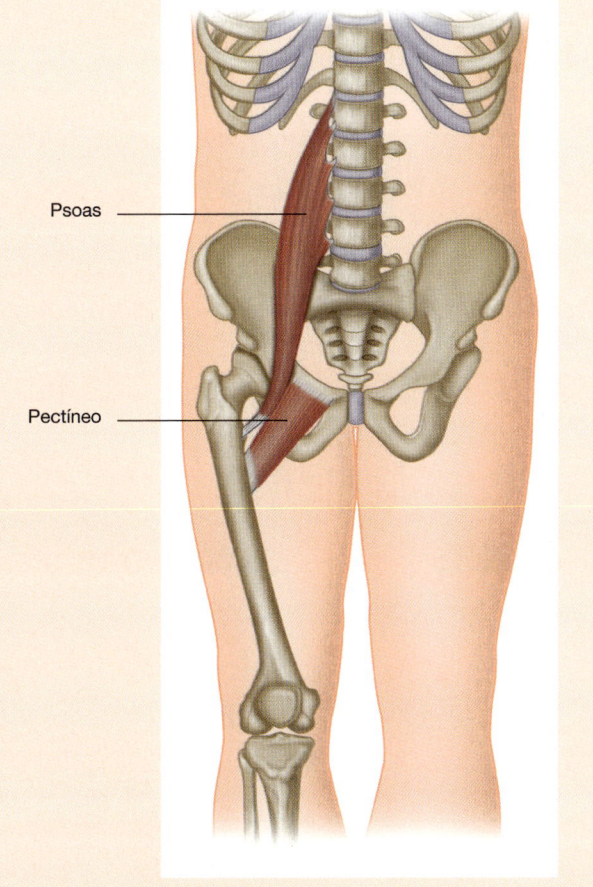

Figura 6.41: Pectíneo.

Palpación

1. El atleta se encuentra en decúbito supino.
2. Flexión y rotación lateral de la cadera del atleta que se encuentra apoyada en el muslo del terapeuta.
3. Localizar el tendón del aductor largo o del grácil, indicando al atleta que efectúe una aducción en contra de la resistencia.
4. Desplazar los dedos lateralmente alejándose del tendón y entrar lentamente en los tejidos del pectíneo.
5. El atleta puede flexionar la cadera hacia el hombro contralateral para iniciar una contracción y confirmar la localización. De forma alternativa, la aducción activa confirmará la localización.

Tratamiento del tejido blando: atleta en decúbito supino 1

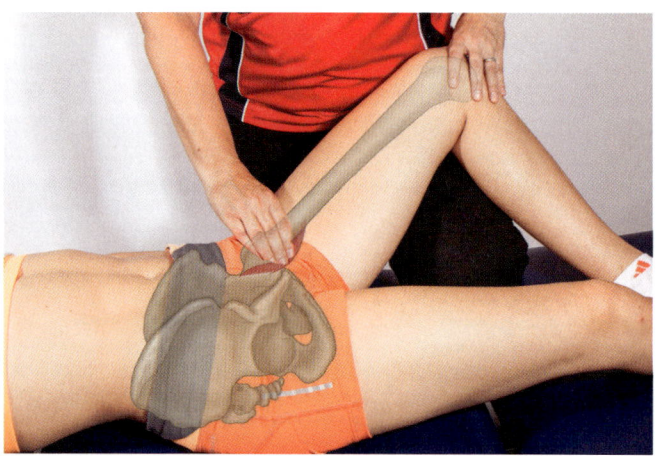

1. Colocar al atleta en decúbito supino.
2. Localizar los tejidos del pectíneo, tal y como se indica en el apartado Palpación arriba.

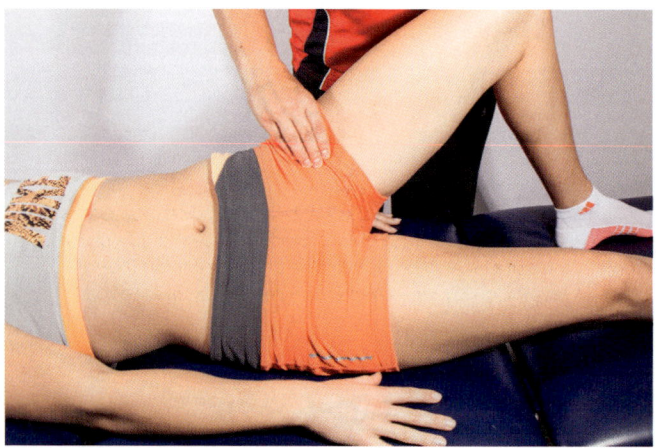

3. Mantener la presión mientras que el atleta sitúa el pie ipsolateral en la camilla. A continuación, el atleta empuja el pie contra la camilla y levanta la cadera ipsolateral, rotándola hacia el lado contralateral.
   - Facilitar el movimiento acompañándolo con la mano de contacto (mantenimiento de la presión): bueno para los movimientos dolorosos en principio.
   - Resistir el movimiento bloqueando los tejidos y manteniendo esa posición, mientras que los tejidos se llevan activa o pasivamente a la posición.

Tratamiento del tejido blando: atleta en decúbito supino 2

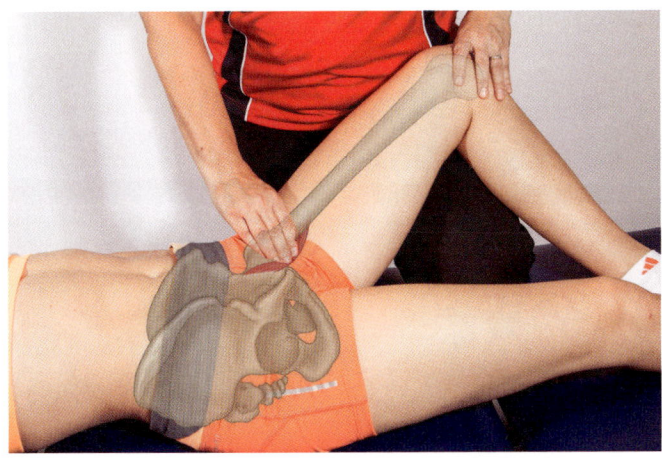

1. *Colocar al atleta en decúbito supino.*
2. *Encarar al atleta en dirección caudal.*
3. *Localizar los tejidos del pectíneo de la forma indicada en la página 146 (Palpación).*

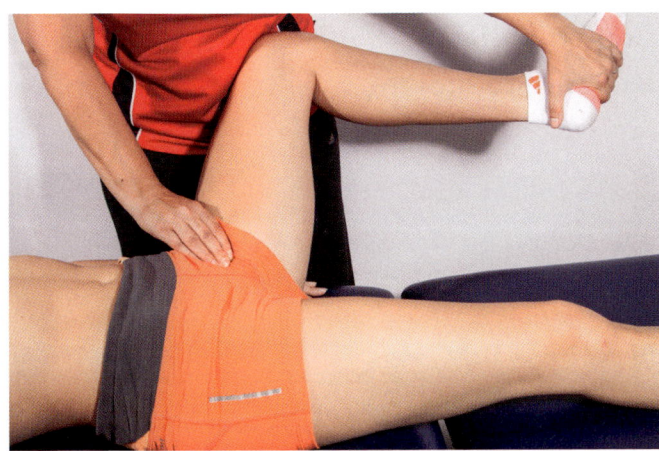

4. *Mantener la presión, agarrar el pie ipsolateral del atleta y llevar la cadera a flexión y abducción.*

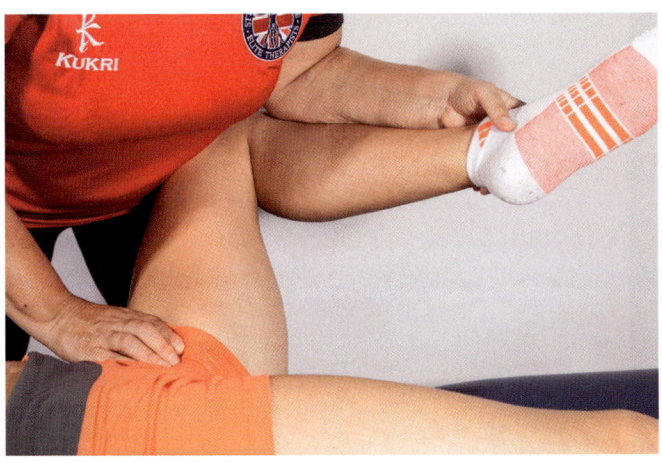

5. *Contactar la cara medial de la rodilla ipsolateral con el antebrazo (mientras que la mano sostiene el pie del atleta) y bloquear esta posición para añadir rotación lateral a la cadera mediante la elevación del pie hacia el techo.*

Punción seca del pectíneo

La punción seca solo debe ser efectuada por un fisioterapeuta cualificado y asegurado, debido a la naturaleza invasiva de la técnica y por las relaciones anatómicas relevantes.

1. Percibir el patrón de referencia. ¿Esto representa el dolor del atleta?
2. El atleta se encuentra en decúbito supino, posicionado como arriba.
3. La palpación de la arteria femoral es importante (véase página 139); una vez localizada, mantener un dedo en el lugar.
4. Palpar los tejidos para encontrar bandas tensas.
5. Insertar perpendicularmente la aguja en el músculo y medialmente a la arteria femoral.
6. Evitar la punción de cualquier estructura delicada en el triángulo femoral y el nervio obturador (cerca de la inserción del aductor largo, (véase página 114).

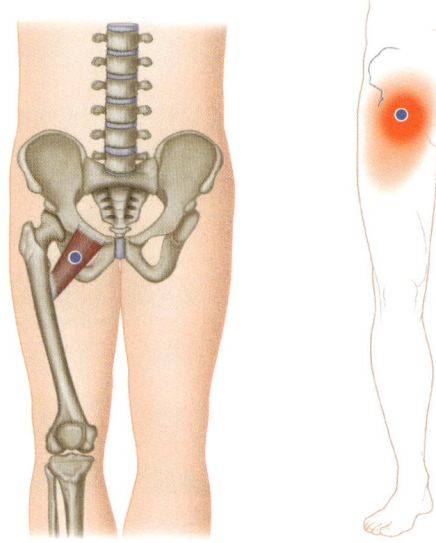
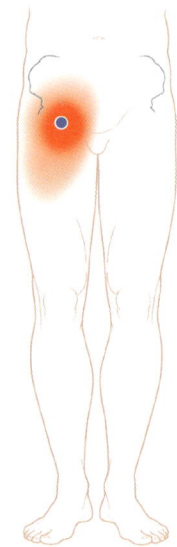

Figura 6.42: Puntos gatillo y patrón de referencia del pectíneo

Técnicas de energía muscular (MET): atleta en decúbito supino

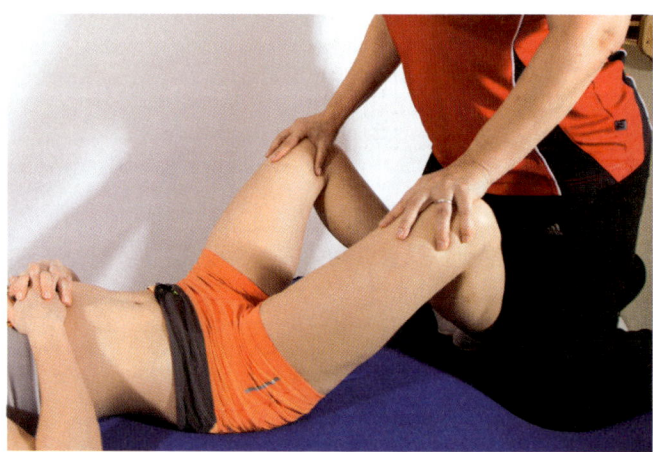

1. *El atleta se encuentra en decúbito supino.*
2. *Las caderas y rodillas del atleta están en flexión y rotación lateral con las caras plantares de los pies encaradas entre sí.*
3. *La gravedad contribuye a esta posición inicial, pero hay que abrir ambas rodillas (contacto de las manos con la cara medial de la rodilla) a abducción y rotación lateral hasta percibir la resistencia (punto de partida).*
4. *El atleta aduce las caderas contra la resistencia del terapeuta utilizando alrededor del 20% de la fuerza global de 10 a 12 segundos.*

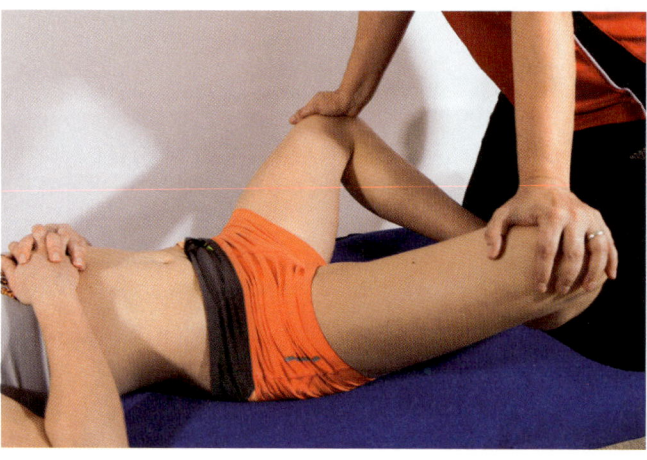

5. *Aplicar el periodo RPI (alrededor de veinte segundos) y llevar a los fémures a una mayor abducción y rotación lateral.*
6. *Repetir estos pasos hasta que no se consigan más avances.*

Tensor de la fascia lata

Inserciones

- Las fibras entran en los tejidos que rodean la parte anterior del labio superior de la cresta ilíaca:
  - Entre el tubérculo ilíaco y la espina ilíaca. anterosuperior e incluyéndolos.
  - Zona de la superficie glútea justo debajo de ello.
  - Fascia entre el músculo y el glúteo menor, y la que cubre su superficie.
- A nivel caudal, las fibras entran en los tejidos entre las dos capas del tracto iliotibial (TIT) debajo del nivel del trocánter mayor.

Inervación

- Nervio glúteo superior (L4 y L5).
- Piel que cubre (L1).

Acción

- Está encima del glúteo menor y contribuye a la flexión, abducción y rotación medial de la articulación de la cadera.
- Actuando con las fibras superficiales del GM, tensa el TIT y extiende la rodilla (las fibras distales entran en el cóndilo lateral de la tibia).
- Actuando con el glúteo menor, da lugar a la rotación medial de la articulación de la cadera.
- Las fibras posteriores pueden contribuir a la abducción del muslo.
- Ayuda a controlar los movimientos de la pelvis y el fémur en la tibia al cargar el peso.
- Rotador medial potente cuando la cadera se encuentra en extensión y la extremidad inferior, la pelvis y el tronco están preparados después de la fase de "separación del suelo" al caminar.
- La inhibición del cuádriceps puede dar lugar al sobredesarrollo del TFL.

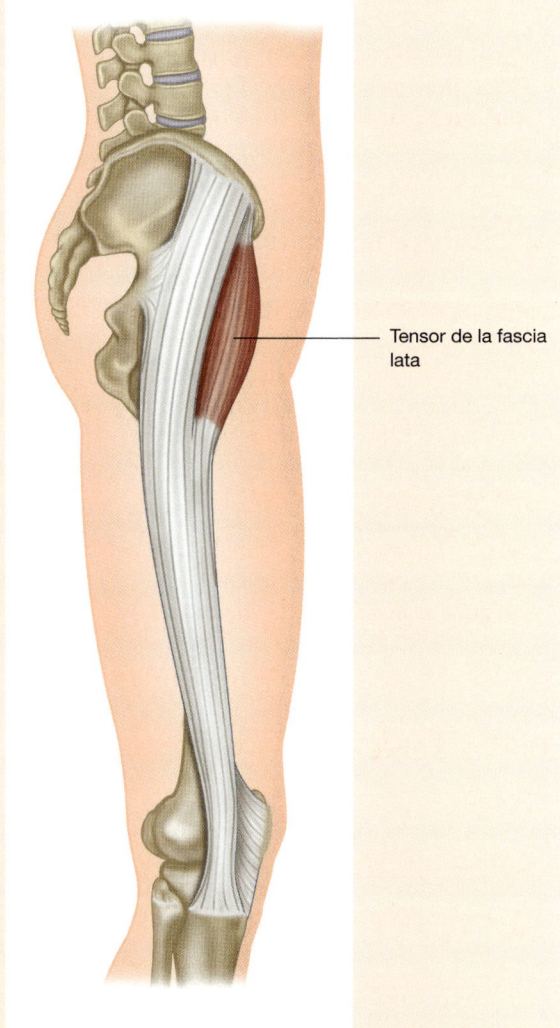

Tensor de la fascia lata

Figura 6.43. Tensor de la fascia lata (TFL).

Palpación

1. Situar al atleta en decúbito supino.
2. Palpar justo posterior y distal a la EIAS.
3. El atleta puede efectuar una rotación medial de la cadera para iniciar una contracción y confirmar la localización.

Evaluación de la longitud

Prueba de Ober modificada

1. El atleta se encuentra en decúbito lateral.
2. Flexión leve de la cadera y rodilla de abajo para estabilizar y reducir la basculación anterior de la pelvis.
3. Extensión de la pierna de arriba.
4. Abducir e hiperextender la cadera.
5. A continuación, bajar lentamente la cadera (aducción hacia la camilla).
   - No se permite la rotación de la cadera.
   - ¿El muslo mantiene la abducción?
     - Sí = TFL corto.
     - No, la cadera aduce y descansa en la mesa = TFL normal.
6. Reevaluar después del tratamiento .

Evaluación de la fuerza

1. Colocar al atleta en decúbito lateral.
2. Extender la pierna de abajo.
3. Flexionar la cadera de arriba 45 grados con la rodilla extendida y la pierna apoyada en la camilla.
4. El atleta abduce la cadera, manteniendo los 45 grados de flexión.
5. Estabilizar la pelvis del atleta.
6. Resistir aplicando presión proximal a la articulación de la rodilla.
7. Se clasifica en:
   - 5/5: contracción fuerte (normal).
   - 4/5: contracción firme (bueno).
   - 3/5: contracción suave (bastante o suficiente).
   - 2/5: contracción leve (escaso).
   - 1/5: parpadeo (trazas).
   - 0/5: sin detección de una contracción.
8. La debilidad puede deberse a la inhibición, puntos gatillo, dolor o longitud muscular.
9. Reevaluar después del tratamiento.

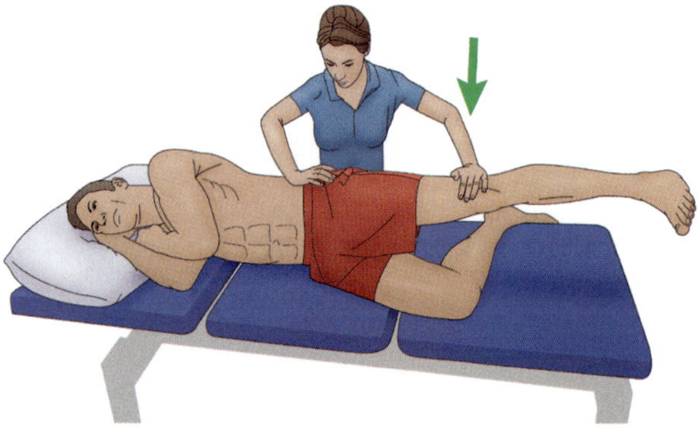

Figura 6.44: Prueba de Ober modificada.

Tratamiento del tejido blando: atleta en decúbito lateral 1

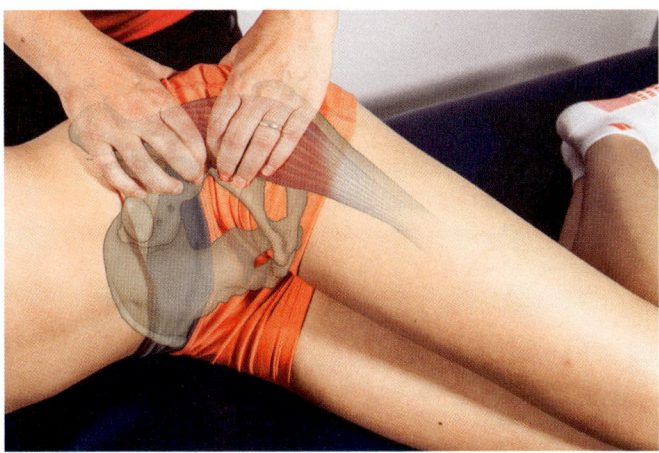

1. *El atleta se encuentra en decúbito lateral con las caderas y las rodillas flexionadas.*
2. *Colocarse detrás del atleta y hundir lentamente los dedos de ambas manos en el TFL doblando los dedos alrededor del volumen de los tejidos.*

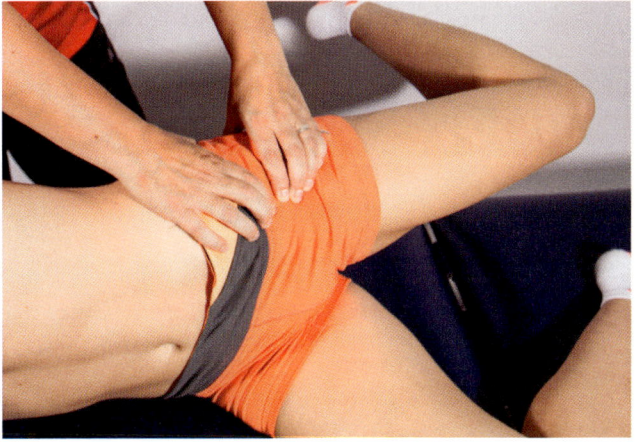 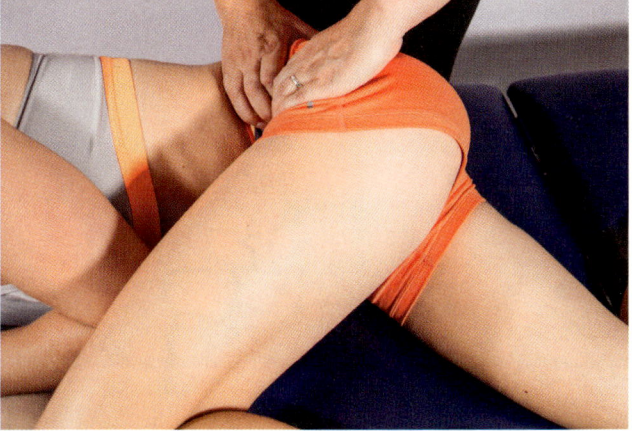

3. *Mantener la profundidad y la posición.*
    - *Después, el atleta puede extender lentamente la cadera ipsolateral hasta el final del rango.*
    - *A continuación, el atleta flexiona la cadera hacia el pecho.*
4. *Retirar las manos y repetir el paso 2; esta vez, desplazando los dedos distalmente.*

Tratamiento del tejido blando: atleta en decúbito lateral 2

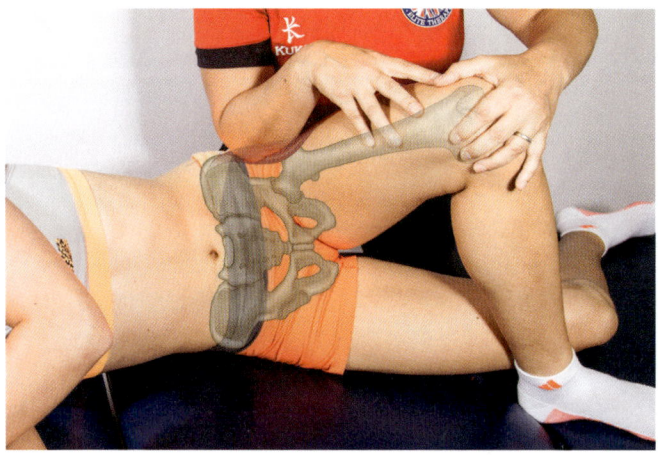

1. Situar al atleta en decúbito lateral con la cadera y las rodillas en flexión.
2. Colocarse detrás del atleta.
3. Efectuar una flexión y rotación lateral pasiva de la cadera ipsolateral y colocar el pie justo anterior a la rodilla contralateral.

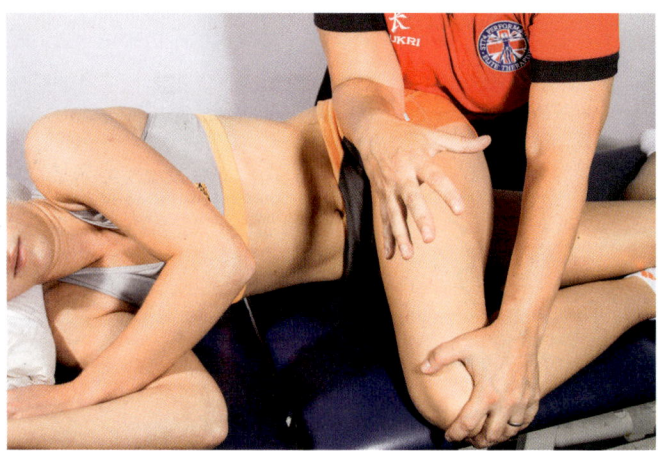

4. Mantener el contacto con la rodilla ipsolateral apoyando el peso.
5. Hundir los dedos en los tejidos del TFL utilizando el codo.
6. El atleta aduce activamente la cadera, descendiendo la rodilla hasta la camilla.

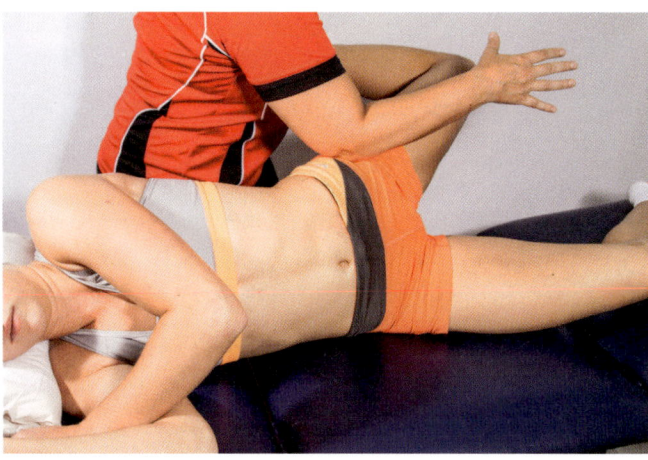

7. Indicar al atleta que se relaje y llevar la cadera ipsolateral a rotación lateral y extensión pasivas.
8. Repetir este proceso hasta haber abordado todos los tejidos.

Punción seca del tensor de la fascia lata

La punción seca solo debe ser efectuada por un fisioterapeuta cualificado y asegurado, debido a la naturaleza invasiva de la técnica y por las relaciones anatómicas relevantes.

1. Percibir el patrón de referencia. ¿Esto representa el dolor del atleta?
2. El atleta se encuentra en decúbito supino o lateral.
3. Localizar el PG y palpar la banda tensa.
4. Efectuar la punción perpendicularmente a los tejidos musculares, directamente en el punto gatillo o la banda tensa.

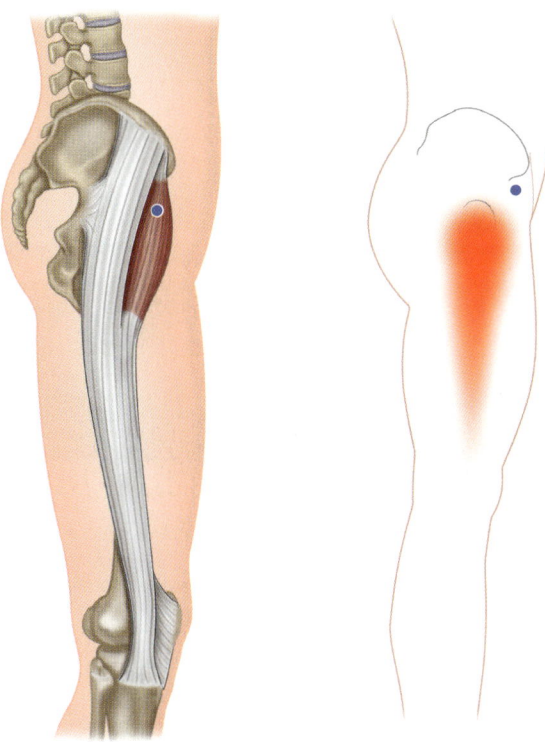

Figura 6.45: Puntos gatillo y patrón de referencia del TFL.

Técnicas de energía muscular (MET) del TFL y el TIT: atleta en decúbito supino

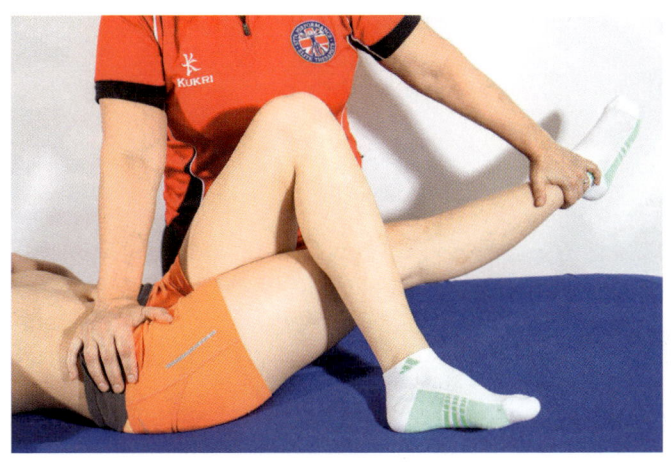

1. *Determinar la longitud de los tejidos utilizando la prueba de Ober modificada.*
2. *El atleta se encuentra en decúbito supino con la rodilla contralateral flexionada y cruzada por encima de la pierna ipsolateral con el pie apoyado en la camilla.*
3. *Contactar la rodilla contralateral (cara lateral) y mantener la pierna ipsolateral justo por encima de tobillo.*
4. *A continuación, aducir la pierna ipsolateral hasta sentir la resistencia.*
5. *El atleta abduce la cadera contra la resistencia del terapeuta utilizando aproximadamente el 20% de la fuerza global de 10 a 12 segundos.*
6. *Aprovechar el periodo RPI (alrededor de veinte segundos) para llevar el fémur ipsolateral a aducción.*
7. *Repetir estos pasos hasta que no se consigan más avances.*

Consideraciones terapéuticas adicionales: MET del recto femoral. Atleta en decúbito prono

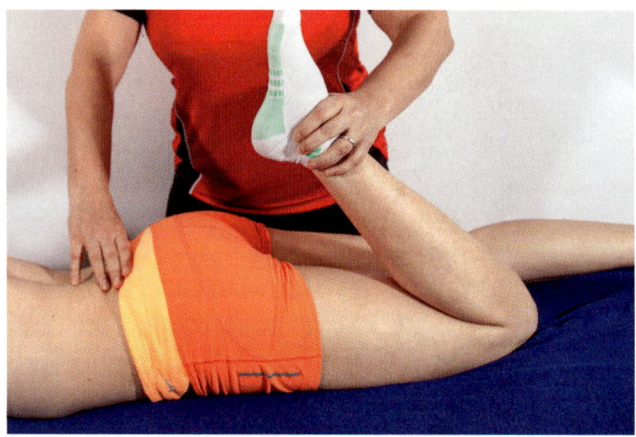 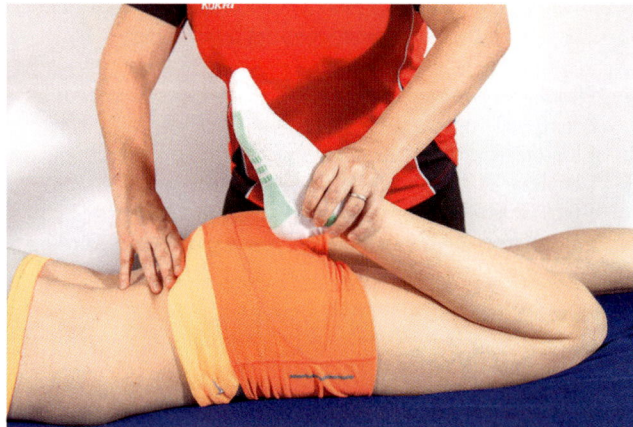

1. Situar al atleta en decúbito prono.
2. Flexionar pasivamente la rodilla del atleta hasta sentir la resistencia.
3. El atleta extiende la rodilla contra la resistencia del terapeuta utilizando aproximadamente el 20% de la fuerza global de 10 a 12 segundos.

4. Aprovechar el periodo PIR (alrededor de veinte segundos) para llevar la rodilla a una mayor flexión.
5. Repetir estos pasos hasta que no se consigan más avances.

Movilizaciones de la ASI

Cuadro de información de los grados

- Grado I: movimiento de amplitud reducida al inicio del rango articular disponible.
- Grado II: movimiento de gran amplitud dentro del rango de movimiento disponible.
- Grado III: movimiento de gran amplitud que llega al final del rango de movimiento.
- Grado IV: movimiento de amplitud reducida al final del rango de movimiento.
- Grado V: empuje de gran velocidad.

Evaluación de la rotación anterior del ilíaco

Colocar los dedos en la EIAS y la EIPS del lado ipsolateral.
- EIAS ligeramente por debajo de la EIPS = normal.
- EIAS más baja que la EIPS en comparación con el otro lado = rotación anterior.
  - Asegurar haber realizado todo el trabajo indicado en los tejidos blandos.
  - Reevaluar.
- Si la pelvis todavía está en rotación anterior, movilizar a rotación posterior.

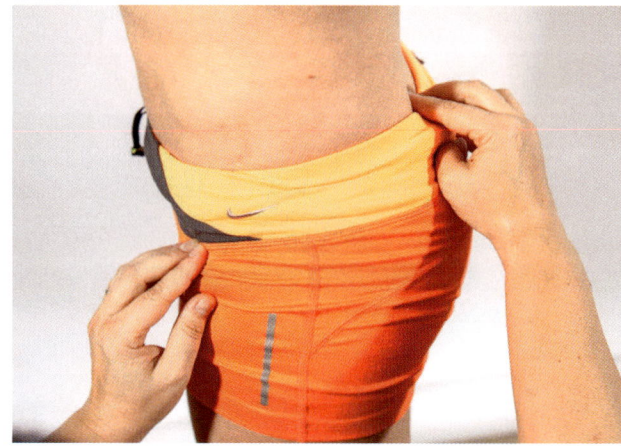

Tratamiento de la rotación posterior del ilion

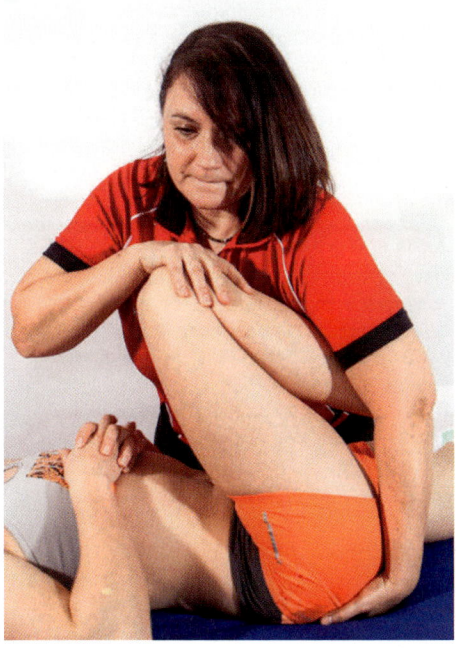 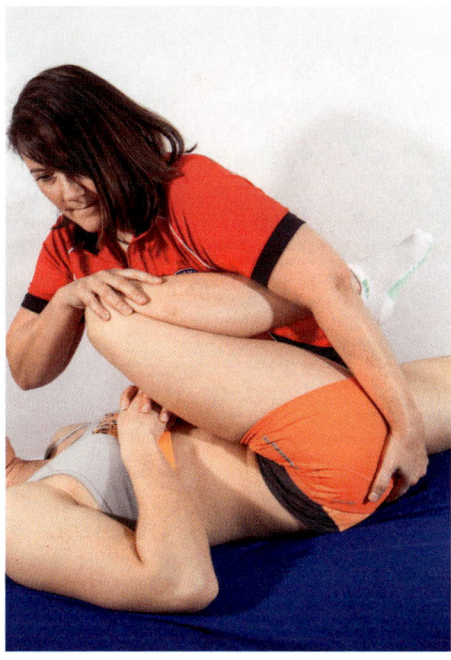

1. *Posicionar al atleta en decúbito supino.*
2. *Colocarse en el lado contralateral, en donde la pierna del atleta está extendida.*
3. *La pierna ipsolateral del atleta está flexionada en 90 grados y la rodilla está flexionada.*
4. *Apoyarse sobre la pierna contralateral y llevar una mano debajo de la cadera flexionada ipsolateralmente, fijando los dedos sobre las estructuras posteriores y la tuberosidad isquiática.*

5. *Colocar el talón de la mano en la EIAS ipsolateral.*
6. *Llevar la cadera del atleta a mayor flexión tirando de la tuberosidad isquiática y los tejidos circundantes, y empujando simultáneamente la EIPS hacia atrás y abajo.*
    - *Grado I/II para el dolor, III/IV para la rigidez.*
7. *Ahora puede implementarse un proceso de MET.*
    - *El atleta extiende contra la resistencia del terapeuta.*
8. *Esto también puede hacerse con el atleta en decúbito lateral.*

Evaluación de la rotación posterior del ilion

Colocar los dedos en la EIAS y la EIPS del lado ipsolateral.
- *EIAS ligeramente por debajo de la EIPS = normal.*
- *EIPS más baja que la EIAS o ambos nivelados en comparación con el otro lado = rotación posterior del ilion.*
  - *Asegurar haber realizado todo el trabajo indicado en los tejidos blandos.*
  - *Reevaluar.*
- *Si la pelvis todavía está en rotación posterior, movilizar a rotación anterior.*

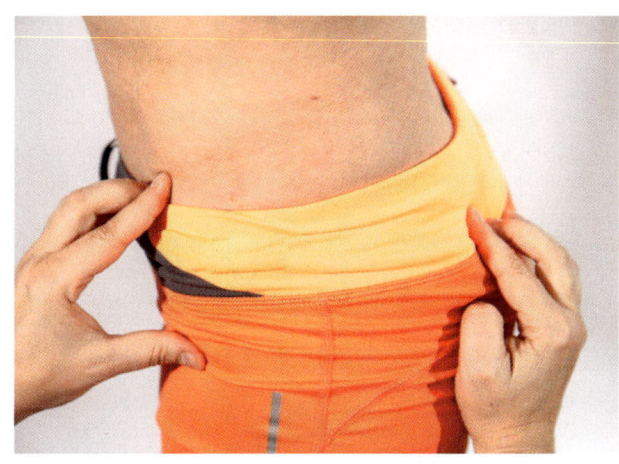

Tratamiento de la rotación posterior del ilion

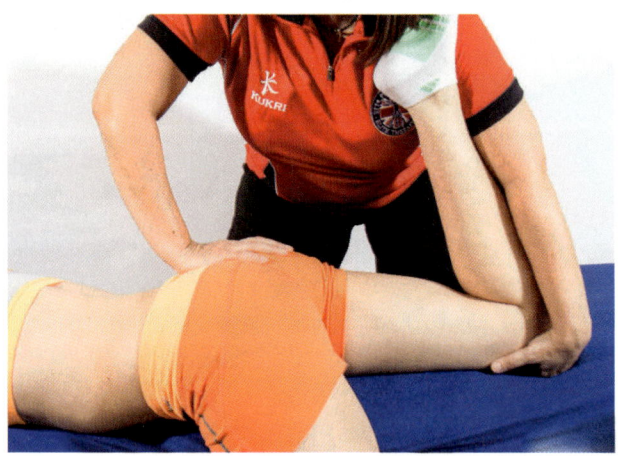

1. El atleta se sitúa en decúbito prono.
2. La pierna contralateral del atleta se separa del borde de la camilla y el pie se encuentra en el suelo.
3. Colocarse en el lado ipsolateral.
4. Situar el talón de una mano en la EIPS ipsolateral (mismo lado que la rotación anterior) con los dedos rodeando el ilíaco.
5. El atleta flexiona la rodilla ipsolateral.
6. Llegar a alrededor de la superficie lateral de la rodilla, y agarrar la pierna justo por encima de la rodilla.
7. Extender pasivamente la cadera mientras se ejerce un empuje ventral y craneal en la EIPS (encontrar la dirección en la que la articulación se mueve libremente).
   - Grado I/II para el dolor, III/IV para la rigidez.
   - Movilizar el borde del ilion.
8. Ahora puede implementarse el proceso MET.
   - El atleta añade la flexión de la cadera contra la resistencia.

Movilización de la ASI

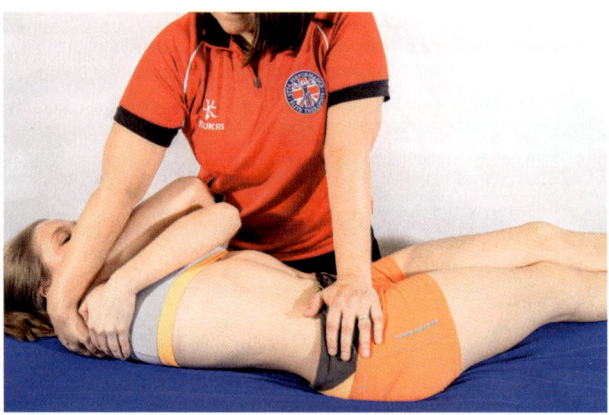

1. El atleta se encuentra en decúbito supino.
2. Cruzar los brazos del atleta por delante del tórax.
3. Cruzar la pierna contralateral por encima de la pierna ipsolateral (en el mismo lado de la ASI que se moviliza).

4. Flexionar el lado del torso hacia la ASI que se moviliza.
5. Llevar las piernas bilateralmente hacia el lado que se moviliza.
6. El atleta se encuentra ahora en posición de plátano.
7. Rotar el tronco del atleta alejándolo de la ASI que se va a tratar (hacia el lado contralateral) y mantener esta posición.
8. Colocar el talón de la mano en la EIAS ipsolateral y dirigir la presión hacia dorsal.
   - Grado I/II para el dolor, III/IV para la rigidez.
9. A partir de ahora, puede implementarse el proceso MET.
   - El atleta intenta rotar hacia la ASI y rota simultáneamente la pelvis hacia la línea media.
   - Ofrecer resistencia en ambos puntos.

ASI. Consejos para casa

Los siguientes ejercicios de movilización en casa son muy eficaces para mantener la posición pélvica del atleta hasta que este vuelva a consultar al terapeuta. Una vez que la pelvis es capaz de mantener su posición, deben introducirse los ejercicios de fortalecimiento para reestablecer el cierre de fuerza.

1. Estirar ambos lados (a) y (b).
2. Contraer los músculos abdominales en posición de decúbito supino (b).

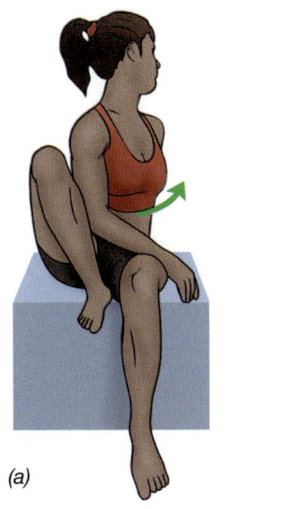

(a)

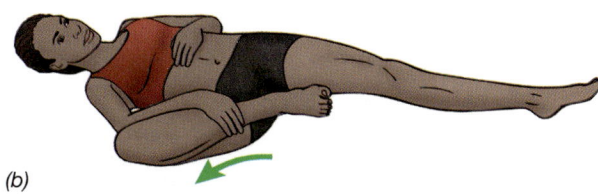

(b)

Figura 6.46: Autocorrección de la rigidez de la ASI.

1. El atleta empuja el fémur hacia abajo (hacia el pie) con suficiente fuerza para separar las nalgas de la camilla.
2. El atleta flexiona el cuello y levanta la cabeza para activar las estructuras abdominales.
3. Repetir cinco veces en ambos lados a lo largo del día.

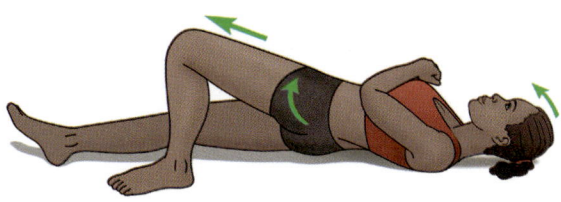

Figura 6.47: Autotracción en posición de decúbito supino.

1. El atleta empuja una rodilla hacia delante y tira la otra hacia atrás hacia el respaldo de la silla.
   - Las estructuras abdominales han de activarse para tirar la pelvis hacia arriba (rotación posterior).
2. Repetir cinco veces en ambos lados a lo largo del día.

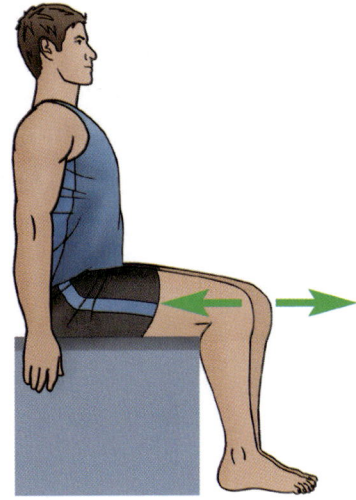

Figura 6.48: Autotracción en sedestación.

1. El atleta sitúa el pie ipsolateral contra el marco de la puerta.
2. Se activan las estructuras abdominales para fomentar la rotación posterior.
3. El atleta empuja el pie contra el marco de la puerta (contracción isométrica).
4. Se permite un movimiento mínimo.
5. El atleta mantiene la contracción de cinco a diez segundos.
6. Esto se repite en ambos lados.

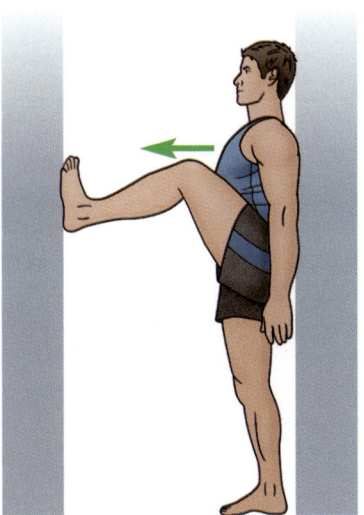

Figura 6.49: Autocorrección isométrica.

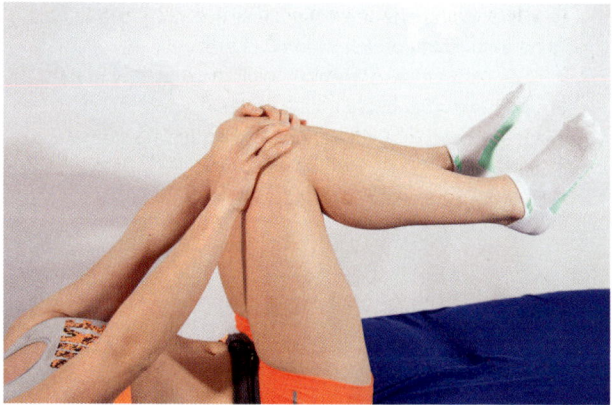

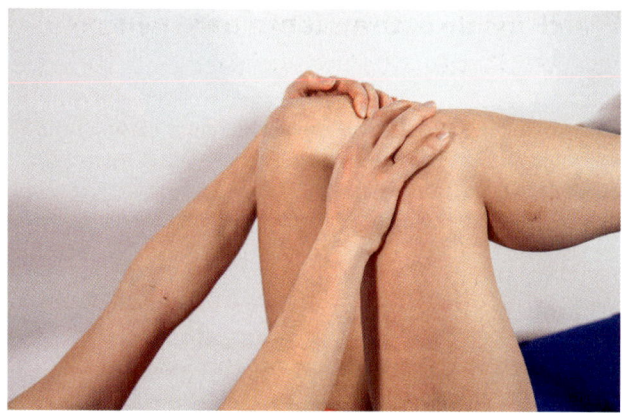

1. El atleta se encuentra en posición de decúbito supino con las caderas y las rodillas en flexión de 90 grados.
2. El atleta sitúa una mano justo por encima de una rodilla (se muestra la derecha).
   - Flexiona la cadera contra la propia resistencia.
3. El atleta sitúa la otra mano justo distal a la otra rodilla (se muestra la izquierda).
   - Extiende la cadera contra la propia resistencia.

4. El atleta ejecuta (2) y (3) simultáneamente sosteniendo durante 20 segundos.

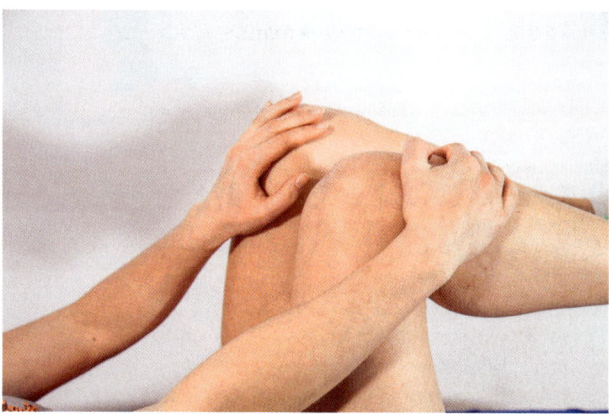

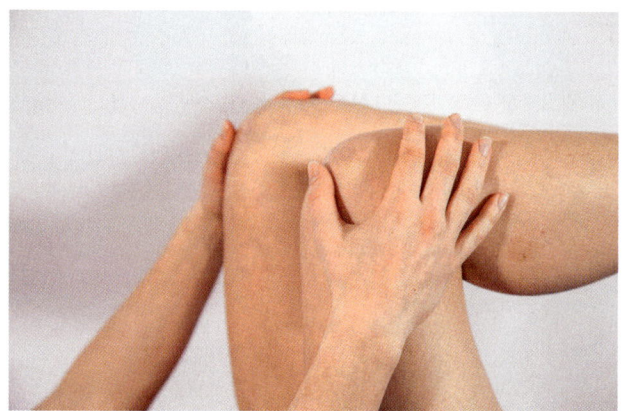

5. El atleta repite los puntos (1-4) después de intercambiar la posición de las manos.

6. El atleta sitúa ambas manos en las caras externas de las rodillas.
   - Abduce contra la propia resistencia.

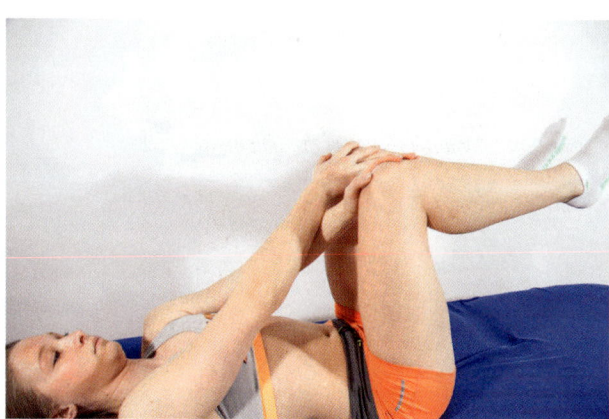

7. El atleta cruza las manos y las sitúa en las caras internas de ambas rodillas.
   - Aduce contra la propia resistencia.

Ejercicios de estiramiento para ayudar a los resultados del tratamiento

Con las siguientes observaciones importantes. Estiramiento estático:

1. Es bueno en deportes que exigen una flexibilidad considerable (gimnasia, danza).
2. Durante menos de 60 segundos no compromete el rendimiento máximo del músculo (Kay y Blazevich, 2012).
3. No deben realizarse inmediatamente antes de competiciones a no ser que se integren estratégicamente al principio de un programa de precalentamiento (Taylor *et al.*, 2009).
4. Estiramientos más prolongados durante 90 segundos y más implican las estructuras fasciales (Muller y Schleip, 2013).
   - Reducen el edema.
   - Aumentan el equilibrio hidrostático de los tejidos (Schleip y Müller, 2013).

---

1. El atleta se sitúa sobre las manos y las rodillas.
2. Posiciona la rodilla sobre el borde de la camilla y coloca el pie por encima de la pierna. contralateral como soporte.
3. Estira completamente el fémur ipsolateral por debajo del borde de la camilla.
   - Mantiene durante cinco segundos.
   - Lo sube más arriba del borde de la camilla durante cinco segundos.
4. Repite esto diez veces a ambos lados.

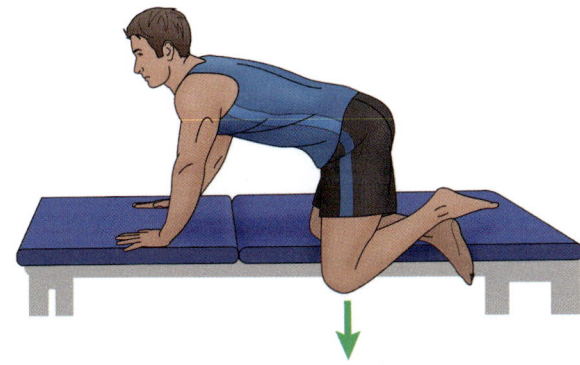

Figura 6.50: Estiramiento de la ASI.

1. El atleta coloca el pie en una silla o un taburete.
2. Flexiona la columna lumbar, dorsal y cervical.
3. Rota la cadera permitiendo que el brazo ipsolateral se sitúe medial a la rodilla ipsolateral.
4. Mantiene este estiramiento durante treinta a noventa segundos, dando tiempo para la implicación fascial si procede (tal y como se describe arriba).

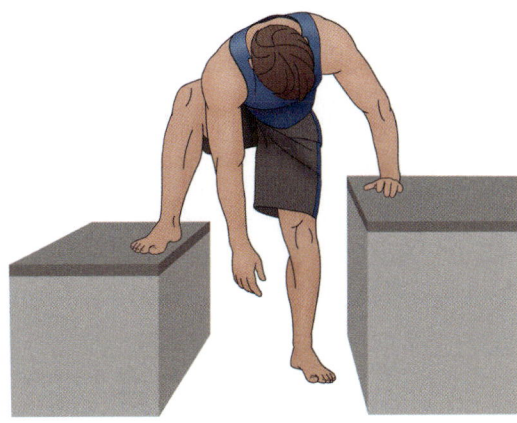

Figura 6.51: Estiramiento para la rotación anterior derecha del ilion.

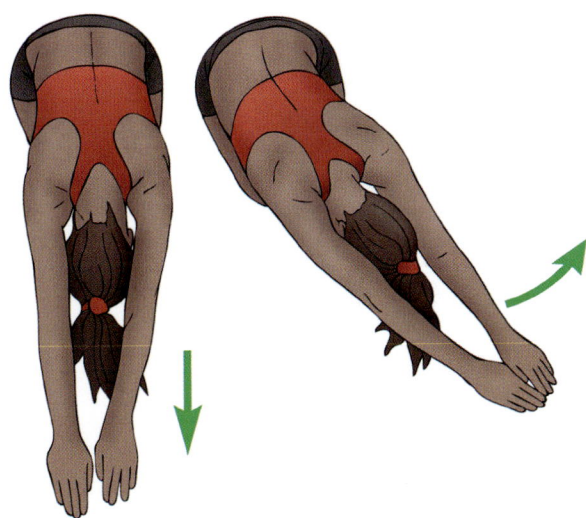

Figura 6.52: Estiramientos del dorsal ancho.

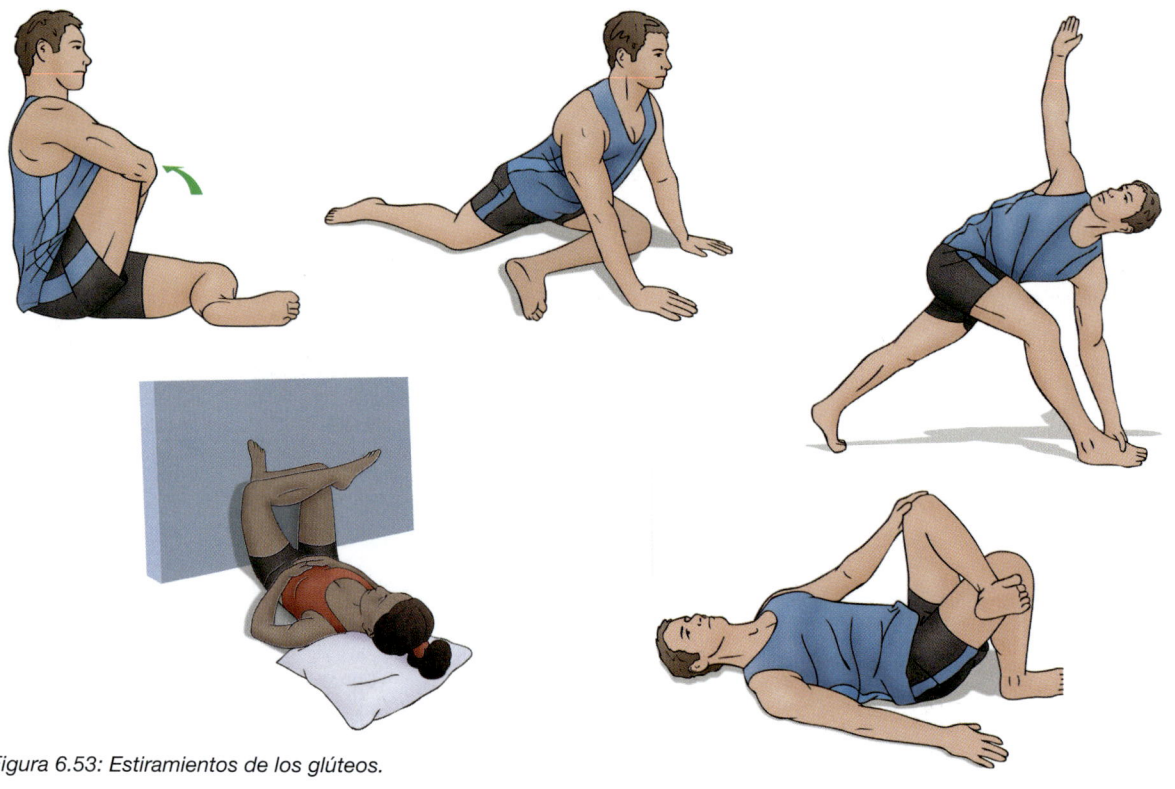

Figura 6.53: Estiramientos de los glúteos.

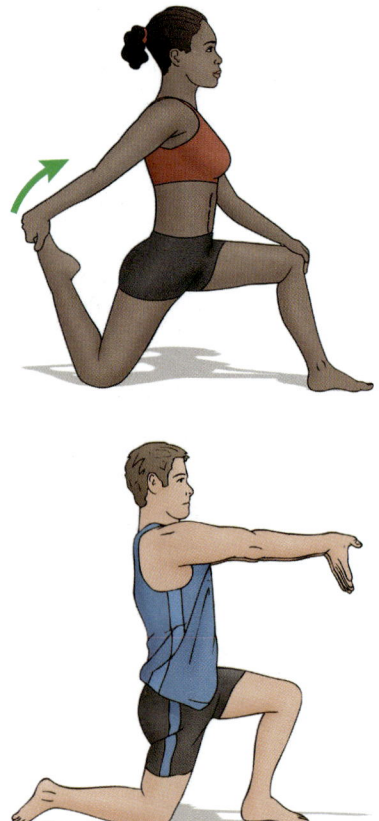

Figura 6.54: Estiramientos del psoas.

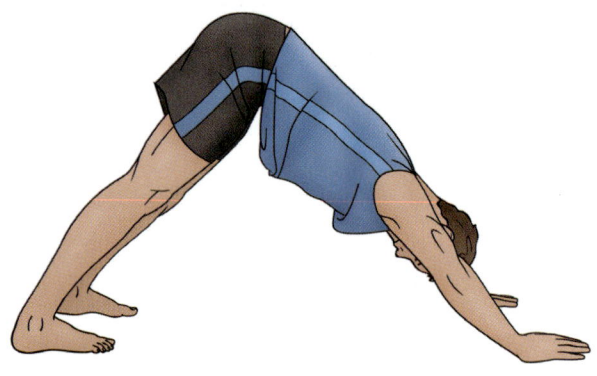

Figura 6.55: Estiramiento de la línea dorsal superficial (LDS) / Perro hacia abajo.

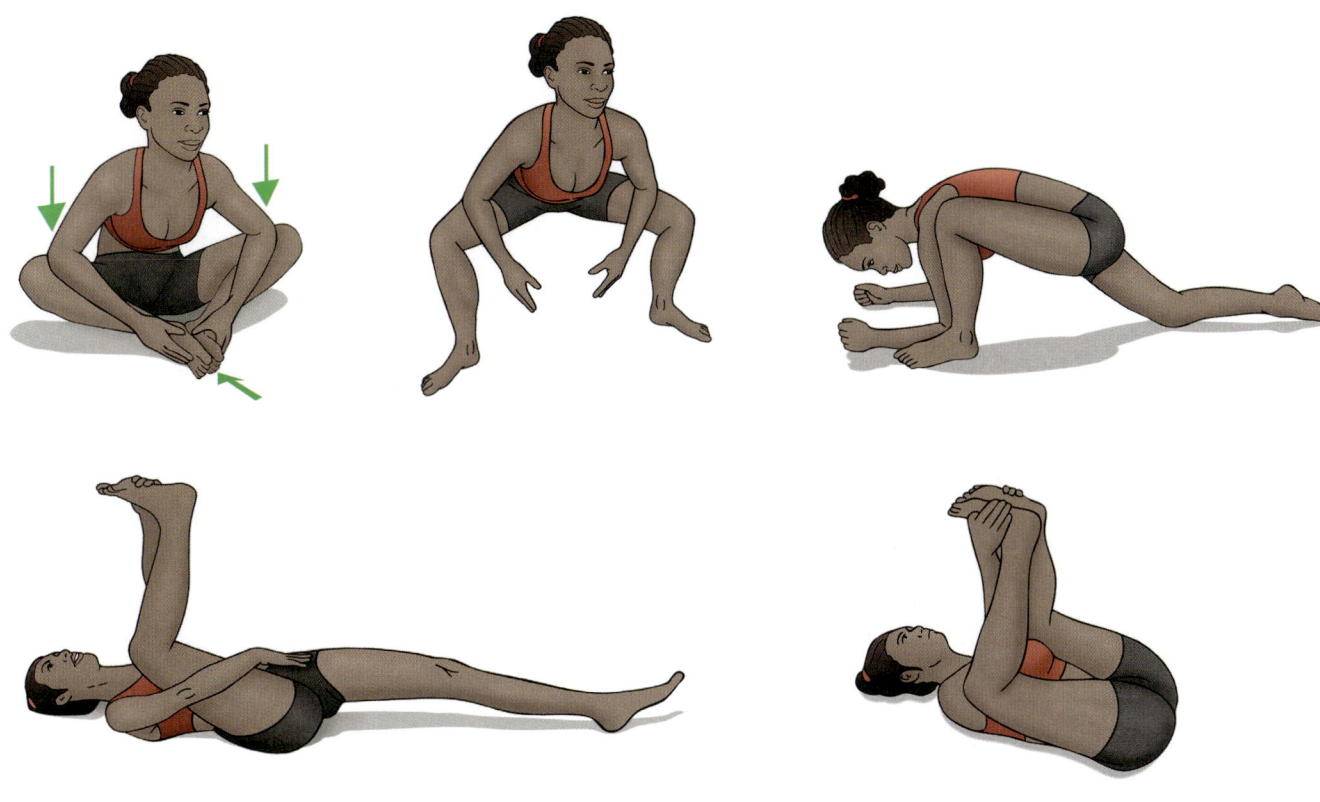

Figura 6.56: Estiramientos del aductor.

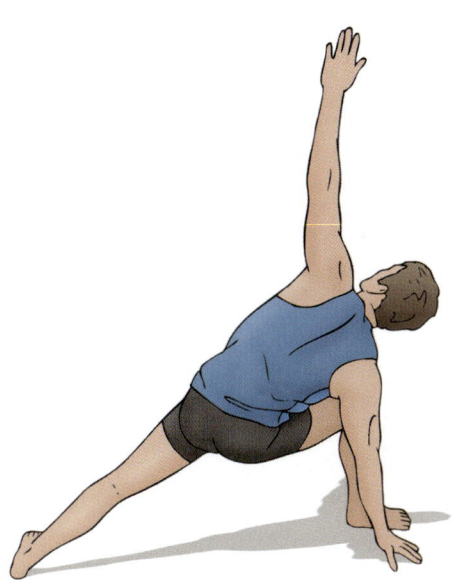

Figura 6.57: Estiramiento del TFL y la línea espiral.

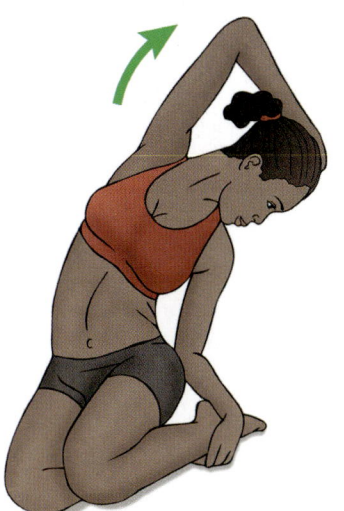

Figura 6.58: Estiramiento del cuadrado lumbar.

Ejercicios de fortalecimiento después de la disfunción de la ASI

Squatting

Asegurar la evaluación completa del *squat* tal y como se describe en el capítulo 5, antes de prescribir los ejercicios descritos abajo. Estos ejercicios son demasiado básicos para los deportistas de élite.

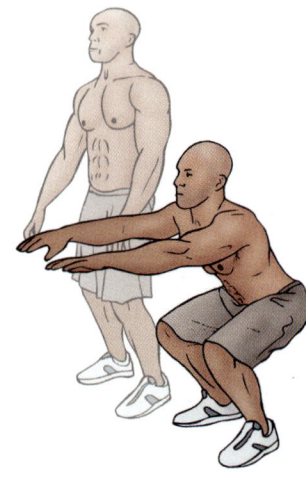

Figura 6.59: Squat *básico con peso corporal.*

Progresiones de *squats*

1. Empezar con *mini-squats* (imagen 2, abajo) si la evaluación del *squat* muestra patrones de movimiento erróneos o causa molestias.
   - *Mini-squat.*
   - 10 a 15 repeticiones, tres series, tres veces al día.
2. Avanzar a *mini-squats* con mantenimiento (imagen 3, abajo).
   - Bajar a un *mini-squat* y mantener durante cinco a diez segundos.
   - Volver a la posición neutra.
   - 10 a 15 repeticiones, tres series, tres veces al día.
3. Avanzar a *squats* más bajos (imagen 4 abajo).
   - Bajar a un *mini-squat* y mantener.
   - *Squat* más profundo y después mantener.
   - Volver a *mini-squat* y después mantener.
   - Volver a la posición neutra.
   - 10 a 15 repeticiones, tres series, tres veces al día.

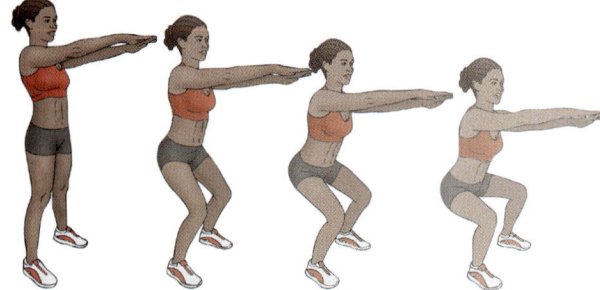

Figura 6.60: Progresiones de squat.

Squat sobre una pierna

Evaluación: asegurar que se evalúan todas las anomalías mostradas en las figuras 6.60-6.61 antes de prescribir *squats* con una pierna. Esto también puede utilizarse como parámetro. Empezar con *mini-squats* igual que arriba hasta que vuelven la fuerza y la calidad.

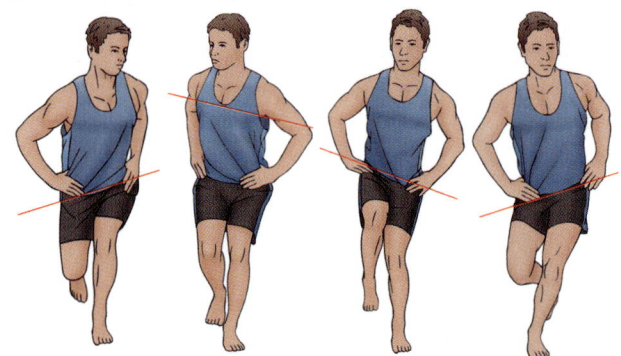

Figura 6.61: Compensaciones del movimiento cuando se efectúa un squat *sobre una pierna.*

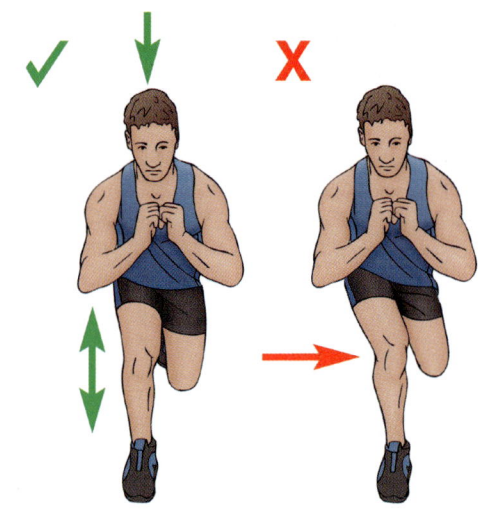

Figura 6.62: Muestra de las compensaciones de movimiento cuando se efectúa un squat *sobre una pierna.*

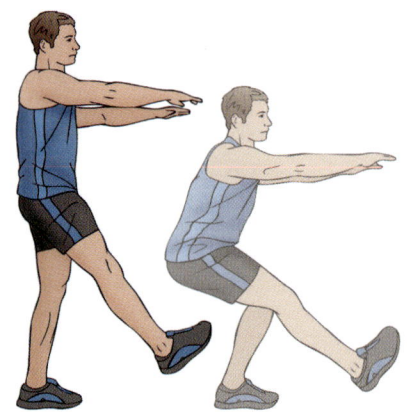

Figura 6.63: Ejercicio de squat *sobre una pierna.*

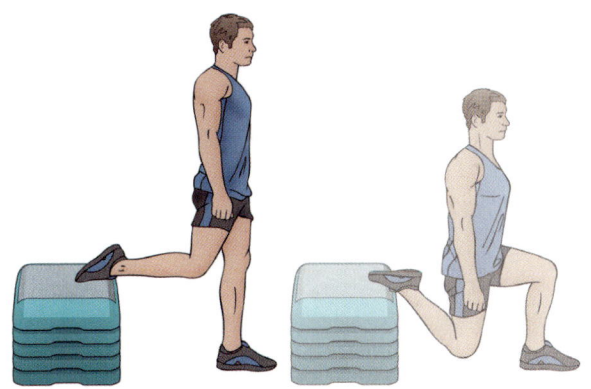

Figura 6.64: Ejercicio split squat.

Posición en plancha (*plank*)

1. Puede realizarse sobre los codos o las manos.
2. Si esto es demasiado complicado, el atleta ha de empezar en la superficie anterior de las rodillas, asegurando que el cuerpo se mantiene en la posición de la plancha.
3. Mantener lo máximo posible la posición.
   - El cuerpo ha de formar una línea recta de la cabeza a los pies.
   - No se permite rotación.
   - No hay que bajar a la extensión lumbar.
   - La cabeza se mantiene en posición neutra.
4. Empezar con series pequeñas de tres repeticiones de diez segundos, y avanzar a partir de ahí.
5. Si es capaz de mantener la posición durante un periodo prolongado, intentar extender una pierna aproximadamente 40 grados y mantenerla. Después repetir con el otro lado.
   - Asegurar que no se produzcan los patrones compensatorios arriba mencionados.

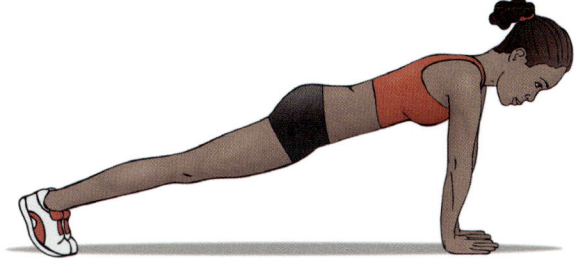

Figura 6.65: Posición en plancha (plank).

Posición en plancha lateral (*Side Plank*)

1. Asegurar que el cuerpo, el cuello y la cabeza se encuentran en posición neutra.
2. Asegurar que el codo del atleta se encuentra directamente debajo del hombro.
   - El cuerpo ha de formar una línea recta de la cabeza a los pies.
   - No se permite rotación.
   - No hay que bajar a la flexión lumbar lateral.
   - La cabeza se mantiene en posición neutra.
3. Empezar con series cortas de tres repeticiones de diez segundos y luego ir avanzando
4. En caso de poder mantener la posición durante un periodo prolongado de tiempo, intentar abducir el brazo 90 grados y abducir la pierna aproximadamente 45 grados al mismo tiempo.
   - Asegurar que no se produzcan los patrones compensatorios arriba mencionados.

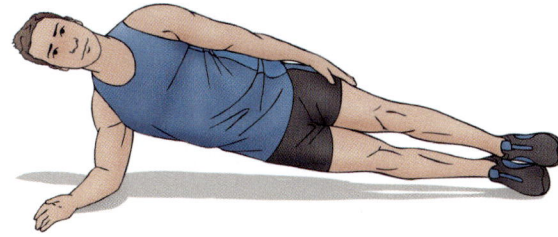

Figura 6.66: Posición en plancha lateral (side plank).

Evaluación del puente

Evaluar primero la posición del puente para asegurar que no hay patrones de compensación:

- Rotación.
- Temblores.
- Cadera cayendo a un lado o el otro.
- Incapacidad de mantener la posición en línea recta.

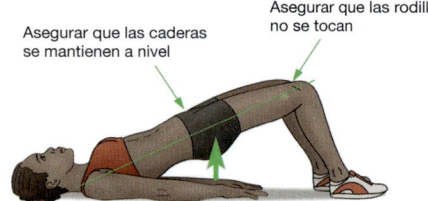

Asegurar que las caderas se mantienen a nivel

Asegurar que las rodillas no se tocan

Figura 6.67: Posición en puente.

Ejercicio del glúteo medio

1. Asegurar que se ha completado la evaluación del puente.
2. Elevar la pierna de arriba hasta justo antes de que la cadera rote hacia atrás, y contar hasta cinco.
3. Mantener esta posición hasta contar a cinco.
4. Bajar contando hasta cinco.
5. Veinte repeticiones, tres tandas, tres veces al día.
6. Progresiones:
   - Avanzar a cuarenta repeticiones.
   - Añadir una Thera-Band alrededor de las rodillas.
   - El atleta puede mantener el peso sobre la pierna externa.
   - La pierna externa puede extenderse y rotar internamente.

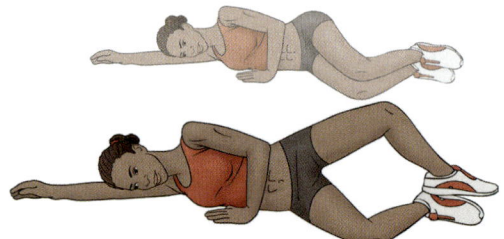

Figura 6.68: Ejercicio del glúteo medio.

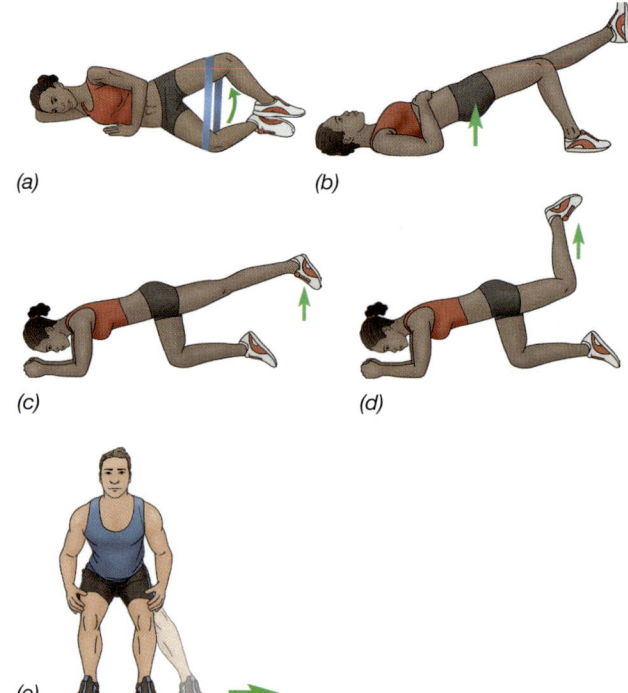

(a)　　　　　　　　　*(b)*

(c)　　　　　　　　　*(d)*

(e)

Figura 6.69: Ejercicios de cadera. (a) Ejercicio Clam: utilizar una banda para la resistencia adicional. (b) Puente sobre una pierna: el atleta adopta la posición mostrada, asegurar que no se dan los patrones compensatorios que se mencionaron arriba. (c y d) Ejercicios de extensión de la cadera a cuatro patas: sobre las manos y las rodillas extender una pierna hacia arriba. Este ejercicio puede realizarse con la pierna recta (más dura) o con la rodilla doblada (más sencilla). (e) Ejercicio de paso lateral: el atleta en la posición de squat leve, da pequeños pasos laterales y mantiene los dedos de los pies apuntando hacia delante.

Bibliografía

Gibbons, S. C. T., Pelley, B., y Molgaard, J. (2001), "Biomechanics and stability mechanisms of psoas major". Proceedings of 4th Interdisciplinary World Conference on Low Back Pain, Montreal, Canada, noviembre 9-11, 2001.

Kay, A., y Blazevich, A. (2012), "Effect of acute static stretch on maximal muscle performance", *Medicine and Science in Sports and Exercise*, 44(1): 154-164 .

Muller, D. G., y Schleip, R. (2013), "Fascial fitness: fascia oriented training for bodywork and movement therapies". *Terra Rosa e-magazine*, 7. Disponible online en: http://www.somatics.de/FascialFitnessTerraRosa.pdf. (último acceso en junio de 2015).

Palastanga, N., y Soames, R. (2012), *Anatomy and Human Movement: Structure and Function*, Edimburgo: Churchill Livingstone.

Schleip, R., y Müller, D. G. (2013), "Training principles for fascial connective tissues: scientific foundation and suggested practical applications", *Journal of Bodywork and Movement Therapies*, 17(1): 103-115.

Takazakura, R., Takahashi, M., Nitta, N., y Murata, K. (2004), "Diaphragmatic motion in the sitting and supine positions: healthy subject study using a vertically open magnetic resonance system", *Journal of Magnetic Resonance Imaging*, 19: 605-609.

Taylor, K., Sheppard, J., Lee, H., y Plummer, N. (2009), "Negative effect of static stretching restored when combined with a sport specific warm-up component", *Journal of Science and Medicine in Sport*, 12(6): 657-661.

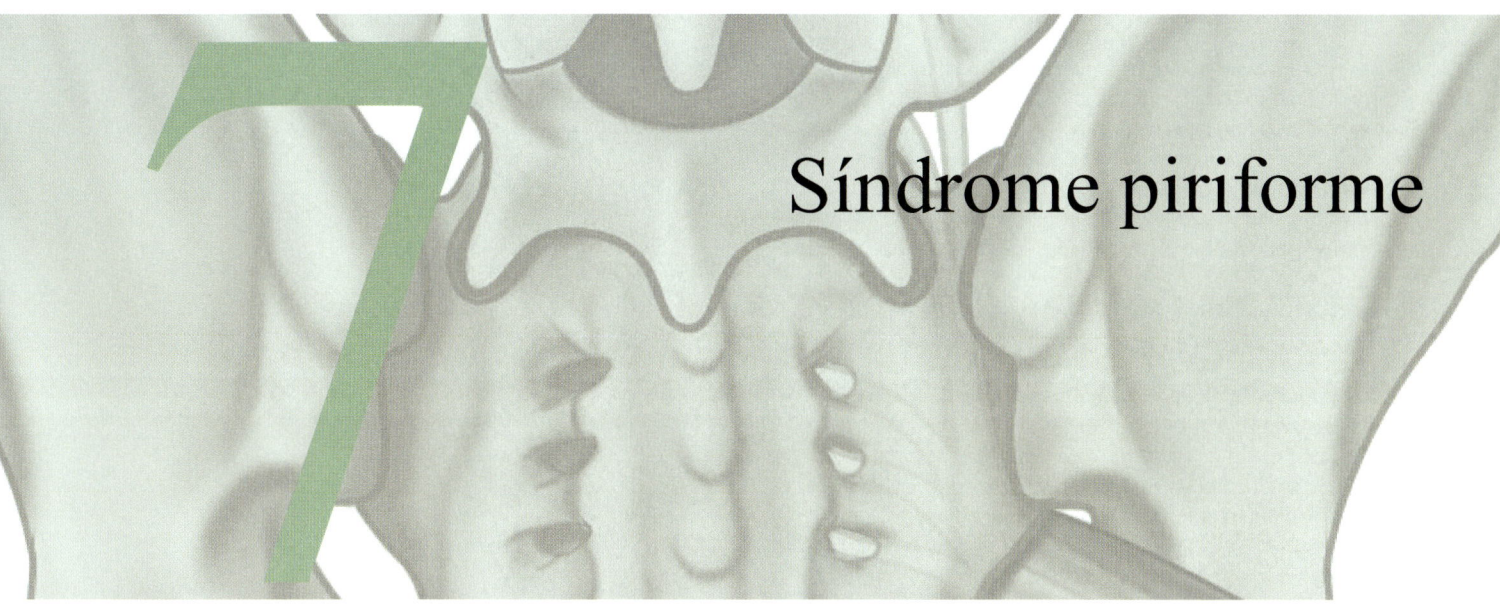

Síndrome piriforme

Un atleta que presenta el síndrome piriforme (SP) hablará de dolor en las nalgas (área de la escotadura ciática; Figura 7.1) o en la zona lumbar, con o sin irritación del nervio ciático (atrapamiento del nervio ciático/dolor radicular). A nivel clínico, habrá hipertrofia del músculo piriforme (Shapiro y Preston, 2009). Estos signos y síntomas se manifestarán sobre todo cuando el atleta esté sentado durante periodos de tiempo prolongados sobre una superficie dura (Shapiro y Preston, 2009). De hecho, la intolerancia a estar sentado probablemente sea el indicador más evidente (Papadopoulos y Khan, 2004).

El SP primario es una patología neuromuscular que causa dolor en las nalgas y que puede o no incluir algún dolor radicular, en general causado por anomalías anatómicas del propio músculo. El SP secundario (más habitual que el primario) está relacionado con traumatismos y la isquemia asociada, la tracción del músculo o del nervio, los cambios en la fuerza o flexibilidad muscular y la falta de alineación biomecánica de la extremidad inferior, por lo que la evaluación de la extremidad inferior es extremamente importante.

Lo habitual en personas con esta patología es:

- Pie pronado (véase Figura 7.2 b) en el lado ipsolateral.
- Discrepancia funcional en la longitud de la pierna (véase Figura 7.3), en donde el lado afectado suele ser el largo.
- Rotadores laterales y aductores de la cadera tensos en el lado ipsolateral.
- Aductores de la cadera débiles en el lado ipsolateral.

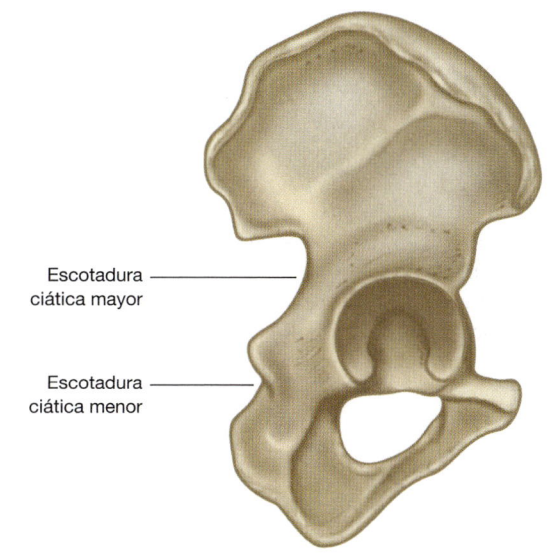

Escotadura ciática mayor

Escotadura ciática menor

Figura 7.1: Escotadura ciática.

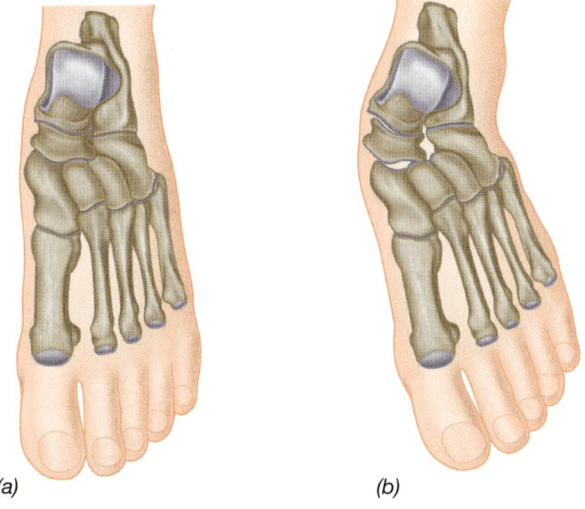

(a)   (b)

Figura 7.2: (a) posición normal del pie; (b) pie pronado.

No es sorprendente que se haya constatado que la aducción y rotación medial de la articulación de la cadera (lo que aumenta la tensión en el músculo piriforme) incremente el dolor del atleta (Papadopoulos y Khan, 2004; Shapiro y Preston, 2009; Hopayian *et al.*, 2010). Habitualmente, también hay un aumento del ángulo Q (Figura 7.4) y/o una posición de rodilla en valgo (Figura 7.5).

Anomalías comunes observadas al evaluar la marcha:

- La sobrepronación al final de la fase de apoyo medio asegura la rotación medial del fémur cuando se exige la rotación lateral.
- La pelvis pasa a rotación lateral en la fase de balanceo en la pierna contralateral, favoreciendo que las tensiones de cizallamiento se desplacen cranealmente en el fémur.
- El aumento de la tensión en músculo piriforme provoca la posterior compresión del nervio ciático.

La compresión del nervio ciático puede causar diferentes síntomas neurológicos en la extremidad inferior. Sin embargo, en el síndrome piriforme, las pruebas neurológicas no suelen mostrar ninguna neuropatía real o lesiones radiculares. En general, no suele verse afectación de los reflejos tendinosos profundos, las sensaciones y la fuerza muscular.

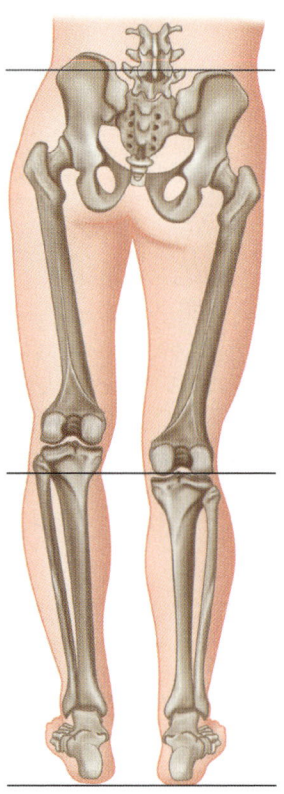

Figura 7.3: Discrepancia funcional de la longitud de la pierna. En este ejemplo, el lado afectado sería habitualmente el izquierdo.

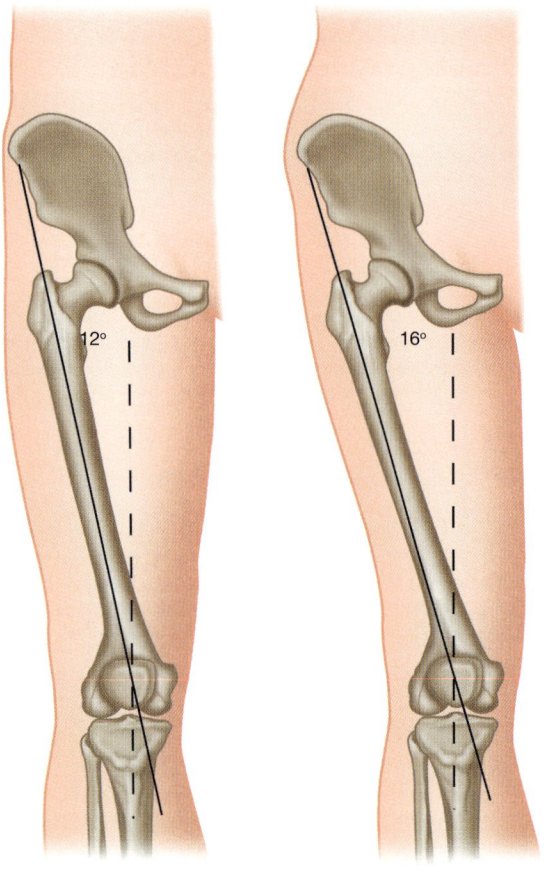

Hombre   Mujer

Figura 7.4: Comparación del ángulo Q en hombres y mujeres.

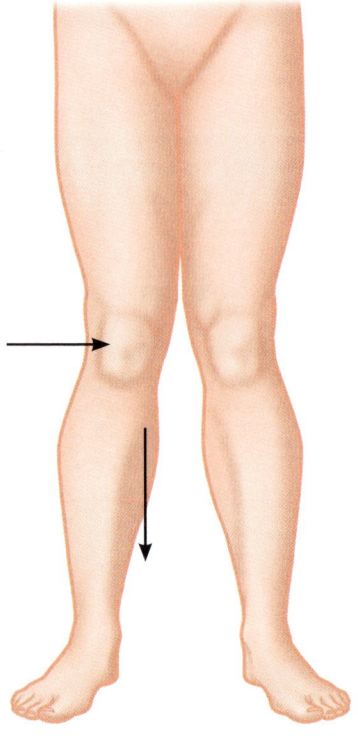

Figura 7.5: Posición de la rodilla en valgo.

Piriforme

Inserciones

- El piriforme surge de la fascia perióstica que rodea S2-S4 cara anterior.
- Transcurre entre y dorsalmente a los agujeros sacros anteriores.
- Hay una inserción adicional de la fascia perióstica que rodea la superficie glútea del ilíaco y la superficie pélvica del ligamento sacrotuberoso.
- Sale de la pelvis a través del agujero ciático superior a la región glútea.
- Las fibras descienden hacia abajo, lateral y ventral, se estrechan a un tendón que entra en el borde superior y el lado interno de la fascia perióstica que rodea el trocánter mayor del fémur.

Inervación

- Ramas anteriores del plexo sacro (L5, S1 y S2).
- Piel que cubre esta zona (L5, S1 y S2).

Acción

- Posición anatómica: rotador lateral del fémur.
- Mantiene la cabeza del fémur en el acetábulo.

- En sedestación, pasa a ser un abductor.
  - Deslizamiento sobre un banco sin levantarse.
  - Sacar la pierna de un coche antes de ponerse de pie.
- Estabiliza la pelvis cuando el tronco está rotado.
- Controla el balanceo de la pelvis al estar de pie en un autobús que se mueve.

Antagonistas

- Cadera extendida: glúteo medio, glúteo menor (rotadores mediales).

Sinergistas

- Con la cadera en flexión y abducción:
  - Fibras medias del glúteo mayor (GM).
  - Glúteo medio, glúteo menor.
  - Tensor de la fascia lata (TFL).
  - Sartorio.
- La abducción se ve opuesta por todos los aductores (antagonistas), las fibras inferiores del GM, el psoas mayor y el ilíaco.

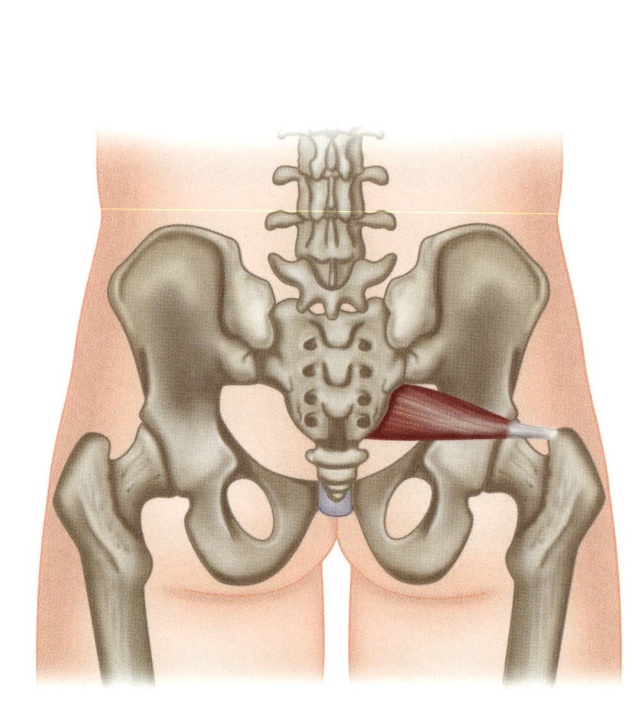

Figura 7.6: Piriforme.

Hay muchos signos y síntomas del síndrome piriforme, aunque lo más frecuente es un aumento del dolor alrededor de las inserciones fasciales de los músculos tras haber estado sentado más de 15 a 20 minutos, tal y como ya se ha mencionado (Boyajian *et al.*, 2008):

- Dolor +/- parestesia que se extiende del sacro a la zona del glúteo, cara posterior del muslo justo por encima de la rodilla (Foster, 2002; DiGiovanna *et al.*, 2005).
- Caminar reduce el dolor.
- No moverse aumenta el dolor.
- Dolor de la ASI contralateral.
- Dolor al levantarse de una silla o en las posiciones de *squats*.
- Con el cambio de la posición no remite completamente el dolor.
- Dificultad al caminar (marcha antálgica o caída del pie).
- Debilidad en la extremidad inferior (ipsolateral).
- Adormecimiento en el pie (ipsolateral).

Un músculo piriforme hipertónico provoca la rotación externa ipsolateral de la cadera (hay que verificar este signo cuando el atleta se acuesta relajado en posición de decúbito supino). A menudo, el intento activo de colocar el pie en una posición en la línea media provoca dolor (Frieberg y Vinke, 2008).

La torsión sacra (a menudo, rotación anterior ipsolateral en un eje oblicuo contralateral) después del espasmo del piriforme contribuye a la rotación compensatoria de las vértebras lumbares inferiores en la dirección opuesta (*doble crush*) (véase Figura 7.7). La tensión compensatoria no acostumbrada ejercida en el ligamento sacrotuberoso puede dar lugar a la compresión de los nervios pudendos, o a un aumento en la tensión mecánica en el ilíaco dando lugar a

dolor en ingle o pelvis (Chaitow, 1988). Véase capítulo 5, la evaluación de la disfunción de ASI, que ayudará a descartar el síndrome de doble atrapamiento (*"double-crush" syndrome*).

Las técnicas diagnósticas de IRM (imágenes de resonancia magnética), TC (tomografía computarizada), EMG (electromiografía) y ecografía son útiles para excluir patologías que provocan síntomas similares al síndrome piriforme. La presencia de una irritación del nervio ciático puede detectarse con una neurografía por RM, pero rara vez se requiere.

Palpación

El músculo piriforme se localiza profundo al glúteo mayor (GM) y, en la mayoría de los casos, superficial al nervio ciático.

1. Situar al atleta en posición de decúbito prono.
2. Localizar el coxis, la espina ilíaca posterosuperior (EIPS) y el trocánter mayor.
3. Trazar una línea imaginaria de la EIPS al coxis y luego otra del trocánter mayor, perpendicular a la línea de arriba.
4. El piriforme se sitúa a lo largo de la línea perpendicular.
5. Palpar a través del GM (recordar lo comentado en el capítulo 2: Fascia).
6. Para confirmar la localización, el atleta flexiona la rodilla 90 grados y rota lateralmente la cadera, mientras que el terapeuta ofrece una resistencia suave.
7. Percibir la contracción del músculo piriforme profunda a la contracción del GM.

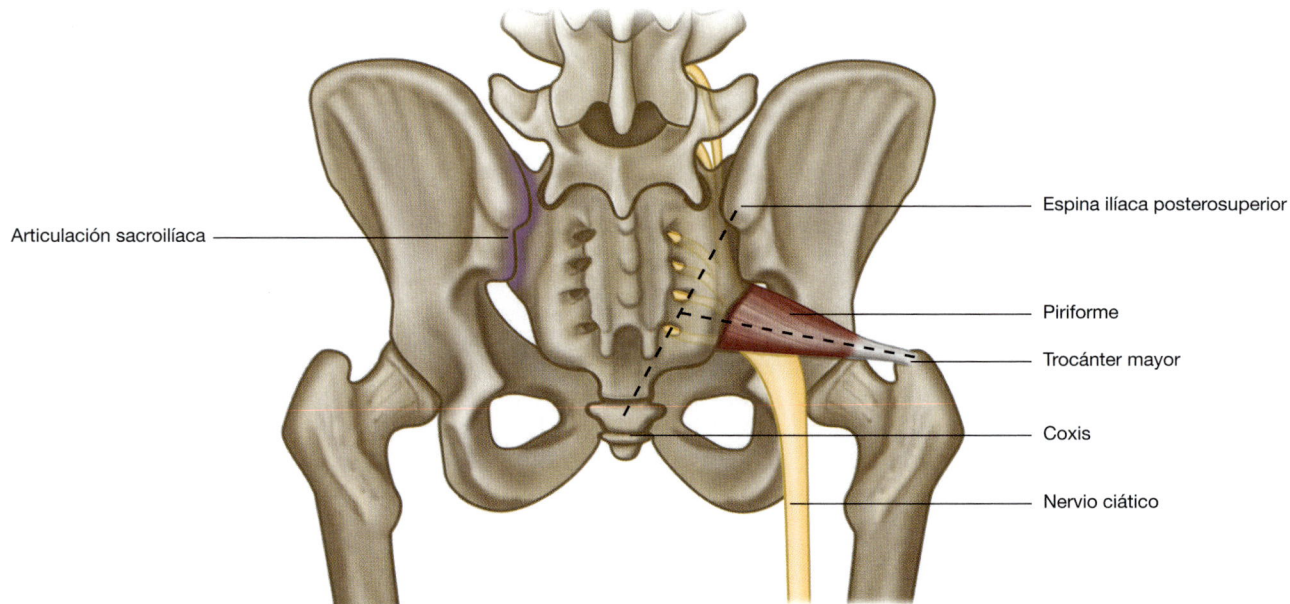

Figura 7.7: Dolor de"doble atrapamiento" en la ASI y el piriforme.

Articulación sacroilíaca

Espina ilíaca posterosuperior

Piriforme

Trocánter mayor

Coxis

Nervio ciático

Pruebas

Una vez efectuada una evaluación subjetiva completa, pasaremos a la fase objetiva, en la que deberemos incluir las evaluaciones de la columna lumbar y la pelvis, las relaciones de longitud fuerza de los músculos, las amplitudes de movimiento articulares y las secuencias de descargas musculares (se pueden encontrar en el capítulo 5: Disfunción de la ASI. Evaluación). Cuando las evaluaciones y los razonamientos clínicos identifican un síndrome piriforme, podremos iniciar las técnicas de terapia manual para reducir/aliviar la compresión neural.

Prueba de FARI

Entre las numerosas técnicas de diagnóstico, la técnica de "flexión, aducción y rotación interna o medial" (FARI) muestra la máxima especificidad[1] (0,881) y sensibilidad[2] (0,832), particularmente cuando se aplica en combinación con un examen electromiográfico (Fishman *et al.*, 2002; Filler *et al.*, 2005; Hopayian *et al.*, 2010; Kean Chen y Nizar, 2012). En el síndrome piriforme, el hallazgo clínico más constante es la sensibilidad en la región glútea alrededor del músculo piriforme (signo de Lasègue) (Durrani y Winnie, 1991).

1. Situar al atleta en posición de decúbito supino.
2. Colocarse en el lado contralateral del atleta.
3. Flexionar pasivamente la cadera del atleta 60 grados y la rodilla 90 grados.
4. Estabilizar la cadera ipsolateral.
5. Provocar la rotación interna y la aducción de la cadera del atleta aplicando una presión descendente en la rodilla (véase Figura 7.8).
6. El resultado de la prueba de FAIR es positiva si se reproduce el dolor en las nalgas.

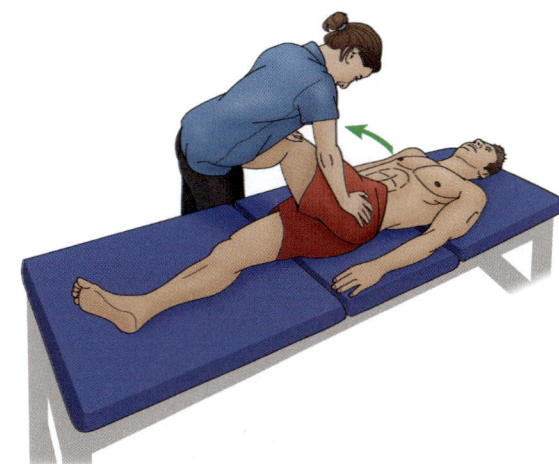

Figura 7.8: Prueba de FARI para el síndrome piriforme.

---

1. La capacidad de una prueba de clasificar a una persona sin enfermedad se denomina la especificidad de la prueba. La puntuación de especificidad máxima posible es 1.0, cuando esta prueba es capaz de identificar correctamente al 100% de las personas sin la patología. También se denomina tasa negativa real.
2. La sensibilidad es la capacidad de una prueba de clasificar correctamente a una persona como "enferma". En este caso, la puntuación de especificidad máxima posible es 1.0, cuando la prueba es capaz de identificar correctamente al 100% de las personas que tienen la enfermedad. También se denomina tasa positiva real.

Prueba de longitud del piriforme 1

1. Situar al atleta en decúbito supino relajado.
2. Observar la posición de los pies: ¿hay una rotación lateral mayor en un lado o en el otro?

Prueba de longitud del piriforme 2

1. Situar al atleta en decúbito prono.
2. Flexionar la rodilla del atleta 90 grados y sostener el pie ipsolateral.
3. Estabilizar la pelvis ipsolateral.
4. Rotación medial pasiva de la cadera ipsolateral del atleta y comparar el lado contralateral.
5. Cualquier reducción en el rango articular indica un acortamiento del piriforme.

Prueba de longitud del piriforme 3

1. El atleta se sitúa en decúbito prono.
2. El atleta flexiona ambas rodillas 90 grados, manteniendo las rodillas juntas.
3. A continuación, el atleta pasa las caderas a rotación medial permitiendo que los pies caigan lentamente hacia el exterior.
4. Percibir cualquier diferencia en el rango articular entre izquierda y derecha.
5. El lado que se mantiene más perpendicular en la camilla es índice de un músculo piriforme corto.

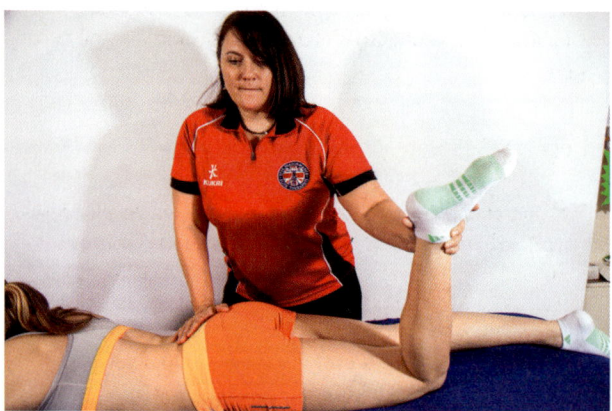

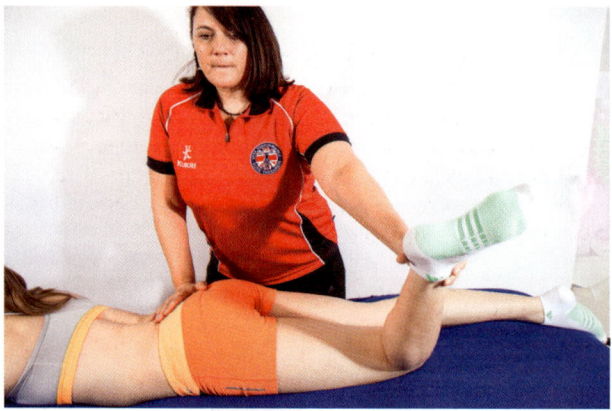

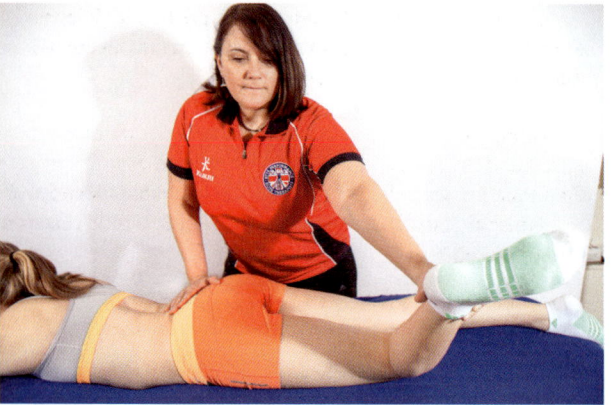

Tratamiento

Cabe volver a destacar que, antes de instaurar cualquier tratamiento y dado que en distintas patologías puede haber síntomas similares, es imprescindible efectuar una evaluación completa e íntegra (que se conozca el diagnóstico diferencial) en un intento de reproducir los síntomas del atleta. La lectura del capítulo 2 sobre la fascia y su influencia global en el cuerpo tanto en la salud como en la enfermedad ayudará a apreciar los patrones compensatorios que aparecen cuando una parte del cuerpo está lesionada (incisión quirúrgica, distorsión, fractura, infección, inflamación, etc.).

NOTA: ninguna lesión se produce de forma aislada; en todas las lesiones, el cuerpo encuentra vías para adaptarse y continuar funcionando.

En las personas con síndrome piriforme, los mecanismos compensatorios o de facilitación mostrarán los siguientes aspectos:

- Rango de movimiento reducido en la columna torácica superior.
- Cambios en la textura tisular de la columna torácica alrededor de T4.
- Dolor lumbosacro.
- Rango de movimiento reducido en C2 contralateral y occipucio-atlas ipsolateral.
- Trastornos gastrointestinales.
- Cefaleas.

El tratamiento conservador puede consistir en:

- Medicación analgésica.
- AINE[3] (Papadopoulos y Khan, 2004; Shapiro y Preston, 2009).
- Corrección de las anomalías biomecánicas (Brukner y Khan, 2014).
- Estiramientos específicos (Papadopoulos y Khan, 2004; Shapiro y Preston, 2009).
- Tratamiento del tejido blando (Brukner y Khan, 2014).
  - Masaje para ayudar a reducir el dolor y el espasmo, y reducir la tensión relacionada en otras partes del cuerpo.
  - Técnicas asistidas con instrumento.
  - *Taping* dinámico.
- Modificaciones del estilo de vida para reducir la irritación articular / muscular (Byrd, 2005).
- Acupuntura; punción seca para reducir el espasmo y ayudar a restaurar el rango de movimiento (ADM) (Brukner y Khan, 2014).
- Inyecciones de toxina botulínica seguidas de estiramiento (Fishman *et al*., 2002).
- Tratamiento físico (Papadopoulos y Khan, 2004; Shapiro y Preston, 2009).
  - Técnicas neurodinámicas.

- Realineación pélvica y espinal.
- Movilización articular para restaurar el rango completo del movimiento pasivo.
- Programas de fortalecimiento de cuerpo entero (Pilates).
- Ejercicios propioceptivos.
- Análisis biomecánico.
- Evaluaciones y ejercicios de la agilidad y específicos del deporte (abordar las sobrezancadas al correr).
- Programa de ejercicios adjunto para la estabilidad de la musculatura central (CORE) (Byrd, 2005; Cramp *et al*., 2007).
- Evaluación del calzado.

Sin embargo, al parecer no hay muchas directrices completas disponibles en cuanto al tratamiento conservador más eficaz de esta patología. Cabe mencionar que, en caso de que fracase el tratamiento conservador, las inyecciones o la liberación quirúrgica pueden constituir opciones avanzadas (Papadopoulos y Khan, 2004; Shapiro y Preston, 2009).

Terapia manual

¿Por dónde empezamos? Antes de pasar a las propuestas de abajo, debemos tomarnos el tiempo para plantearnos lo que ocurre en el organismo cuando una estructura es tan disfuncional que causa el dolor y la alteración del ADM o de la marcha (tal y como se ha comentado previamente) y recordar la forma en que el cuerpo se adapta a esta disfunción propagando la carga y causando más disfunción/dolor.

Debemos preguntarnos lo siguiente: ¿Cómo es que el piriforme se ha convertido en esto? ¿Es una patología primaria o una adaptación secundaria debido a factores como una anomalía biomecánica, un incremento reciente del entrenamiento con alteración de la marcha, un esguince reciente del tobillo, un dolor en pelvis o zona lumbar, una disfunción en hombro o tórax, etc.?

Las técnicas para tejidos blandos varían de un terapeuta a otro. Las técnicas de las que voy a hablar ahora, son, en mi opinión, las más eficaces. Mi intención no es menospreciar otras técnicas, o animar a que un terapeuta modifique su actual práctica; simplemente quiero introducir estas técnicas como una herramienta adicional de la que puede disponer el terapeuta. Son ideas que podemos tener en cuenta cuando no obtenemos los resultados deseados.

Mi recomendación es tratar en primer lugar cualquier oblicuidad sacra o de la ASI (véase Capítulo 5) y después continuar con un trabajo específico en los tejidos blandos de cada músculo que tenga una relación directa o indirecta con el músculo piriforme.

---

3. Antiinflamatorios no esteroideos.

Glúteo mayor (GM)

La descripción de la anatomía completa de este músculo se encuentra en el capítulo 6 (véase página 83).

El GM se origina en la fascia que rodea la superficie glútea de ilion y sacro, la fascia lumbar y el ligamento sacrotuberoso. Entra en el periostio de la tuberosidad glútea del fémur y el tracto iliotibial, y está inervado por el nervio glúteo inferior (L5, S1 y S2).

Utilizar las siguientes técnicas para favorecer la relajación de las inserciones fasciales (véase también capítulo 6). ¡Nunca ir más allá del nivel de comodidad del paciente (recordar la VAS[4])!

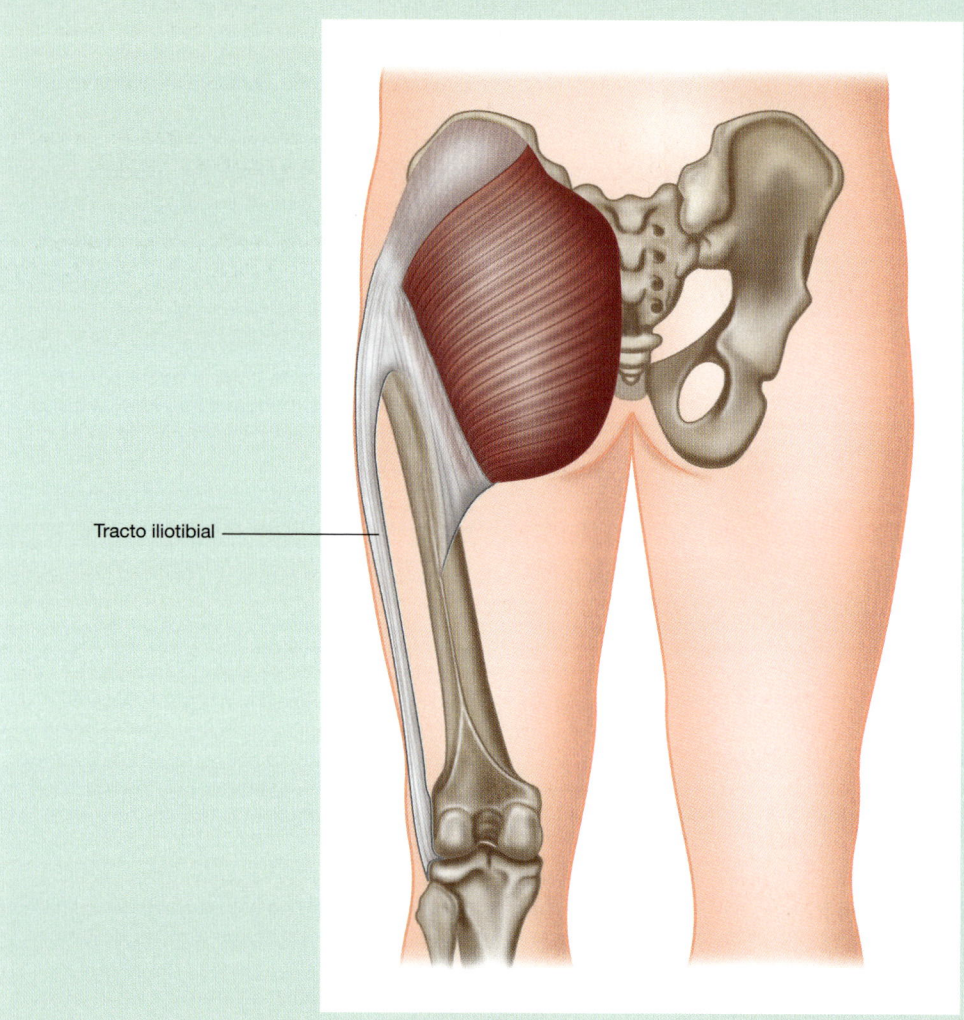

Tracto iliotibial

Figura 7.9: Gluteo mayor.

---

4. VAS:visual analogue scale (véase Glosario. Capítulo 1).

Tratamiento del tejido blando: atleta en decúbito prono

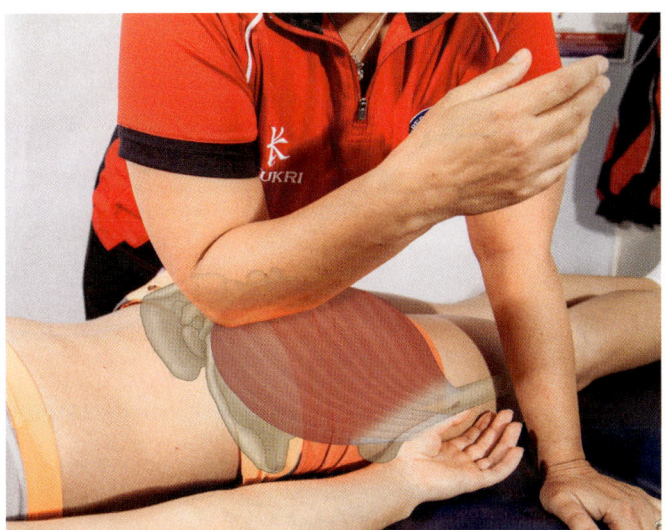

1. *Esta técnica puede aplicarse a través de la ropa.*
2. *Situar los pies del atleta por encima del borde de la camilla.*
3. *Soltar el volumen del músculo aplicando técnicas de amasamiento y compresión.*
4. *Colocar un codo justo por debajo de la EIPS y lateral a la cresta sacra, y entrar lentamente en los tejidos a la velocidad que permitan (hundimiento fascial) a un nivel de VAS no superior a 6/10 (Hawker et al., 2011).*
5. *Mantener la presión hasta que la molestia desciende a aproximadamente 2/10.*
6. *El atleta desciende la pelvis ipsolateral (basculación caudal).*
7. *Levantar el codo y desplazarlo a una posición a alrededor de 2,5 cm distales al punto de partida y repetir la secuencia.*
8. *Continuar hasta llegar a S5.*
9. *A continuación con la misma técnica, trabajar justo por debajo de la cresta ilíaca y desplazarse lateralmente unos 10 cm.*

Tratamiento del tejido blando: atleta en decúbito lateral 1

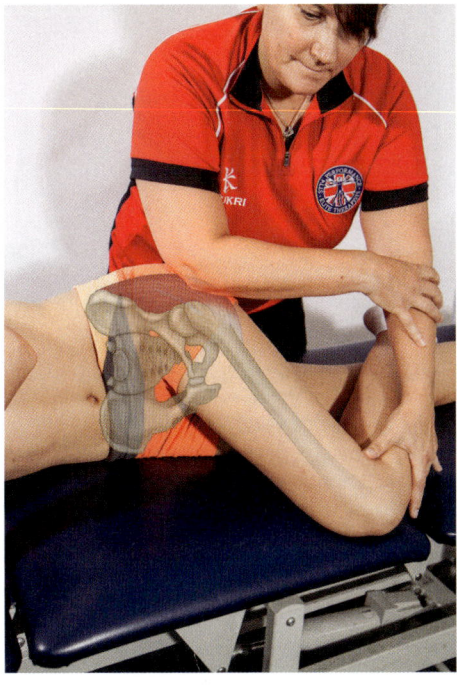

1. *Esta técnica puede aplicarse a través de la ropa.*
2. *Localizar el trocánter mayor.*
3. *Colocar un codo por encima de la porción más superior y adoptar el "hundimiento fascial".*
4. *El atleta inclina suavemente la pelvis hacia dorsal y ventral, y después lateralmente hacia arriba y abajo.*
5. *Desplazarse alrededor de la superficie esférica del trocánter mayor en el sentido horario, repitiendo los movimientos de la pelvis.*

Tratamiento del tejido blando: atleta en decúbito lateral 2

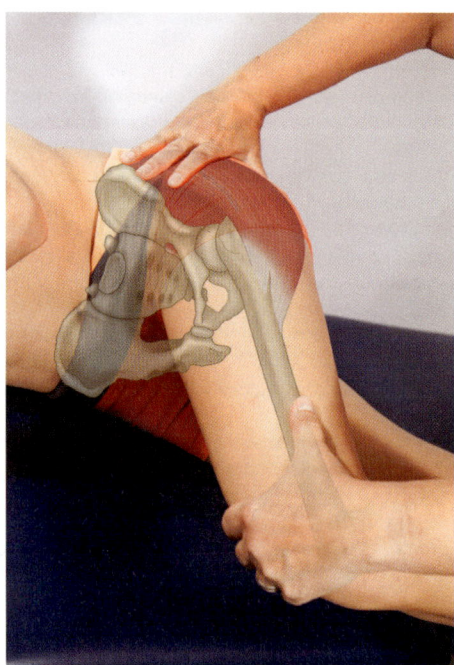

1. Flexión de rodilla y cadera de arriba aproximadamente 45 grados.
2. Colocarse a los pies del atleta y apoyar el pie de la pierna de arriba en el muslo del terapeuta.
    - Visualizar el volumen del músculo y, con el talón de la mano, el antebrazo o los pulgares como sobrepresión, penetrar en los tejidos (cierre).
    - Asegurar una puntuación VAS no superior a 6/10.
    - Esperar a que la puntuación VAS descienda a 2/10.

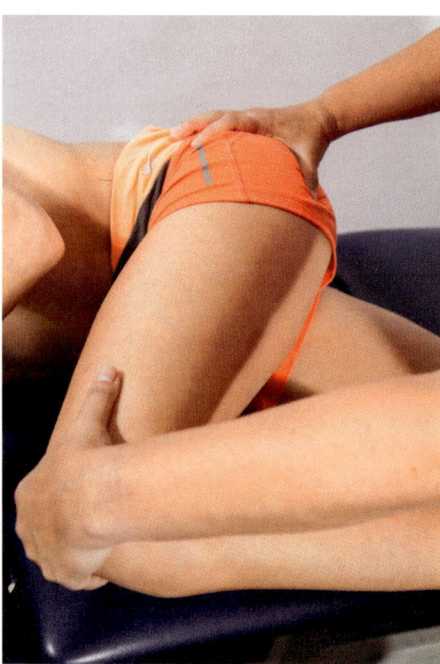

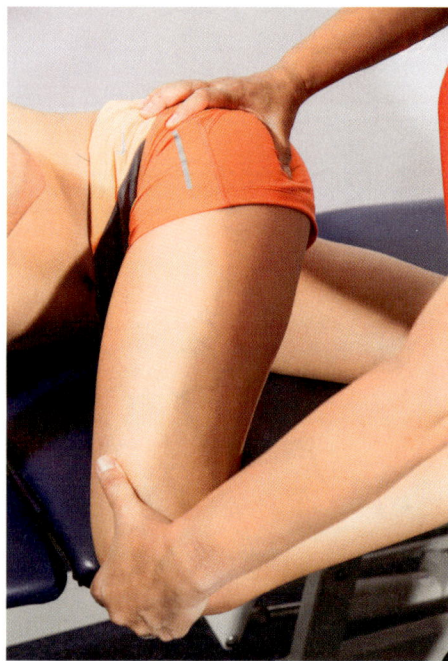

3. Flexionar pasivamente la cadera y la rodilla con lunging hacia delante.
    - Facilitar el movimiento acompañando a los tejidos.
    - Estirar los tejidos anclando fuera del movimiento (técnica de pin and stretch).
    - Repetir hasta cubrir el volumen del músculo.

4. Localizar la tuberosidad glútea.
    - Implicar los tejidos que rodean la tuberosidad glútea.
5. Lunge hacia delante pasando la cadera a una flexión más profunda.
    - Añadir una aducción lenta y suave.
6. Reevaluación con la prueba de FARI.

Cuadrado femoral

Inserciones

- Situadas debajo del gemelo inferior y por encima del margen superior del aductor mayor.
- Músculo plano cuadrado separado de la articulación de la cadera por el obturador externo.
- Las fibras inferiores emergen del periostio y la fascia que rodea la tuberosidad isquiática, justo por debajo del borde inferior del acetábulo.
- Las fibras pasan lateralmente para entrar en los tejidos que rodean el tubérculo cuadrado, situado a medio camino hacia la cresta intertrocantérea, y la zona ósea que la rodea.

Inervación

- Nervio al cuadrado femoral (L4, L5 y S1).

Acción

- En la posición anatómica, actúa como rotador lateral de la cadera.
- Cuando la cadera está flexionada, actúa como abductor de la misma.

Actividad funcional

- En la posición anatómica, todos los rotadores laterales actúan en conjunto controlando la pelvis, en especial cuando un pie se levanta del suelo.
- Incluso más al caminar.
- Los rotadores laterales trabajan con el GM y la parte posterior del glúteo menor dando lugar a una rotación lateral de la extremidad inferior en la fase de balanceo hacia delante de la marcha.
- Sin embargo, en sedestación, *crawling* y cambiar de lado acostado, tienen una función completamente distinta, dando lugar a la abducción de la cadera, con lo que se controlan los movimientos de la pelvis en el muslo flexionado.

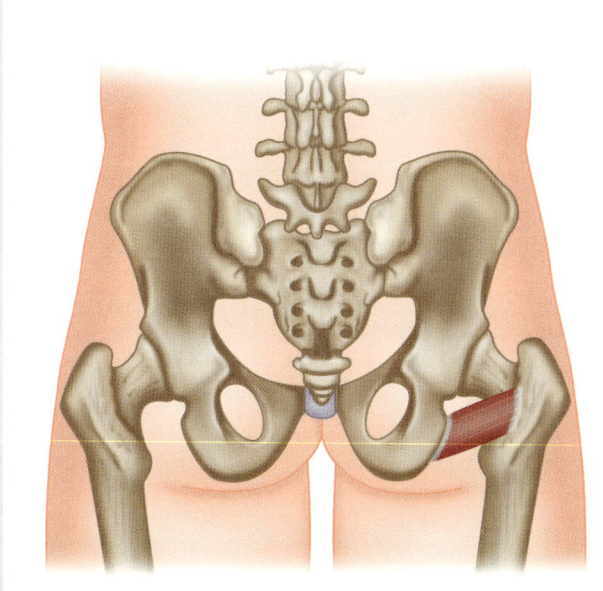

Figura 7.10: Cuadrado femoral.

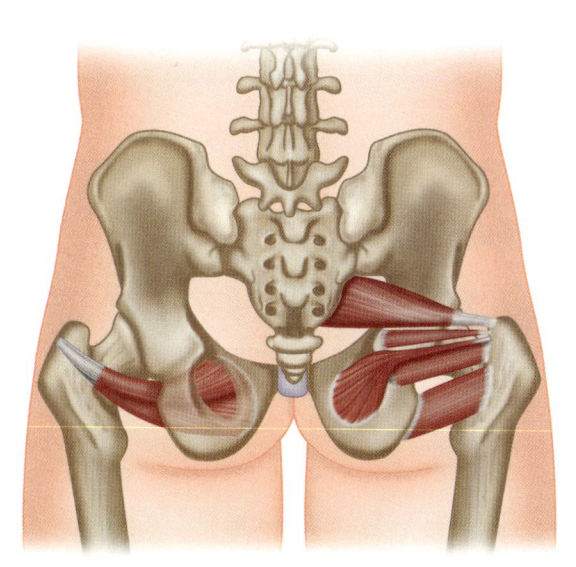

Figura 7.11: Rotadores externos.

Tratamiento del tejido blando: atleta en decúbito prono

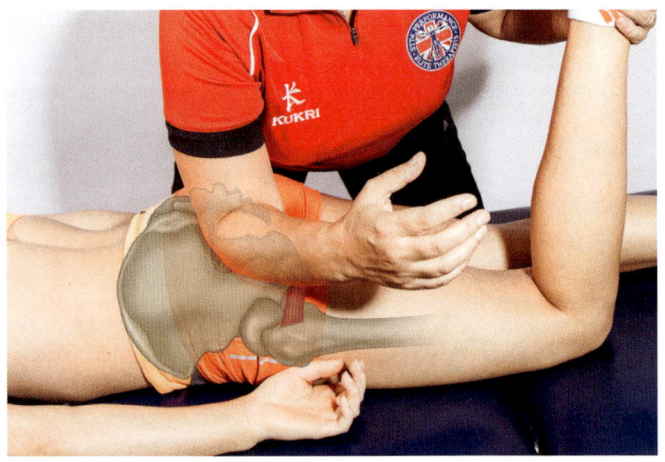

1. Flexionar pasivamente la rodilla ipsolateral del atleta y sostener el pie.
2. Hundir lentamente en los tejidos entre la tuberosidad isquiática y el trocánter mayor (VAS no superior a 6/10).
3. Esperar a que la VAS descienda a 2/10.

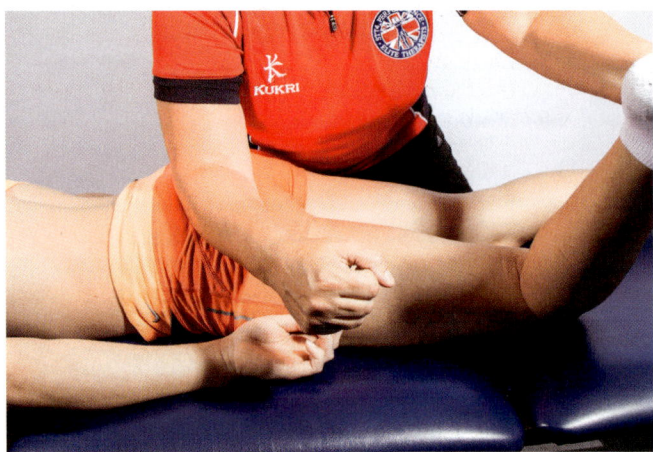

4. Rotación medial pasiva del fémur con el pie del paciente hasta que la puntuación VAS aumenta a 6/10.

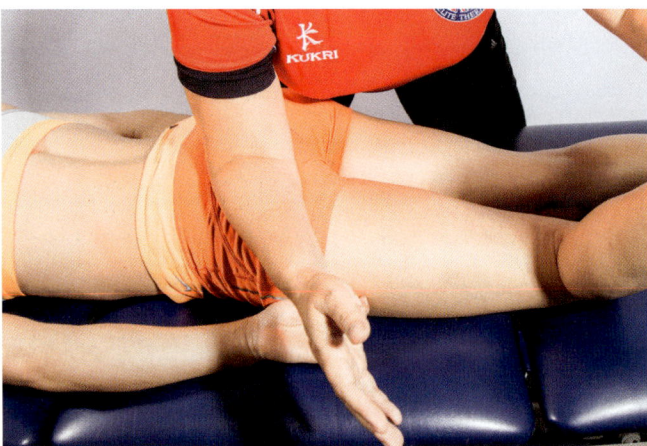

5. Mantener esta posición hasta que la VAS descienda a 2/10.
6. Repetir hasta no obtener ningún rango mayor o hasta haber llegado al ADM completa.

Tratamiento del tejido blando: atleta en bipedestación

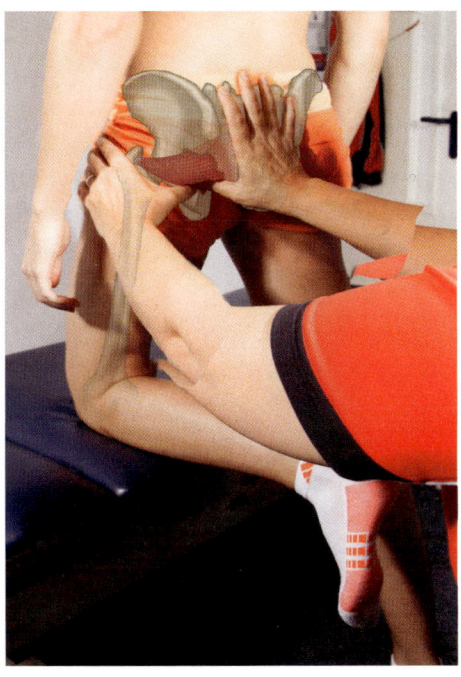

1. *Situar al atleta en bipedestación con la rodilla ipsolateral sobre la camilla o una silla.*
2. *Localizar el trocánter mayor del fémur y deslizarse en dirección posterolateral.*
3. *Mantener la presión o facilitar el movimiento.*
4. *El atleta extiende la cadera (manteniendo la rodilla sobre la superficie elegida).*

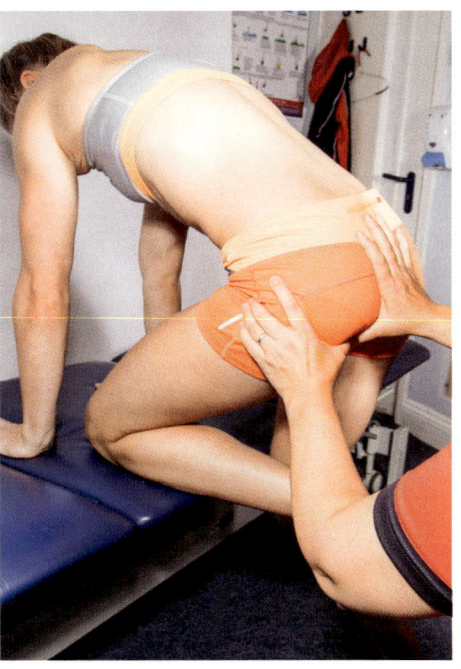

5. *El atleta ejecuta una flexión hacia delante llevando la cadera a rotación lateral (a alrededor de 60 grados de flexión, con lo que el piriforme pasa a ser un rotador medial).*
6. *Reevaluación con la prueba de FARI.*

Punción seca del piriforme

1. Colocar al atleta en decúbito prono o lateral.
2. Identificar las referencias corporales (véase apartado Palpación página 168).
3. Identificar la localización de los puntos gatillo.
4. En función de la musculatura circundante, utilizar una aguja de 50-75 mm.
5. Efectuar la punción perpendicular a la superficie del músculo en el trocánter mayor o justo lateral al sacro.
6. Dirigir la aguja a la banda tensa identificada por palpación.
7. Evitar el nervio ciático.

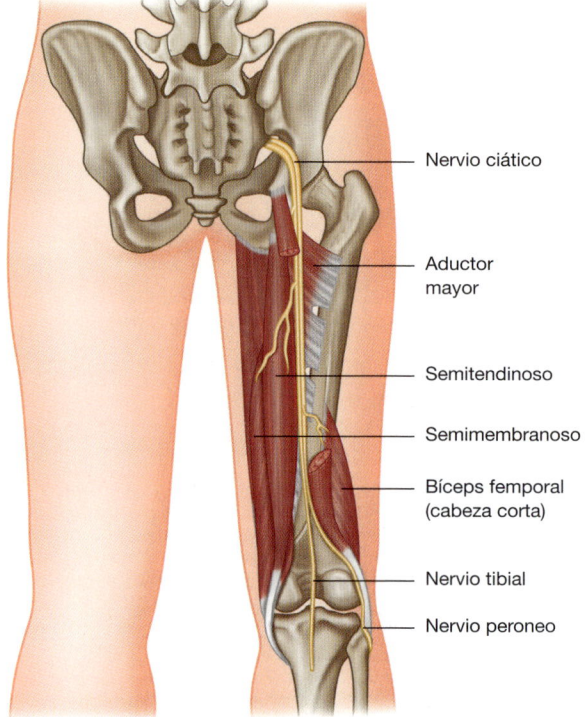

Figura 7.12: Nervio ciático.

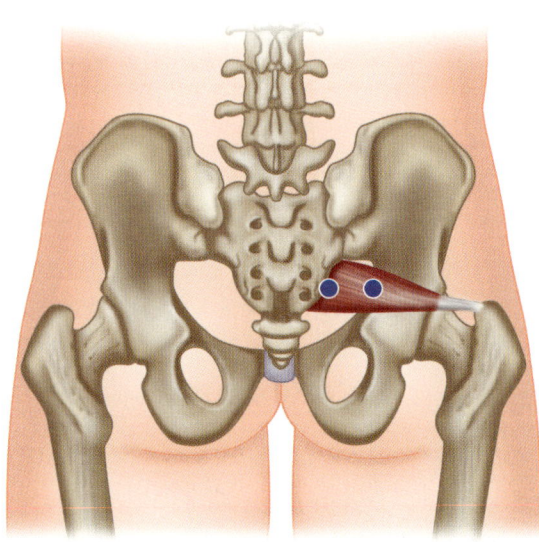

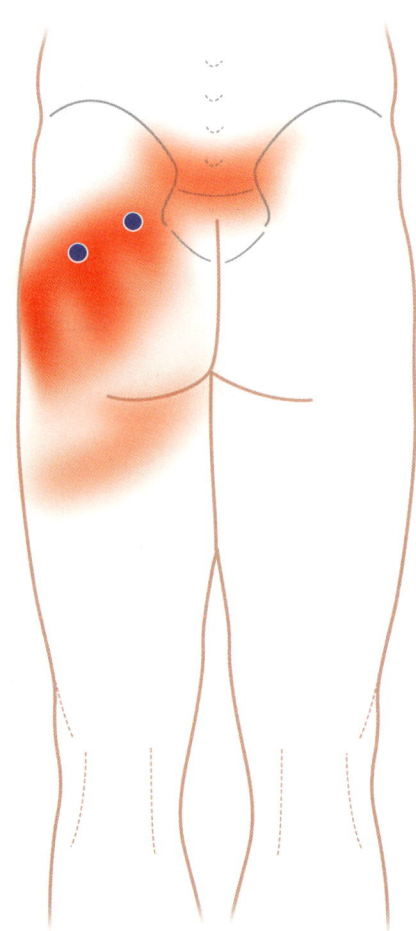

Figura 7.13: Puntos gatillo y patrón de referencia del piriforme.

Técnicas de energía muscular (MET): atleta en decúbito prono

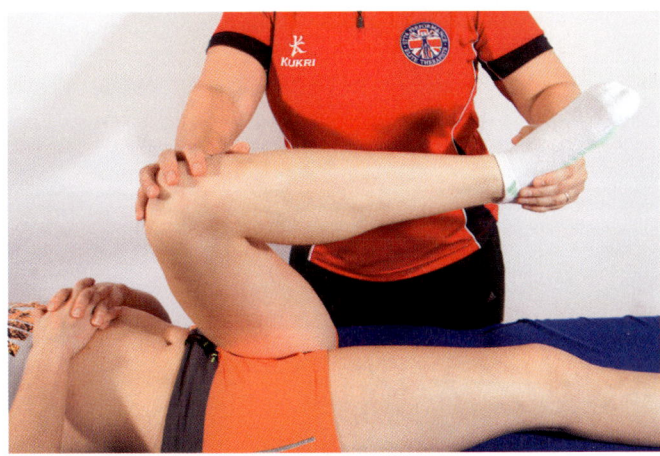

1. El atleta flexiona activamente la rodilla en el lado que se ha valorado como corto; sostener el pie del atleta.
2. Llevar la pierna a rotación medial (en donde no se puede ver compensaciones en el resto del cuerpo).
3. Sostener esta posición.

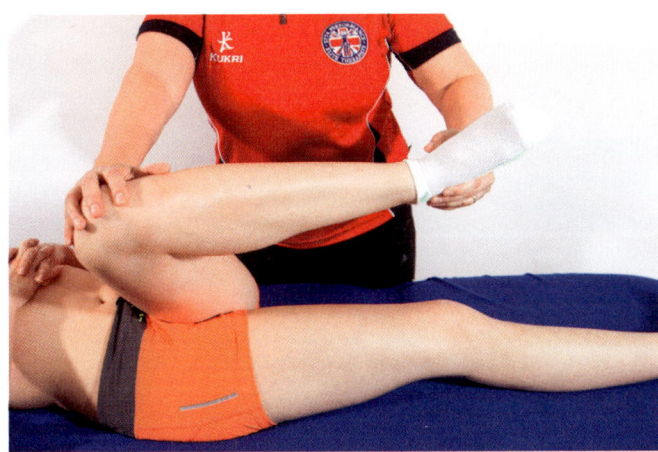

4. El atleta efectúa una rotación lateral del fémur utilizando aproximadamente del 20 al 30% de la fuerza global de 10 a 12 segundos.

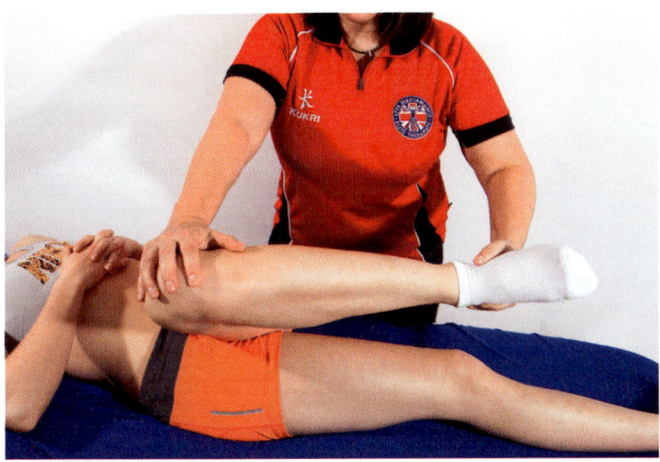

5. Utilizando el periodo de relajación postisométrica (aproximadamente 20 segundos), llevar el fémur a una mayor rotación medial.
6. Repetir este proceso hasta:
   - No conseguir más avances.
   - Llegar al ADM complete.
   - Verse impedido por el dolor.
   - Empezar la compensación "engañosa" de cuerpo completo.

Técnicas de energía muscular (MET): atleta en decúbito prono

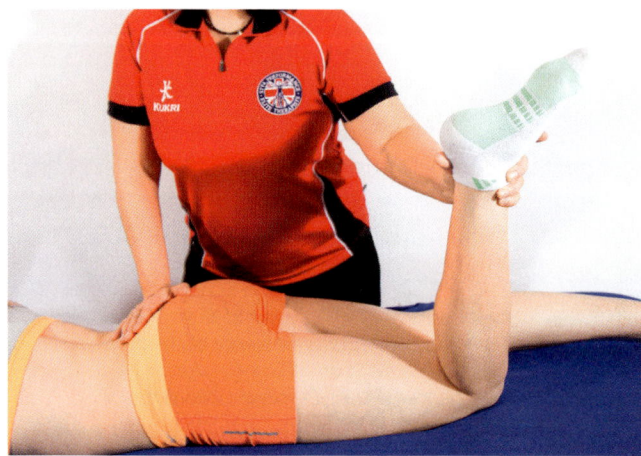

1. Colocar al atleta en decúbito prono con la rodilla flexionada 90 grados.

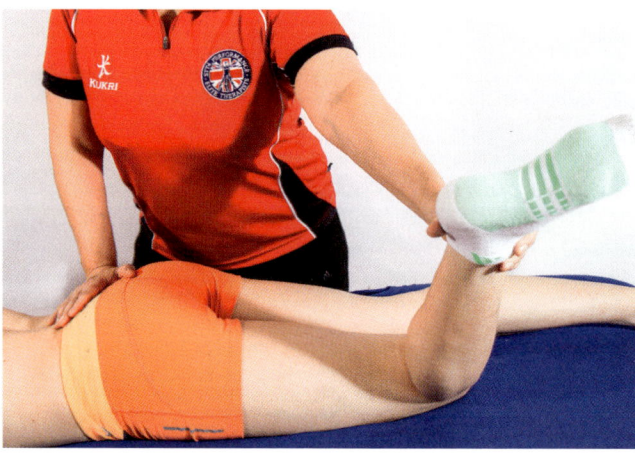

2. Llevar pasivamente la pierna del atleta a rotación medial hasta sentir la resistencia.
3. El atleta efectúa una rotación lateral del fémur utilizando aproximadamente del 20 al 30% de la fuerza global de 10 a 12 segundos.

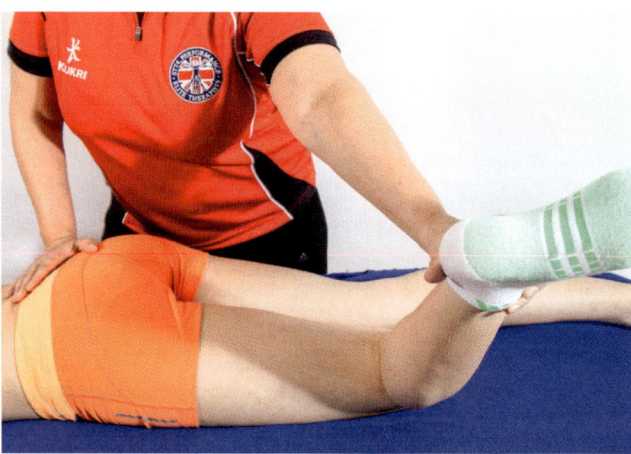

4. Utilizando el periodo de relajación postisométrica (aproximadamente 20 segundos), llevar el fémur a una mayor rotación lateral.
5. Repetir este proceso hasta:
   - No conseguir más avances.
   - Llegar al ADM completo.
   - Verse impedido por el dolor.
   - Empezar la compensación "engañosa" de cuerpo completo.

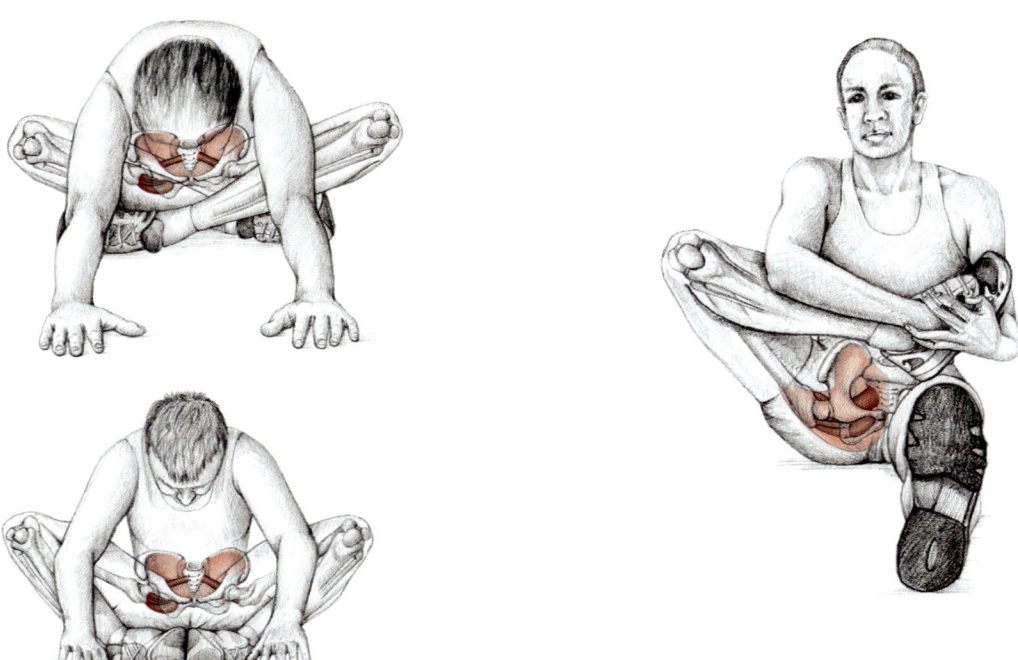

Figura 7.14: Estiramientos del piriforme.

Bibliografía

Boyajian-O'Neill, L. A., McClain, R. L., Coleman, K., y Thomas, P.P. (2008), "Diagnosis and management of piriformis syndrome: an osteopathic approach", *Journal of the American Osteopathic Association*, 108(11): 657-664.

Brukner, P. y Khan, K. (2014), *Clinical Sports Medicine*, 4ª edición, Londres: McGraw-Hill.

Byrd, J. W. T. (2005), "Piriformis syndrome", *Operative Techniques in Sports Medicine*, 13: 71-79.

Chaitow, L. (1988), *Soft Tissue Manipulation: A Practitioner's Guide to the Diagnosis and Treatment of Soft-Tissue Dysfunction and Reflx Activity*, 3ª edición, Rochester: Healing Arts Press.

Cramp, F., Bottrell, O., y Campbell, H. (2007), "Nonsurgical management of piriformis syndrome: a systematic review", *Physical Therapy Reviews*, 12(1): 66-72.

DiGiovanna, E. L., Schiowitz, S., y Dowling, D. J. (2005), *An Osteopathic Approach to Diagnosis and Treatment*, 3ª edición, Philadelphia: Lippincott Williams and Wilkins.

Durrani, Z., y Winnie, A. P. (1991), "Piriformis muscle syndrome: an underdiagnosed cause of sciatica", *Journal of Pain and Symptom Management*, 6: 374-379.

Filler, A. G., Haynes, J., y Jordan, S. E. (2005), "Sciatica of non-disc origin and piriformis syndrome: diagnosis by magnetic resonance neurography and interventional magnetic resonance imaging with outcome study of resulting treatment", *Journal of Neurosurgery. Spine*, 2: 99-115.

Fishman, L. M., Dombi, G. W., Michaelsen, C., Ringel, S., Rozbruch, J., y Rosner, B. (2002), "Piriformis syndrome: diagnosis, treatment, and outcome—a 10-year study", *Archives of Physical Medicine and Rehabilitation*, 83: 295-301.

Foster, M. R. (2002), "Piriformis syndrome". *Orthopedics*, 25: 821-825.

Freiberg, A. H. y Vinke, T. H. (2008), "Sciatica and the sacroiliac joint", *Journal of Bone and Joint Surgery. American Volume*, 16: 126-136.

Hawker, G. A., Mian, S., Kendzerska, T., y French, M. (2011), "Measures of pathology and symptoms. Arthritis Care and Research", 63(11): 240-252.

Hopayian, K., Song, F., Riera, R., y Sambandan, S. (2010), "The clinical features of the piriformis syndrome: a systematic review", *European Spine Journal*, 19(12): 2095.

Kean Chen, C. y Nizar, A. (2012), "Prevalence of piriformis syndrome in chronic low back pain patients: a clinical diagnosis with modified FAIR test", *Pain Practice*, 13(4): 276-281.

Palastanga, N. P., y Soames, R. (2012), *Anatomy and Human Movement: Structure and Function*, Edimburgo: Churchill Livingstone .

Papadopoulous, E. C., y Khan, S. N. (2004), "Piriformis syndrome and low back pain: a new classification and review of the literature", *Orthopedic Clinics of North America*, 35: 65-71.

Shapiro, B. E. y Preston, D. C. (2009), "Entrapment and compressive neuropathies", *Medical Clinics of North America*, 93: 285-315.

Apéndice: movilización del tejido blando asistida con instrumentos (IASTM)

Texto redactado y aportado por Donna Strachan, Kinnective™

¿Qué es IASTM?

El término IASTM es una abreviatura para la manipulación o movilización del tejido blando asistida con instrumentos *(instrument-assisted soft-tissue manipulation or mobilization)*. A los efectos de este texto se hablará de movilización, aunque se puede argumentar que la IASTM es más que únicamente una movilización. Esto se comentará más adelante. El término de IASTM fue acuñado por Terry Loghmani, quien lo definió como "el uso de un dispositivo rígido durante la manipulación del tejido blando para facilitar la aplicación de una fuerza mecánica" (Loghmani y Warden, 2009).

Historia de IASTM

La IASTM no es un concepto nuevo. De hecho, se ha aplicado en muchas culturas durante más de 3000 años; por ejemplo, el *Gua Sha* chino, que utiliza instrumentos fabricados con una serie de diferentes materiales como hueso, madera, marfil y jade (Nielsen, 1995). *Strigli* era una técnica aplicada por los romanos y los griegos en el siglo v aC, en la que utilizaban instrumentos de marfil, hueso o madera; *Lomi Lomi* se utiliza en las islas de Hawái y está compuesto de troncos y palos de madera (Stillerman, 2009).

En los últimos años, se ha producido un aumento del uso de la IASTM en el tratamiento manual gracias al desarrollo de instrumentos de acero inoxidable. El uso del acero inoxidable ha revolucionado esta técnica, ya que proporciona un *feedback* y una sensación significativamente mejores que otros materiales. La IASTM trabajada y aplicada de forma apropiada ofrece sensaciones e informaciones sobre los tejidos y crea efectos que las manos solas simplemente no pueden conseguir. A su vez, esto procura una mayor información clínica y, en definitiva, mejores resultados con un tratamiento específico y centrado.

Kinnective IASTM

El método de IASTM desarrollado por Kinnective es una técnica basada en resultados. La premisa de ello es que el instrumento, en combinación con una buena técnica y un fundamento clínico apropiado, dé lugar a resultados instantáneos. Se ha aplicado en muchos deportes de elite en el RU incluyendo el *England Rugby*, la *England Football Association*, la *British Athletics* y el *English Institute of Sport*. Asimismo, fue el instrumento elegido suministrado en la villa olímpica en Londres 2012. Esto se debe tanto al éxito con el instrumento como al uso de una técnica desarrollada por médicos que son expertos líderes en este campo. Si bien todos los clínicos tienen manos, proporcionar una terapia manual apropiada requiere una gran sutileza y precisión, para cuyo desarrollo se necesitan años de experiencia y reflexión.

¿Funciona?

Cuando se utiliza apropiadamente y con una buena técnica, la IASTM es extremamente eficaz para obtener los resultados pretendidos. Clínicamente estos resultados aumentan el rango de movimiento y mejoran la función muscular apropiada. A escala subclínica, se considera que se puede influir en la función celular para mejorar la viabilidad tisular. Sin embargo, en definitiva, un fundamento clínico por muy bien meditado, solo se puede aprobar o desaprobar con los resultados alcanzados clínicamente en un individuo. Cada uno debemos obtener nuestra propia evidencia. Hay una serie de vías para hacerlo, pero Kinnective aboga por la "regla de las 3 repeticiones" *(3-rep rule)*.

Regla de las tres repeticiones (*3-Rep Rule*)

En primer lugar, identificar una zona tisular problemática y una dirección o un movimiento implicados. Después, elegir un parámetro que desencadene la molestia presente.

Por ejemplo: el paciente se presenta con un atrapamiento de flexión en el rango de movimiento (ADM) lumbar. El examen revela una zona de tensión en la fascia toracolumbar (TLF) que se restringe de medial a lateral (M-L). El parámetro es la flexión lumbar. El tratamiento es IASTM M-L, mientras que el individuo realiza repeticiones de flexión lumbar y vuelve a la posición neutra de forma lenta y controlada. Mientras se estimulan los tejidos, se realizan tres repeticiones de flexión lumbar/posición neutra. A continuación, se insta al paciente a "volver a probar" este movimiento.

El hematoma (contusión o moretón) empieza con enrojecimiento; después se produce una reacción petequial. En caso de que el terapeuta siga, generará un hematoma. Para evitar los hematomas, hay que percibir la rapidez con la que se producen los cambios y adaptar la técnica para evitar contusiones innecesarias.

A menudo, se utiliza el término de "Graston" como sinónimo de IASTM, pero hay que recordar que es necesario ser un médico formado en Graston para utilizar sus instrumentos. En caso contrario, estamos aplicando IASTM.

Si no ha habido ninguna influencia en las dos repeticiones de la *3-rep rule,* es indicativo de que el tratamiento se realiza en un área errónea o que se está aplicando un principio erróneo. Si se tratan las estructuras apropiadas y el tratamiento es correcto, se producirá una mejora. Si no se observan mejoras, no hay que continuar con este tipo de tratamiento. Este método permite el tratamiento específico y eficaz que evita el trabajo excesivo de los tejidos.

Terminología

Cabe destacar lo siguiente: "Hacemos lo que decimos que hacemos". Hay que tener en cuenta lo que estamos describiendo y cuál es nuestra intención. Si decimos que "raspamos la piel", es lo que haremos. Pero ¿es esa nuestra intención? Esto dará lugar a hematomas e irritaciones cutáneas. En cambio si hablamos de escanear los tejidos mientras escuchamos el *feedback* del instrumento, iremos "implicando" uno a uno los tejidos de forma constructiva. El considerar los tejidos de este modo, tendrá influencia en el uso del instrumento. Del mismo modo, muchas personas hablan de los instrumentos como de "herramientas". Una herramienta es un implemento romo utilizado para aplicar una fuerza roma. En cambio, un instrumento se utiliza para la precisión y el refinamiento.

¿Qué ocurre con los hematomas?

Si quisiéramos causar un hematoma, lo más sencillo sería utilizar un objeto rígido, ¿no? Sin embargo, esto NO debe considerarse como sinónimo de IASTM. A no ser que el hematoma sea nuestro objetivo o el resultado que esperamos y pretendemos, no debe ocurrir. Hemos visto hematomas extensos como resultado del trabajo de buenos médicos que aprendieron a "entrar en los tejidos" con instrumentos. La figura A.1 muestra hematomas profundos y no las leves decoloraciones amarillas que pueden presentarse con una reacción petequial superficial. Estos tejidos fueron sometidos a un trabajo demasiado duro, y un hematoma de estas dimensiones supone un estrés metabólico significativo de los tejidos implicados, lo que jamás puede ser el resultado pretendido. Los hematomas se producen cuando alguien solo quiere "entrar en los tejidos" y no implicarse realmente con ellos cuando realiza un tratamiento fundamentado en un paciente.

En definitiva, los hematomas no se producen instantáneamente o sin aviso. Se irán desarrollando, por lo que es muy importante conocer la manera en que van a reaccionar los tejidos en los que estamos trabajando. La aplicación indiscriminada de la técnica o la convicción de que el objetivo de IASTM es trabajar más duro y más profundo en los tejidos dará lugar a hematomas. Pero esta sería nuestra decisión como médicos y no culpa de la técnica. Si causamos regularmente hematomas a nuestros pacientes (incluso sin querer), estamos utilizando mal esta técnica y provocaremos un sobretratamiento de los tejidos.

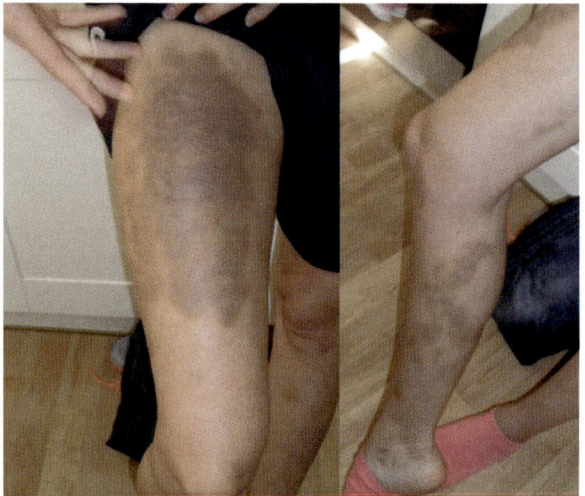

Figura A.1: Hematoma extenso causado por la aplicación de demasiada fuerza de un clínico al que se la ha enseñado a "penetrar en" los tejidos.

Investigación

La investigación sobre la IASTM habitualmente más citada es la realizada por Terry Loghmani (Loghmani y Warden, 2009). El estudio consistió en la resección de los ligamentos colaterales internos (LCI) de ratas que después se repararon bilateralmente. Un lado fue tratado y el otro no. A los siete días de la operación, se aplicó un masaje de fricción cruzada asistida por instrumento en un LCI (un minuto de duración, tres veces a la semana durante 3 semanas). Se constató que los ligamentos tratados con IASTM eran un 31 % más fuertes y un 34 % más rígidos que los ligamentos no tratados. Las implicaciones para el ser humano, extrapoladas de estos resultados en las ratas, son que en las dos fases de cicatrización de doce semanas se podían conseguir mejoras significativas en la capacidad de los tejidos de aceptar y tolerar cargas (véase Figura A.2).

Esto se puede explicar con los cambios celulares y estructurales globales que se apreciaron en los ligamentos. En la investigación, se constata que "cuatro semanas tras la lesión, la región de la cicatriz de los ligamentos tratados con IASTM presentaba una mayor celularidad con haces de fibras de colágeno orientadas más a lo largo de un eje longitudinal del ligamento que los ligamentos colaterales no tratados" (véase Figura A.3).

Las imágenes observadas de los cambios en la actividad celular son bastante remarcables y, si se traslada directamente al contexto de la cicatrización humana, los beneficios potenciales que pueden conseguirse son realmente significativos. Además, los individuos (ratas) no fueron sometidas a ninguna rehabilitación física, como sería el caso en un ser humano tratado. Se podría especular que, si las ratas hubieran sido sometidas a ejercicios de carga apropiados, los beneficios habrían sido incluso significativamente mayores.

Gehlsen et al. (1999) realizaron otro trabajo en el que estudiaron los diferentes efectos al utilizar la IASTM a distintas presiones. Constataron que un aumento de la presión daba lugar a un aumento de la actividad fibroblástica.

Si se traslada a la situación clínica, esto puede influir en la medida de presión utilizada. El clínico ha de considerar cuánta actividad había a nivel celular en el momento del tratamiento y cuál sería la reacción apropiada a inducir. El trabajo en los tejidos más profundos podría resultar en un aumento de la actividad celular que puede agravar los tejidos que ya están inflamados o reiniciar la curación en tejidos crónicamente cicatrizados.

Davidson et al. (1997) descubrieron aumentos de la proliferación de fibroblastos en el grupo IASTM de su estudio: "El estudio indica que la IASTM puede favorecer la cicatrización a través de un mayor reclutamiento de fibroblastos."

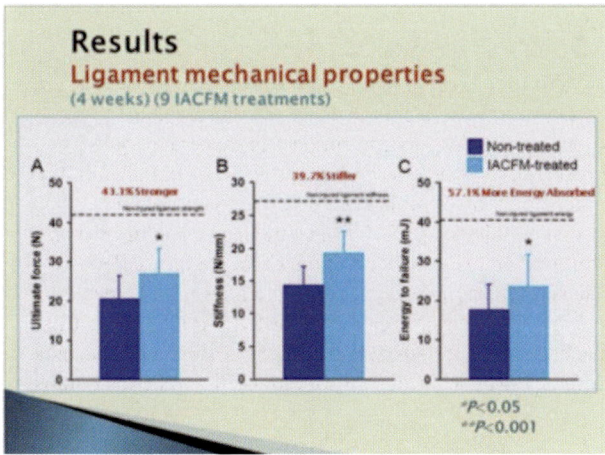

Figura A.2: Propiedades mecánicas de ligamento (cuatro semanas; nueve tratamientos de IASTM).

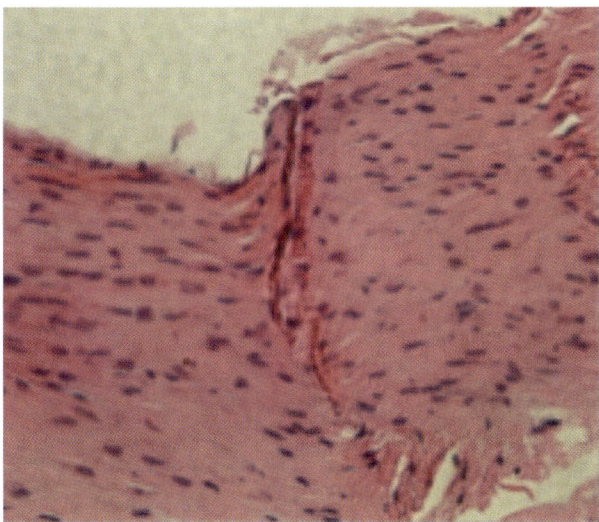
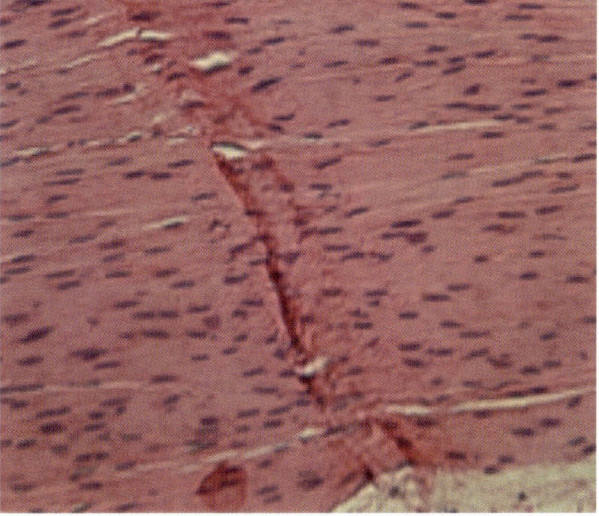

Figura A.3: Imágenes de los cambios en la actividad celular: (a) antes del tratamiento con IASTM, y (b) después del tratamiento con IASTM.

La mayoría de los trabajos publicados sobre la IASTM son estudios a nivel celular en ratas. Los restantes son ante todo estudios de casos. *Kinnective* quería examinar los efectos clínicos que la IASTM puede conseguir, por lo que se han realizado algunos estudios piloto todavía no publicados, aunque muestran algunos resultados interesantes. El diseño de estudio se basó en los efectos clínicos que se han observado en la práctica. El primero fue una investigación sobre los efectos de la técnica Kinnective: una IASTM sobre la longitud de los isquiocrurales. Los resultados fueron que el aumento porcentual medio de la longitud en el grupo de estudio era de un 49,66% en comparación con el 11,44% en el grupo de control. El segundo estudio piloto investigó los efectos de la IASTM en la actividad electromiográfica de los isquiocrurales. Cabe destacar que la comparación con el grupo de control indicó que la IASTM aumentó la actividad electromiográfica en los isquiocrurales.

¿Cómo funciona IASTM?

Teóricamente, las bases, las indicaciones y las contraindicaciones para el uso de la IASTM son las mismas que las del tratamiento manual del tejido blando. Sin embargo, un instrumento de acero inoxidable bien diseñado genera una mayor sensación, con lo que aporta más información sobre el tejido de lo que se percibe solo con las manos. Asimismo, posibilita una mayor profundidad y especificidad, así como una liberación más rápida y eficaz con el movimiento. Si queremos aplicar patrones de movimiento funcional o tratar con movimiento, trabajar con esta técnica es perfecto.

Consideraciones para la aplicación de IASTM

¿Qué queremos conseguir?

¿Cuál es el objetivo del tratamiento, es decir, cuál es la posible influencia en los tejidos? Considerando en global lo que podemos conseguir con los tejidos blandos, podemos tener cinco categorías de efectos beneficiosos:

1. Mejoras en el deslizamiento.
2. Resolución de adherencias y restricciones.
3. Aumento de la actividad celular.
4. Activación/facilitación del músculo.
5. Desactivación/inhibición del músculo.

Estos se consideran los *objetivos clínicos* que determinarán el tipo de roces realizados y el borde del instrumento que se utilizan y, tal como se comentó con anterioridad, la presión inducida en los tejidos.

Tras seleccionar una de estas cinco opciones, hay que considerarla seguidamente en el contexto de los *objetivos clínicos*:

1. Reducción del dolor.
2. Aumento de la ADM.
3. Reducción de la sensibilidad.
4. Reducción de los espasmos musculares.
5. Facilitación de la actividad muscular.

Esto también influirá en la decisión clínica en cuanto a los roces, la velocidad, la profundidad de la presión y la superficie de contacto utilizada.

Además, hay que tener en cuenta las *consideraciones clínicas* que determinan la aplicación de la técnica decidida. Una de las consideraciones clínicas más significativas es la *salud tisular,* y hay dos factores determinantes principales que han de tenerse en cuenta al utilizar IASTM:

1. *Estado metabólico* de los tejidos.
2. *Fase de cicatrización* de los tejidos.

Salud tisular

¿Cómo se puede valorar el *estado metabólico* de los tejidos? Los algoritmos en la Figura A.4 remarcan los conceptos de los tejidos que están fisiológicamente estresados y cómo reaccionan estos tejidos.

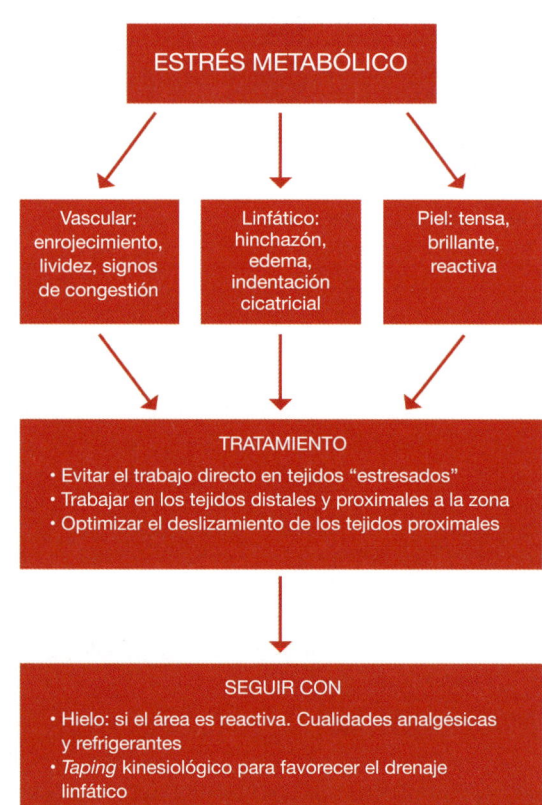

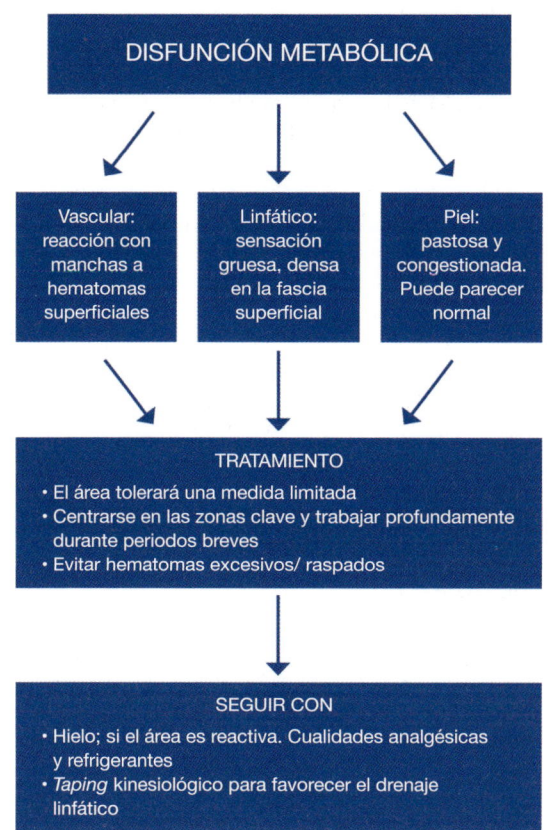

DISFUNCIÓN METABÓLICA

Vascular: reacción con manchas a hematomas superficiales

Linfático: sensación gruesa, densa en la fascia superficial

Piel: pastosa y congestionada. Puede parecer normal

TRATAMIENTO
- El área tolerará una medida limitada
- Centrarse en las zonas clave y trabajar profundamente durante periodos breves
- Evitar hematomas excesivos/ raspados

SEGUIR CON
- Hielo; si el área es reactiva. Cualidades analgésicas y refrigerantes
- *Taping* kinesiológico para favorecer el drenaje linfático

Figura A.4: Los algoritmos subrayan los conceptos de los tejidos que se estresan fisiológicamente y la manera en que reaccionan estos tejidos.

Estos tejidos requieren una técnica modificada de IASTM, en particular, dado que tienden a ser reactivos, tanto de forma subjetiva, es decir, con dolor y sensibilidad, como de forma objetiva, es decir, con hematomas o enrojecimiento.

Nuestro objetivo clínico es, por ejemplo, mejorar el deslizamiento con el propósito clínico de aumentar la ADM. Generalmente, lo conseguiremos con una superficie de contacto más grande utilizando barridos y roces más largos con una menor profundidad. Si añadimos movimiento a los

tejidos al aplicar la técnica, ayudaríamos al deslizamiento de los tejidos. Si estuviéramos preocupados por los tejidos sometidos a estrés metabólico, por ejemplo, en una fase aguda, generalmente trabajaríamos a nivel distal o proximal de la zona implicada para evitar los tejidos sobreestresados. En cambio, si realizamos este trabajo en un individuo con una buena salud tisular metabólica sometida a optimización, trabajaríamos directamente sobre el área implicada con un patrón de carga funcional.

Por ello, el tratamiento realizado es una combinación de los objetivos clínicos que queremos lograr y las consideraciones clínicas, sobre todo de la salud tisular. Podemos utilizar diferentes técnicas para conseguir diferentes efectos, algunos de los cuales se comentarán más adelante en este apéndice.

En cualquier técnica manual, una parte inherente del "arte" de la práctica clínica, es adaptarla a la persona en concreto. A este respeto, la IASTM no es diferente. Esto se fomenta con una buena técnica inicial combinada con la experiencia.

En las descripciones de las técnicas descritas en este libro, véase la imagen de la figura A.5 para conocer los bordes clínicos del instrumento Kinnective. Existe una orientación "correcta" del instrumento sobre la piel que genera la mejor sensación y *feedback*. Resulta complicado explicar por escrito los diferentes roces y agarres del instrumento y la manera de utilizarlo en la orientación correcta. Para más información sobre este tema, acceder al vídeo de la página web *Kinnective*, sección *Basic Instrument Use*, en donde se explica.

Nota personal: *Si bien sé que muchos terapeutas utilizan la IASTM para casi todo, yo lo uso como herramienta coadyuvante en mis técnicas de tejidos blandos y solo cuando creo que es necesario. En mi opinión, la IASTM tiene su justificación cuando se trabaja preevento como tratamiento de todo el cuerpo (con lo que lleva a la sensación de liviandad y flexibilidad, conforme a lo que indican los atletas que trato) y alrededor de las articulaciones y las zonas de acceso complicado.*

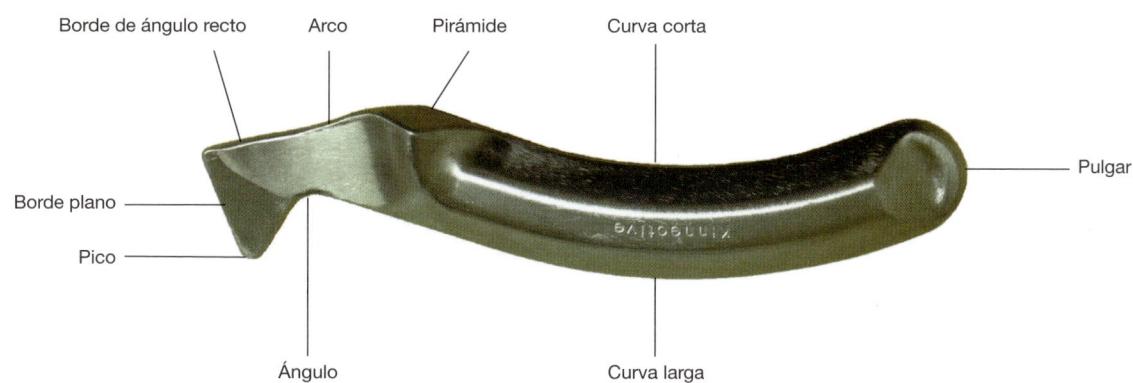

Borde de ángulo recto   Arco   Pirámide   Curva corta

Borde plano

Pico

Pulgar

Ángulo   Curva larga

Figura A.5: Instrumento Kinnective.

Bibliografía

Davidson, C. J., Ganion, L. R., Gehlsen, G. M., Verhoestra, B., Roepke, J. E., y Sevier, T.L. (1997), "Rat tendon morphologic and functional changes resulting from soft tissue mobilization", *Medicine and Science in Sports and Exercise*, 29(3): 313-319.

Gehlsen, G. M., Ganion, L. R., y Helfst, R. (1999), "Fibroblast responses to variation in soft tissue mobilization pressure", *Medicine and Science in Sports and Exercise*, 31(4): 531-535.

Loghmani, M. T., y Warden, S. J. (2009), "Instrument assisted cross-fiber massage accelerates knee ligament healing", *Journal of Orthopaedic and Sports Physical Therapy*, 39(7): 506-514; doi: 10.2519/jospt.2009.2997

Nielsen, A. (1995), *Gua Sha: Traditional Technique for Modern Practice*, Edimburgo: Churchill Livingstone.

Stillerman, E. (2009), *Modalities for Massage and Bodywork*. Edimburgo: Mosby Elsevier, pp. 115-126.

Índice